つらい痛みから解放される

筋膜リリース・メソッド

MYO FASCIA RELEASE METHOD

監修 滝澤幸一
ソル・エ・マーレ鍼灸整体治療院主宰

高橋書店

なぜ、あなたの体は
疲れ、**痛み**を抱えているのか？

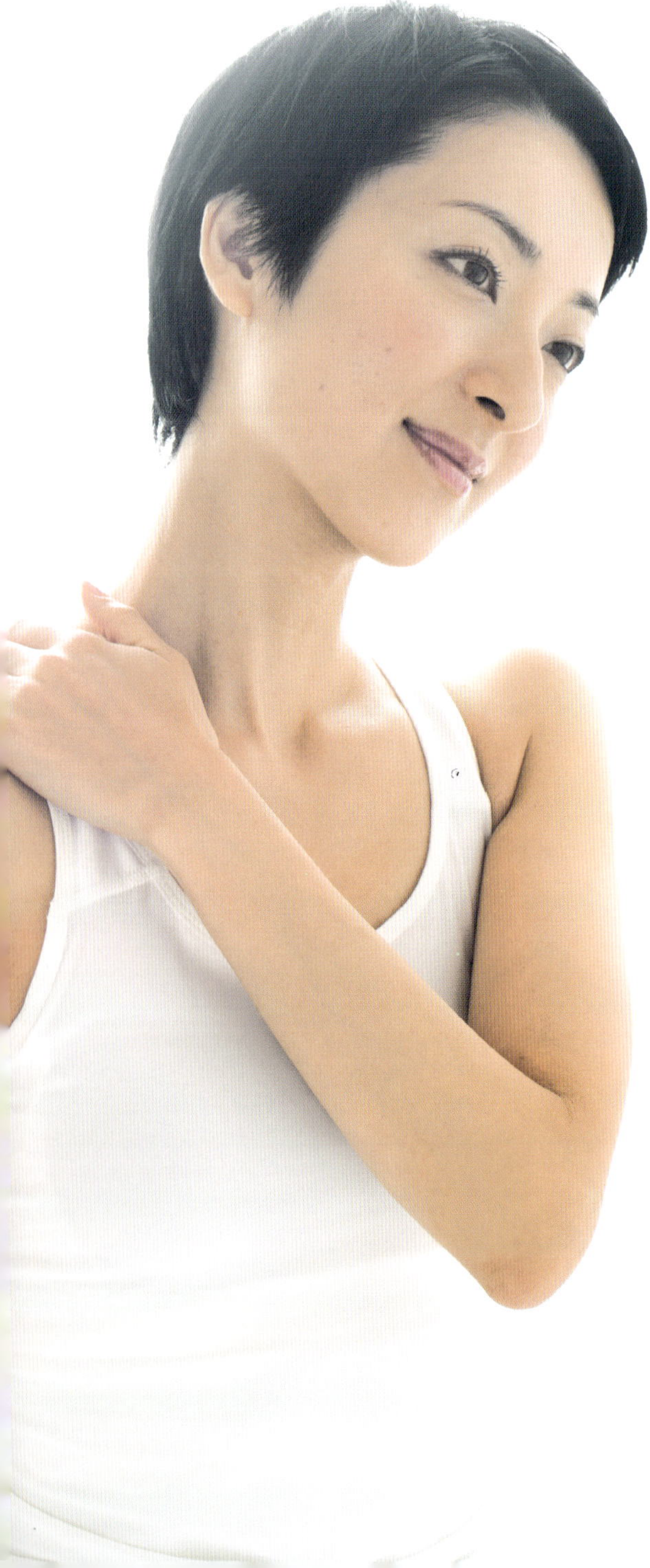

肩がバリバリに張る、ときおり腰に激痛が走る、
目の奥がジンジン痛む、頭が締めつけられる、腕が上がらない、
すぐに疲れる、体が冷えやすい、ゆがみが気になる、
脚がむくみっぱなし……。
あちこちから聞こえてくる、体の叫び。
こうした痛みや不調は、**体の発するSOS**と言えるでしょう。

これだけ医学が発達してきた現代においても
レントゲンやMRIで調べてもわからない
原因不明の痛みや不調に悩む人があふれるほどいます。

厚生労働省の発表によると、つねに何らかの痛みや
不調を抱える日本人は3割を超え
男女とも痛みのトップ2に**「腰痛」と「肩こり」**を挙げています。
日本の腰痛患者は推定2800万人と言われ
そのうちの85%は原因を特定できないとされているのです。

精神的ストレス、体に染みついたクセ、そして運動不足。
現代人には当たり前な日常生活のあり方の陰に
じつは痛みや不調の原因が潜んでいます。
薬を飲んでもマッサージに通っても
ラクになるのはそのときだけ、と感じているあなた。
体は**根本的な改革**を必要としているのです。

MYO FASCIA
RELEASE
METHOD

痛みの原因は「筋膜」にあり

みなさんは**「筋膜」**をご存じですか。

筋膜とは、体内に張り巡らされている
膜のこと。微細な筋線維一つひとつにはじまり
毛細血管や神経、筋肉や臓器、さらには骨まで
体のあらゆる構成要素を包んでいます。
しかも筋肉や臓器を
あるべき位置に収まるように支える
縁の下の力持ちのような存在。
「筋膜なくして人体は成り立たない」
と言えるほど重要な組織です。

さらに、コラーゲン線維で構成された筋膜は
弾力性があり、**全身を柔軟かつ機能的に動かす**ための
キーパーツでもあります。「第二の骨格」とも呼ばれ
体内ではつねに主役だった骨や筋肉に代わり
近年、**急速に注目度を高めている組織**です。

このような性質を活かし重要なはたらきをする
一方で、**ねじれ、縮み、固まりやすい**という繊細さも。
こうした筋膜の変異は
骨格のゆがみや血液の流れの滞りを招きます。
体のあちこちから発する原因不明の痛みも
じつは**筋膜の変異**が関与していると
言われはじめてきました。

MYO FASCIA
RELEASE
METHOD

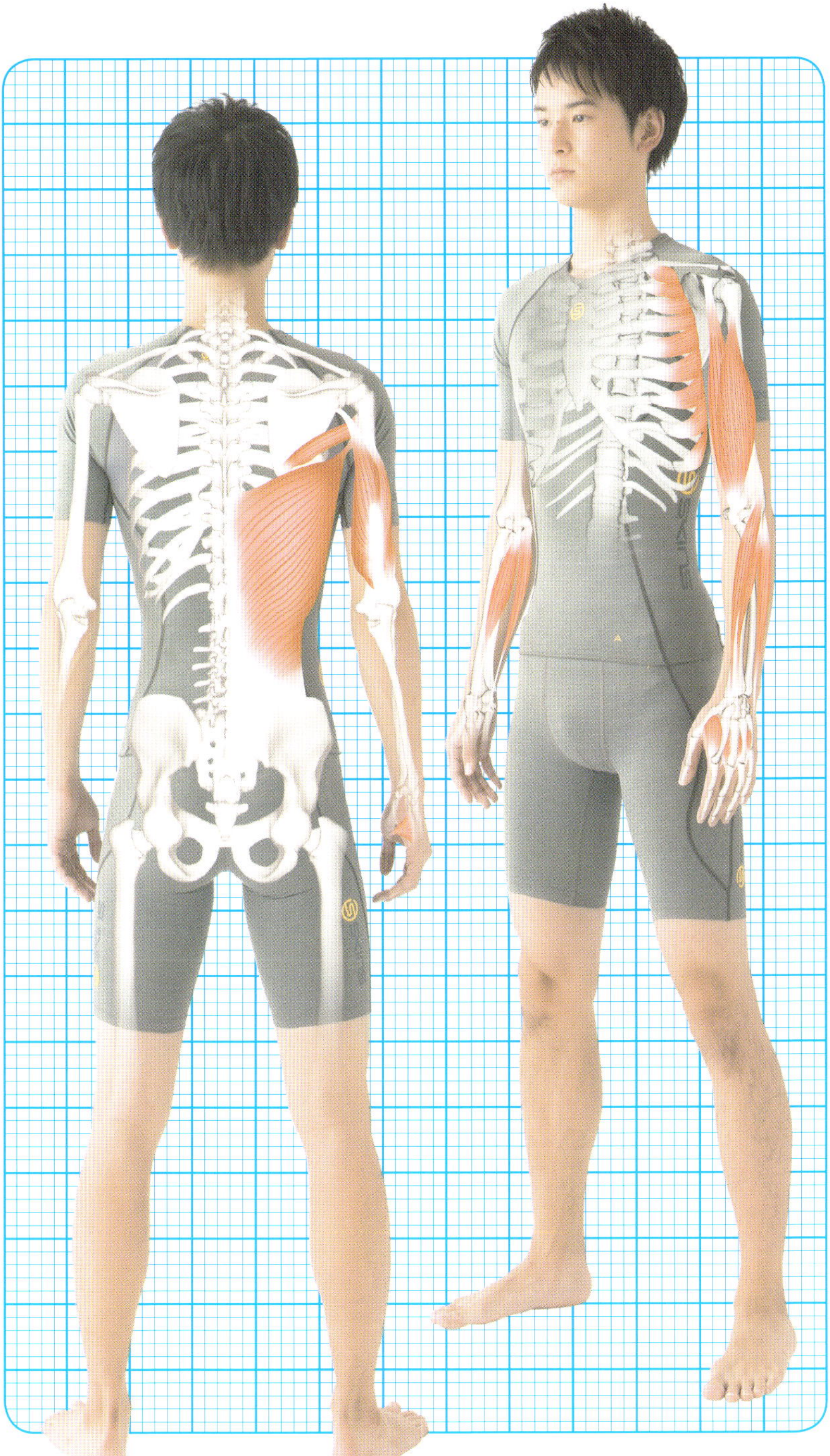

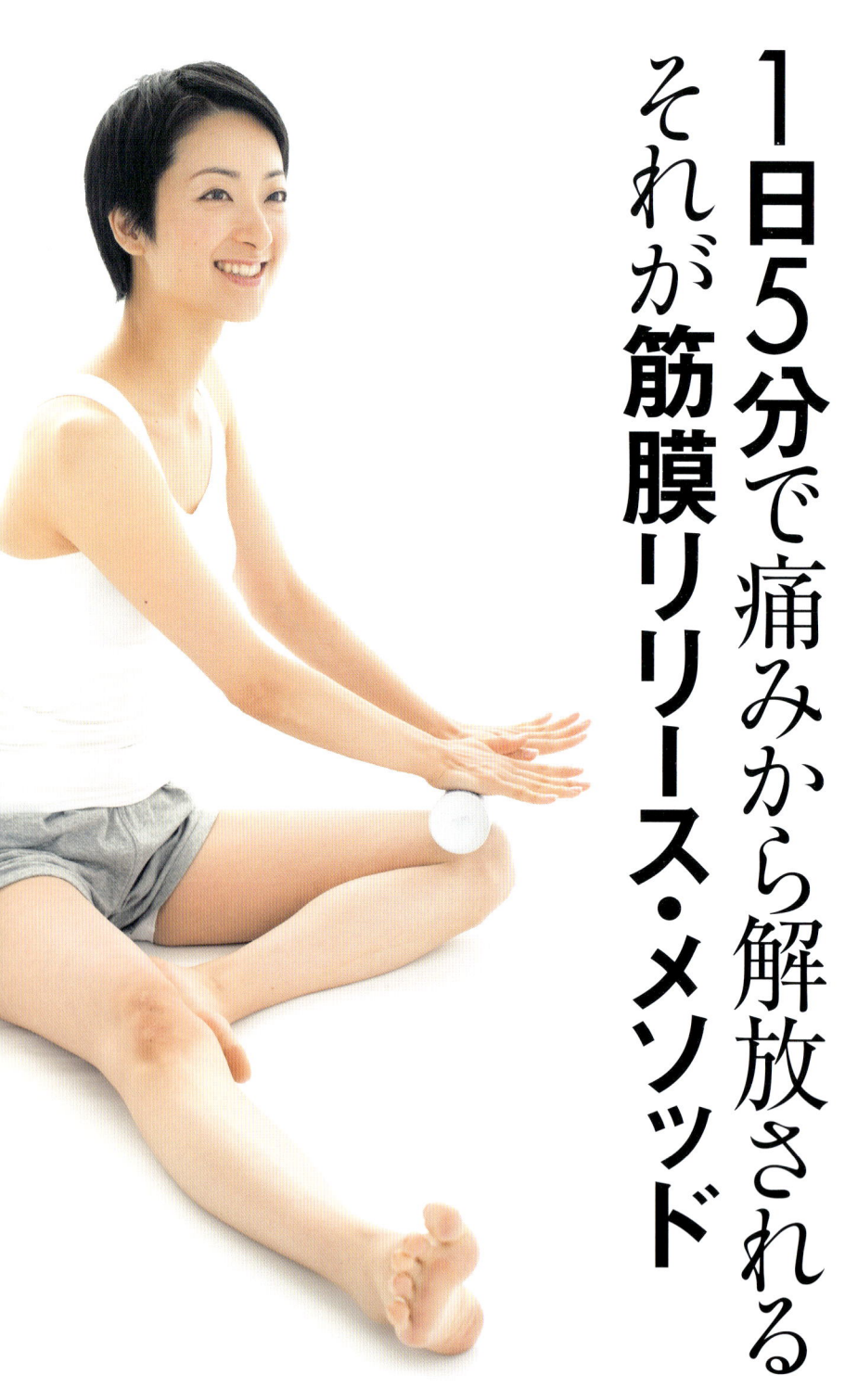

1日5分で痛みから解放される
それが筋膜リリース・メソッド

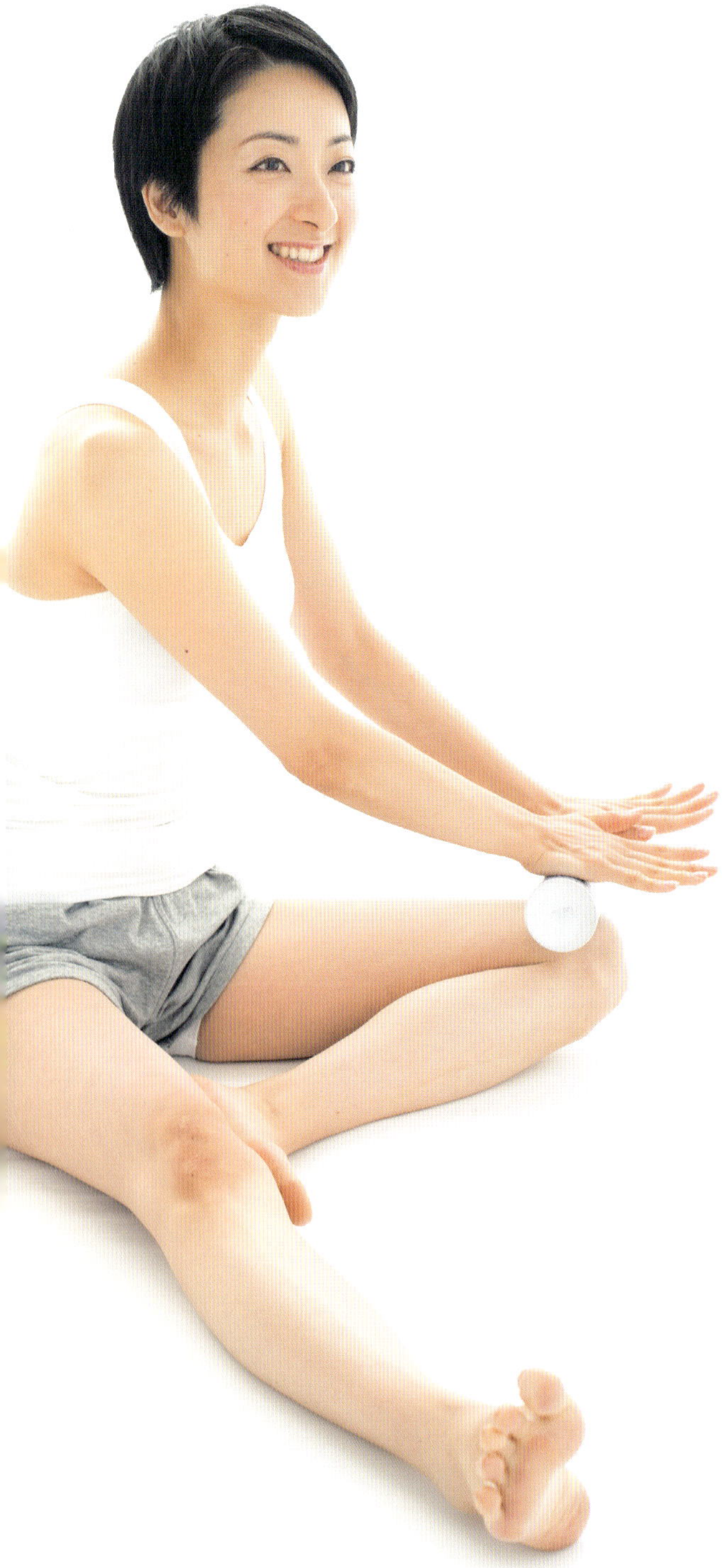

筋膜にはたらきかけて痛みや不調を根本から取り除く。
それが、新しいセルフケア〝筋膜リリース・メソッド〟です。

このメソッドは、筋膜を**「押し伸ばす」**ことで
痛みの根本にアプローチ。ケガ知らず技術いらずで、
誰もが手軽に効果を実感できます。
筋膜リリースは20世紀に誕生した新しい治療法の
ひとつですが、体を繊細に動かし変化にも敏感な
アスリートからも信頼されるメソッドです。
じっさい病院や治療院を渡り歩いてきた方々からも
ケガをしなくなった、腰から痛みが消えた、柔軟性が高まった、
体がラクになる、視界がクリアになった、など
感謝の声が絶えません。

本書では、これまで届いた反響の中から
とくに高い効果を望めるメソッドを厳選して紹介。
やればやるほど効果は高まり、体の奥深くに隠れていた
不調の根本的な原因にまで浸透します。
そして、顕在していない痛みや不調の芽を摘み取るのです。

しかもひとつの症状のケアにかかる時間は
長くても、**たったの5分**。これまで意識することのなかった
筋膜をじっくりほぐし、長年抱えた、そのつらい痛みや
不調から解放《リリース》されましょう。

MYO FASCIA
RELEASE
METHOD

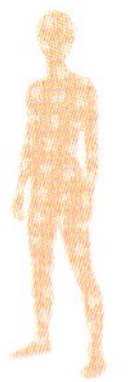

つらい痛みから解放される
筋膜リリース・メソッド

CONTENTS

3 chapter

各部位の痛みから解放される筋膜リリースプログラム

4 chapter

不調・体の悩みから解放される筋膜リリースプログラム

STAFF

撮影	臼田洋一郎
ヘア&メイク	梅沢優子
スタイリング	久保奈緒美
モデル	水口隆志、野崎真希
イラスト	宮崎信行、ワタナベモトム
CG制作	㈱BACKBONEWORKS
デザイン	大久保裕文＋小渕映理子（Better Days）
編集・執筆協力	長島恭子、永瀬美佳（Lush!）
DTP	天龍社
衣装協力	SKINS お客様相談室 http://www.skins-jp.com/ アンダーアーマー（ドーム） www.underarmour.co.jp/

気になる部位、
痛みから探して即実践!

本書の見方

筋膜リリースの基本、「ストレッチ（伸ばす）」と「プレス（圧迫）」のやり方を明記。部位によってはストレッチの代わりに「ムーブ（ゆっくり動かす）」をおこなう

痛みや不調の原因となる筋膜があるエリアを、筋肉の名称とともに表示。ここを意識してリリースしよう

重要なポイントは「PICK UP」でフォーカスし、くわしい説明や補足情報を掲載

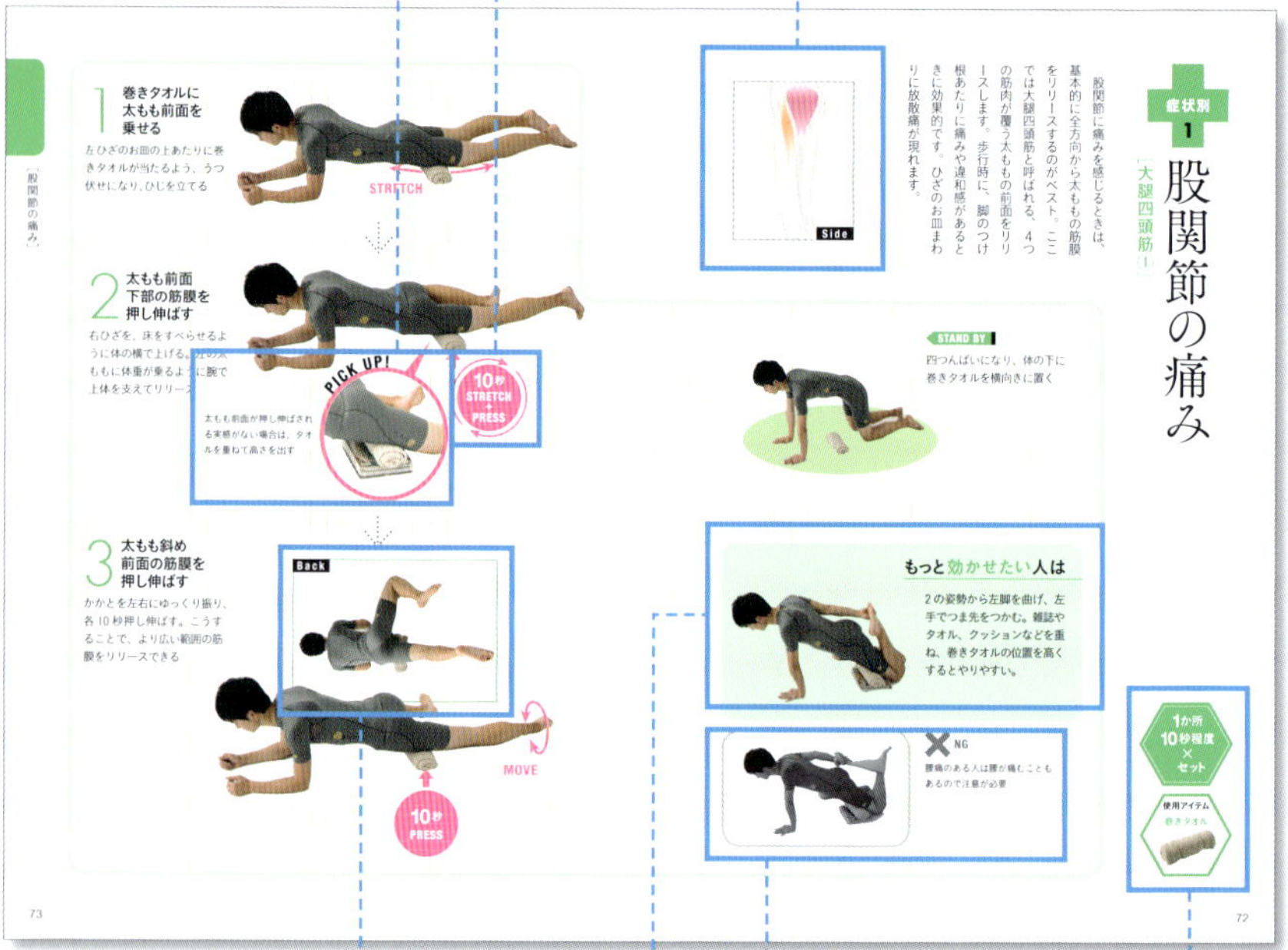

症状別 1
股関節の痛み
大腿四頭筋①
股関節に痛みを感じるときは、基本的に全方向から太ももの筋膜をリリースするのがベスト。ここでは大腿四頭筋と呼ばれる、4つの筋肉が覆う太ももの前面をリリースします。歩行時に、脚のつけ根あたりに痛みや違和感があるときに効果的です。ひざのお皿まわりに放散痛が現れます。
Side
STAND BY
四つんばいになり、体の下に巻きタオルを横向きに置く
もっと効かせたい人は
2の姿勢から左脚を曲げ、左手でつま先をつかむ。雑誌やタオル、クッションなどを重ね、巻きタオルの位置を高くするとやりやすい。
NG
腰痛のある人は腰が痛むこともあるので注意が必要
1か所 10秒程度 × セット
使用アイテム
巻きタオル
72
股関節の痛み
1 巻きタオルに太もも前面を乗せる
左ひざのお皿の上あたりに巻きタオルが当たるよう、うつ伏せになり、ひじを立てる
STRETCH
2 太もも前面下部の筋膜を押し伸ばす
右ひざを、床をすべらせるように体の横で上げる。
PICK UP!
太もも前面が押し伸ばされる実感がない場合は、タオルを重ねて高さを出す
10秒 STRETCH + PRESS
3 太もも斜め前面の筋膜を押し伸ばす
かかとを左右にゆっくり振り、各10秒押し伸ばす。こうすることで、より広い範囲の筋膜をリリースできる
Back
MOVE
10秒 PRESS
73

わかりにくい動作には、「CLOSE UP」「Front」「Back」「Side」などで、拡大、アングル違いの写真を掲載

動作にコツや注意すべき点がある場合は「POINT」「NG」で解説

効果を実感しにくい人向けに「もっと効かせたい人は」などアレンジバージョンもあり

筋膜をリリースする際に使用する道具。リリースするエリアに最も適したものを掲載

chapter 1

痛みから解放されるために

Ways to soothe pain

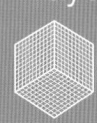

つらい痛みは血流低下が引き起こす

慢性的な肩こりや腰痛、頭痛、あるいは強い疲労感……。近年こうした症状を訴える人が急増し、その層はいまや10代の若者にまで広がっています。

これらはケガや障害によるものではなく、医師にも原因不明と診断されがちな症状です。処方される薬を飲んだり湿布したり、マッサージなどに通ったりするものの、緩和されるのはわずかな期間。すぐに痛みや不調がぶり返します。根本原因をふまえた効果的な治療ができないから、悩みは消えないのです。

痛みや不調から解放される鍵は血流にあり

痛みや不調が発生する原因のひとつに〝虚血《きょけつ》〟があります。〝虚血〟とは、血液の巡りが悪くなり、健康維持に必要な酸素や栄養素が体のすみずみまで行き渡らなくなった状態。体は部分的に酸欠状態に陥ります。すると迫りくる危機を知らせるために「栄養がたりない！」「酸素がたりない！」と、脳に警告の危険信号を送り続ける状態に……。これが痛みとして体感されるのです。

さらに〝虚血〟によって血流が滞ると、リンパ液などの流れまで悪くなり、体内に生じた老廃物が排出されにくくなります。すると痛みの原因となる疲労物質も排出されにくくなり、これが滞留すると体は痛みを増幅する負のスパイラルに突入。痛みだけでなく疲労感もますます強まり、こり、倦怠感《けんたいかん》、冷えといった不調まで引き起こします。

局部的な治療や投薬でごまかすだけでは、症状は改善しません。今、抱える原因不明の痛みから解放されるためには、血流を回復させることが不可欠と言えるでしょう。

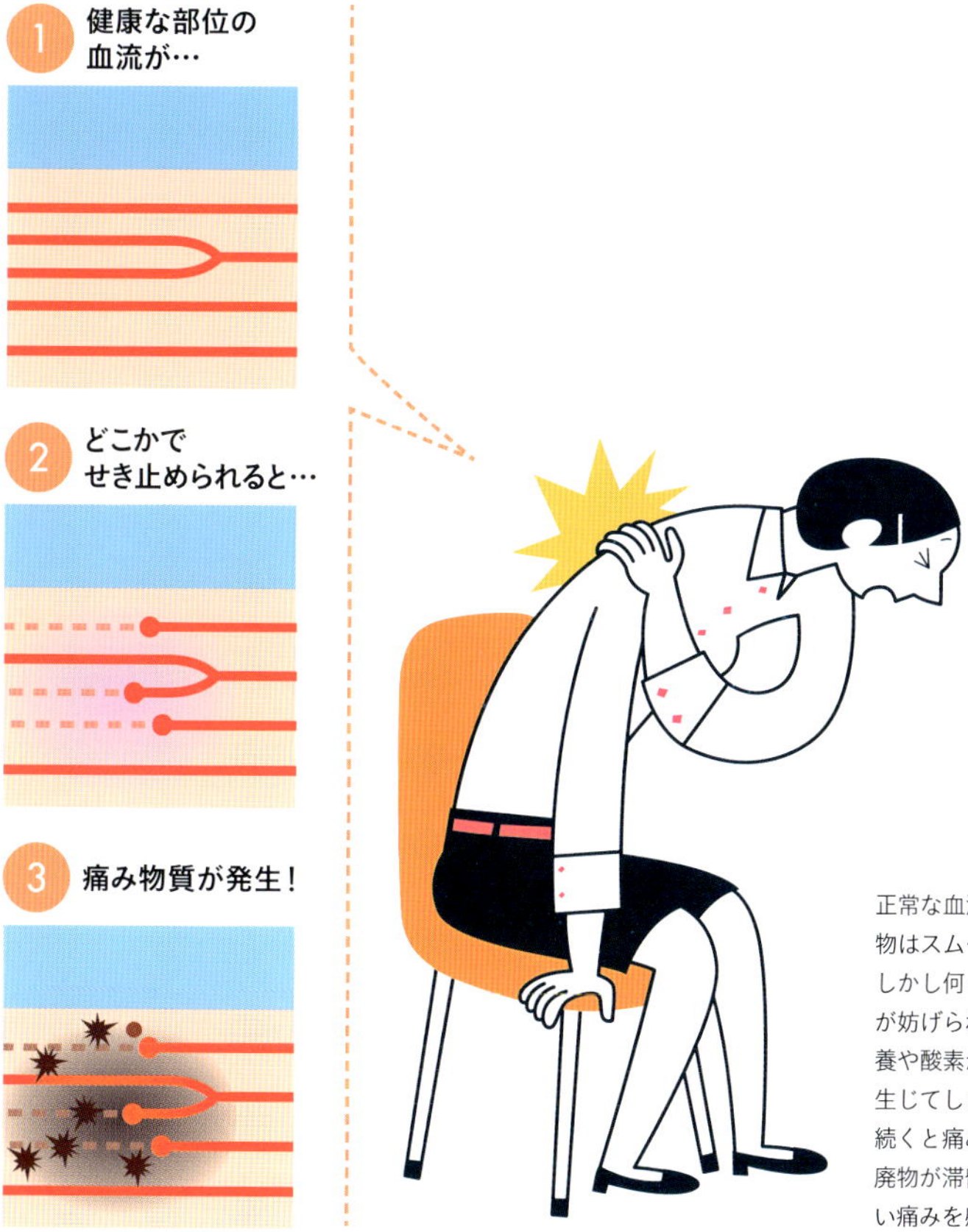
1
健康な部位の血流が…
2
どこかでせき止められると…
3
痛み物質が発生！

正常な血流を保てれば老廃物はスムーズに排出できる。しかし何らかの原因で血流が妨げられると、必要な栄養や酸素が届かない部位が生じてしまう。この状態が続くと痛みの原因となる老廃物が滞留し、しだいに鈍い痛みを感じるように

血流低下の裏に「筋膜」の異常あり

なぜ局所的に血流が低下し〝虚血《きょけつ》〟を引き起こすのでしょうか。原因はいろいろ考えられますが、最も多くの人に当てはまるのは、生活習慣やクセによって生じた体の偏りです。

たとえば右脚ばかり上にして組む、体の右側に置いた書類を見ながら長時間パソコンに向かう、いつも同じ側でバッグを背負う、あるいは一方の脚だけに体重を乗せて立つ……。ちょっとしたクセでも３６５日、何年も続ければ負担の集中する部位が生じ、そこに疲労が溜まります。結果、筋肉は硬くなり、体の組織を包んでいる体内の膜、「筋膜」にも、ねじれや縮み、癒《ゆ》着《ちゃく》といった現象が起きるのです。

じつは、この「筋膜」は血流と密接な関係があります。

血管は「筋膜」と複雑にからみ合いながら、全身くまなく張り巡らされています。ところが筋膜がねじれ、縮み、癒着すると、やがて小さなこぶ状の組織になり、これが血管を押しつぶして部分的に血流を悪化させます。

今注目の
トリガーポイントとは？

筋膜や筋肉などの軟部組織に異常が生じるとできるかたまりを、トリガーポイントと呼びます。たくさん発生すると、トリガー（引き金）の名の通り痛みの引き金に。痛みは、トリガーポイントのある部位と、そこと密接な関係にある筋膜にあらわれます。トリガーポイントそのものが発痛物質を出すという説もあります。

痛みの時限爆弾は全身の「筋膜」に…

この小さなかたまりが筋膜に点在するようになってくると、血流はますます悪化。体のいたるところに痛みの時限爆弾(トリガーポイント)を抱えてしまいます。

かたまりができたてだったり数が少なかったりすれば、入浴や睡眠、運動などで血流を促して筋膜の緊張をゆるめれば消えます。しかし体の動かし方や生活習慣に悪いクセがあると、かたまりはでき続け、しかも大きく広がるのです。

体力のあるうちは痛みを抑えられるものの、過労、不眠、あるいは冷えなど、心と体へのストレスがかさむと痛みのスイッチはオンに。すると、ぎっくり腰になったり首を寝違えたりと、急激な強い痛みが生じやすくなります。

血流を悪化させる筋膜のねじれや縮みは、痛みの根源に。まずは筋膜を正常な状態に近づけることが、痛みからの解放、そして予防になります。

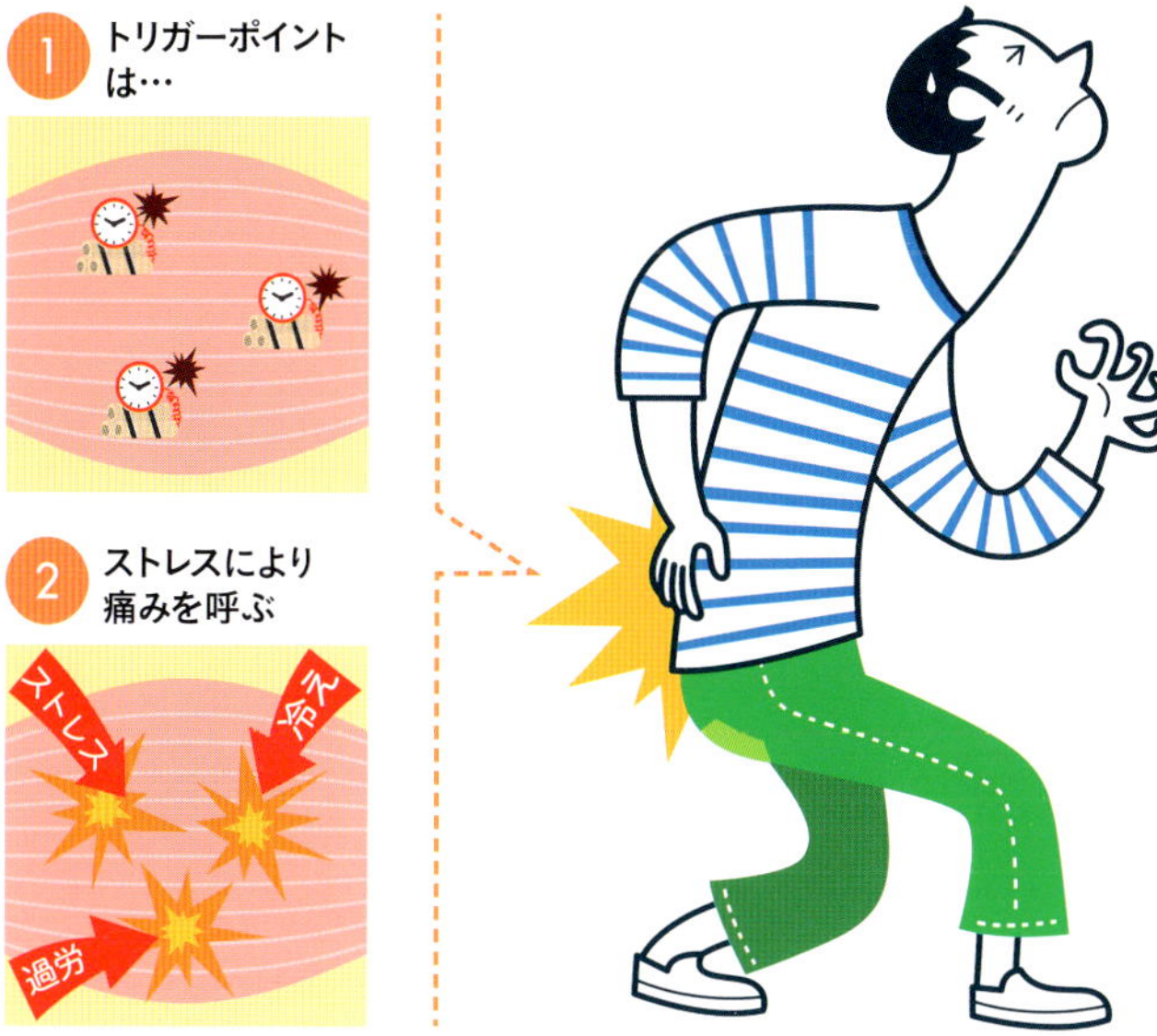

姿勢や日常動作のクセによって体に負荷がかかると、体の組織を包む「筋膜」にたくさんの小さなかたまりができる。これが血流を妨げ、何らかのストレスが引き金となって痛みを生じる

「筋膜」は体の奥まで張り巡らされている

そもそも、筋膜とは何でしょう。一部の健康書やスポーツ誌では見かけるようになりましたが、初めて目にした人も多いのではないでしょうか。

簡単に言うと、筋膜は読んで字のごとく、ひとつの筋肉の表面、あるいは細かい筋線維を包む薄い膜。弾力のあるコラーゲン線維でできていて、クモの巣のように四方八方、全身に張り巡らされています。しかも筋肉だけでなく、骨や臓器、神経と、体の表面から深層部まで、すべての組織を包んでいる、たいへん重要な組織です。

筋膜は結合組織でもあり、骨、筋肉、靭帯《じんたい》、腱、神経、血管、臓器などをつなぐ役割も担っています。

包んで、つなぐ。

たとえば筋肉の線維は、単独ではバラバラになってしまいますが、それを束ねているのは筋膜です。筋肉を骨に、皮膚や脂肪を筋肉にくっつけているのも、じつは筋膜なのです。

筋膜なしには立つことすらできない？

この筋膜が、あるべき位置に骨を組み立て、筋肉や脂肪、内臓を定着させているから、私たちは立っていられます。筋膜がないと、骨も筋肉も内臓もバラバラに崩れ落ちてしまいます。

そして60％は水分と言われる人体が骨と水たまりにならないのは、果汁を包むグレープフルーツの微細な粒のように、筋膜が水分を包み込んでいるから。つまり筋膜によって包まれ、結合されることで、すべての組織は〝あるべきところに〟〝あるべきかたちで〟納まるのです。

体を支えるつっかえ棒となる骨は必須、そして動かすための筋肉も必須ですが、骨と筋肉を支える筋膜があるからこそ、人は人のかたちを成せる、と言えるでしょう。

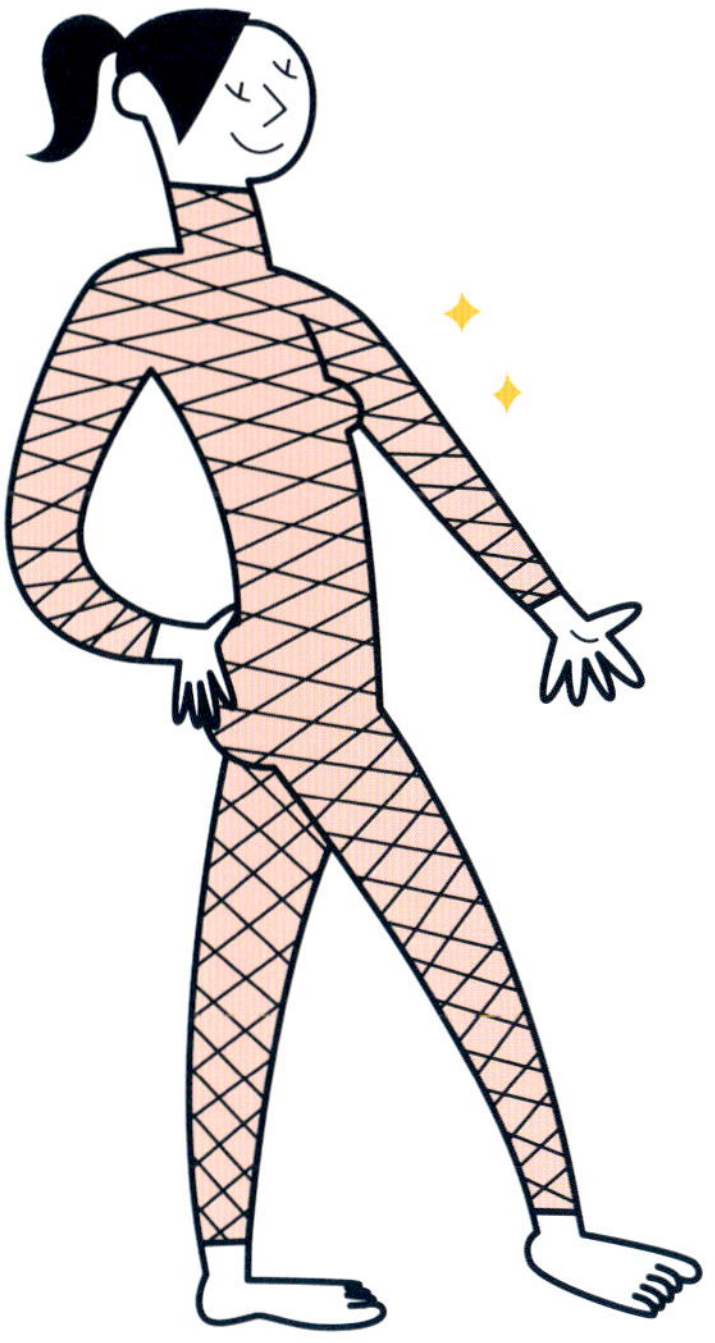

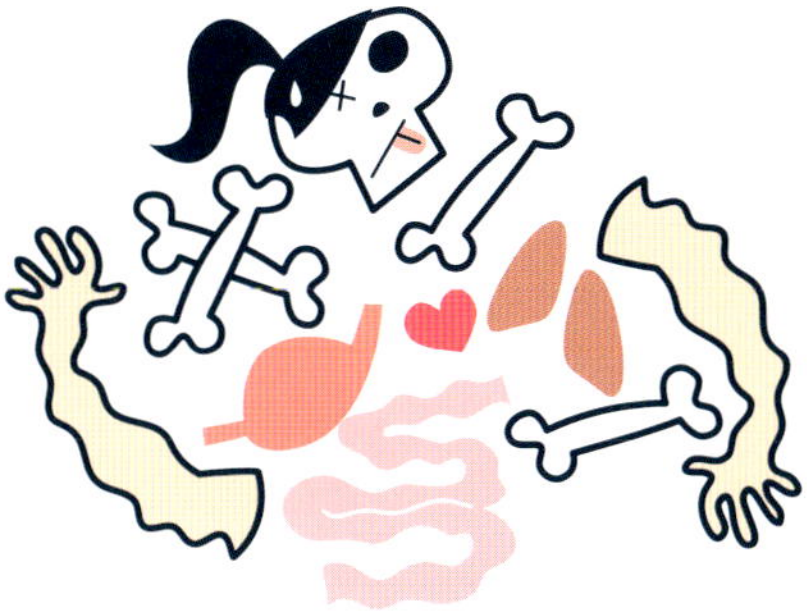

筋膜は、体を形成する組織を一つひとつ包む薄い膜で、互いを結びつける結合組織でもある。筋膜がなかったら体の組織はバラバラになり、人間のかたちにならない

骨格のゆがみすら筋膜ありき？

よく「骨格がゆがむ」と言いますが、これを本来のかたちに整えるときにも筋膜はおおいに活躍します。

目の粗い、薄手のセーターを想像してください。セーターの生地が何層にも重なり、ボディスーツのように全身を包んでいるとします。これが体のいちばん外側にある筋膜で、骨や筋肉は、その中に納まっています。

網目状の筋膜が四方八方、均一に張り巡らされているうちは、骨や筋肉が正しい位置に納まり血流もスムーズです。ところが姿勢のクセなどによって筋膜にゆがみが生じると、きれいな網目状になっていた部分が不均一に。セーターであれば、ほつれたり目が詰まったりした状態です。

網目の一部が狭まったりよじれたりすると、長期間引っ張られ続ける部分が生じます。すると筋肉や骨の位置が少しずつずれていき、知らぬ間に姿勢や体形の崩れを招きます。

「そんなに大事な組織なら、もっと硬く、強固ならよかったのに！」

との声も聞こえてきそうですが、硬い組織は骨があれば充分。私たちが歩いたり物を投げたりできるのは、多くの関節や筋肉を複雑に連動させられるからです。動作にはしなやかさが欠かせません。だからこそやわらかい筋肉と硬い骨をつなぐ、弾力に富んだ筋膜が必要なのです。

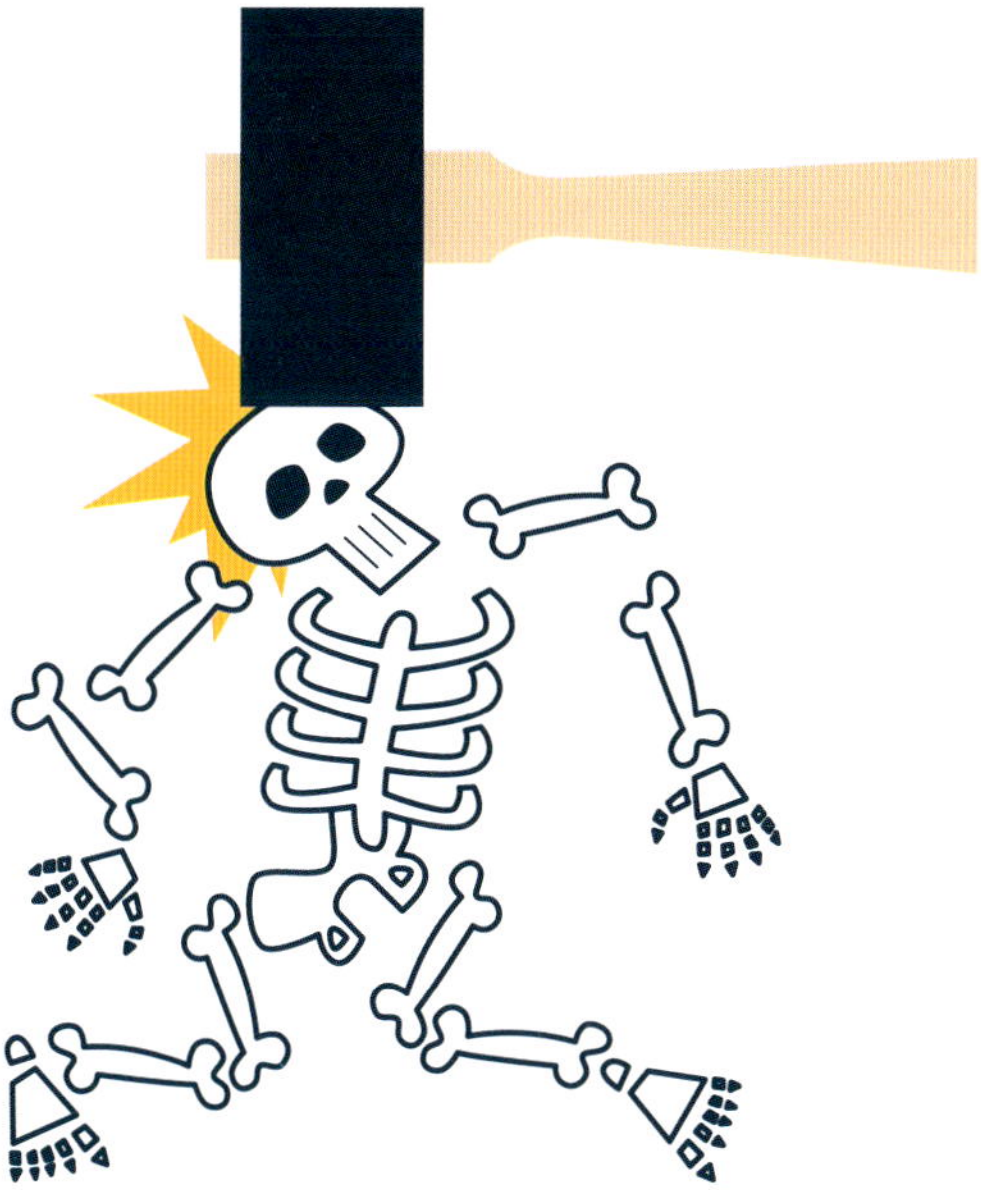

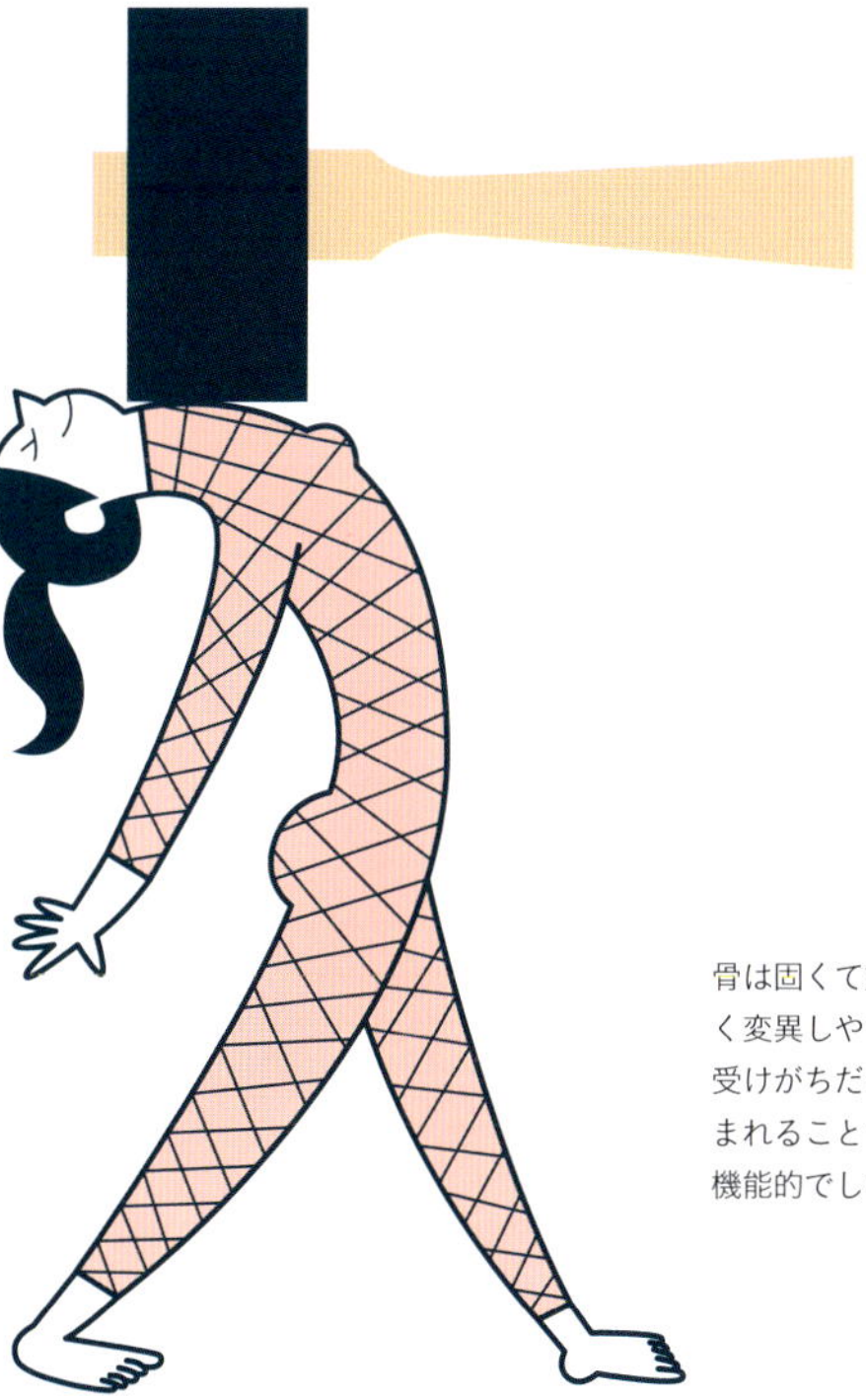

骨は固くて丈夫、しかし筋膜は薄く変異しやすい。頼りない印象を受けがちだが、弾力ある筋膜に包まれることで筋肉や骨は連動し、機能的でしなやかな動作を生む

筋膜の特徴 01

酷使されても、なまけさせても硬く縮む

筋膜は弾力性がある半面、縮んだり硬くなったりしやすい性質もあります。これを〝筋膜の硬縮〟または〝筋肉の委縮〟と言います。

まず〝筋膜の硬縮〟は、筋肉とそれを覆う筋膜を酷使《こくし》したことにより起こります。酷使、と言ってもハードな運動をした、という意味ではありません。長時間同じ姿勢を続けるなどして、体の一部分だけに負担が強くかかった状態をさします。

たとえば長時間、猫背になってパソコンの作業を続けていると、画面を凝視するあまり首が前に出ます。首背面の筋肉と筋膜は、前に出た重たい頭がガクンと下に落ちないように、何時間もがんばって引っ張り続けます。こうして酷使された首の背面は、緊張・収縮し、硬くなるのです。

この状態が長く続くと「引っ張っているのはめんどう。首の位置を固定してしまえ」とばかりに、やわらかい筋肉を包む筋膜が、これ以上伸び縮みできないようカチカチの結び目をつくって固定します。これが、痛みの原因となる小さなかたまり(トリガーポイント)ができる流れの一例です。

〝筋肉の委縮〟は、筋肉をなまけさせすぎたために、それを包む筋膜が硬くなった状態をさします。動かさない部位があると、脳はそこを動かすことを忘れ、やがて使われなくなります。たとえばイスの背もたれに体を預け

続けると、腹筋も背筋もあまり使いません。背すじを正さない生活を続けていると猫背になり、それがクセになります。すると腹筋や背筋はますます弱くなって使われなくなり、筋膜も伸縮性を喪失。やはり癒着《ゆちゃく》を起こし、筋膜に小さなかたまりが、すじ状にパラパラとできていきます。

硬縮も委縮も、筋膜の状態を悪くするという意味では同じこと。筋膜が硬く縮んで小さなかたまりができ続けると、やがて体に痛みや不調が生じてしまうのです。

筋膜はストレスによって変異しやすい組織。体の一部分を、使いすぎても使わなくてもストレスになり、ねじれやかたまりが生じる

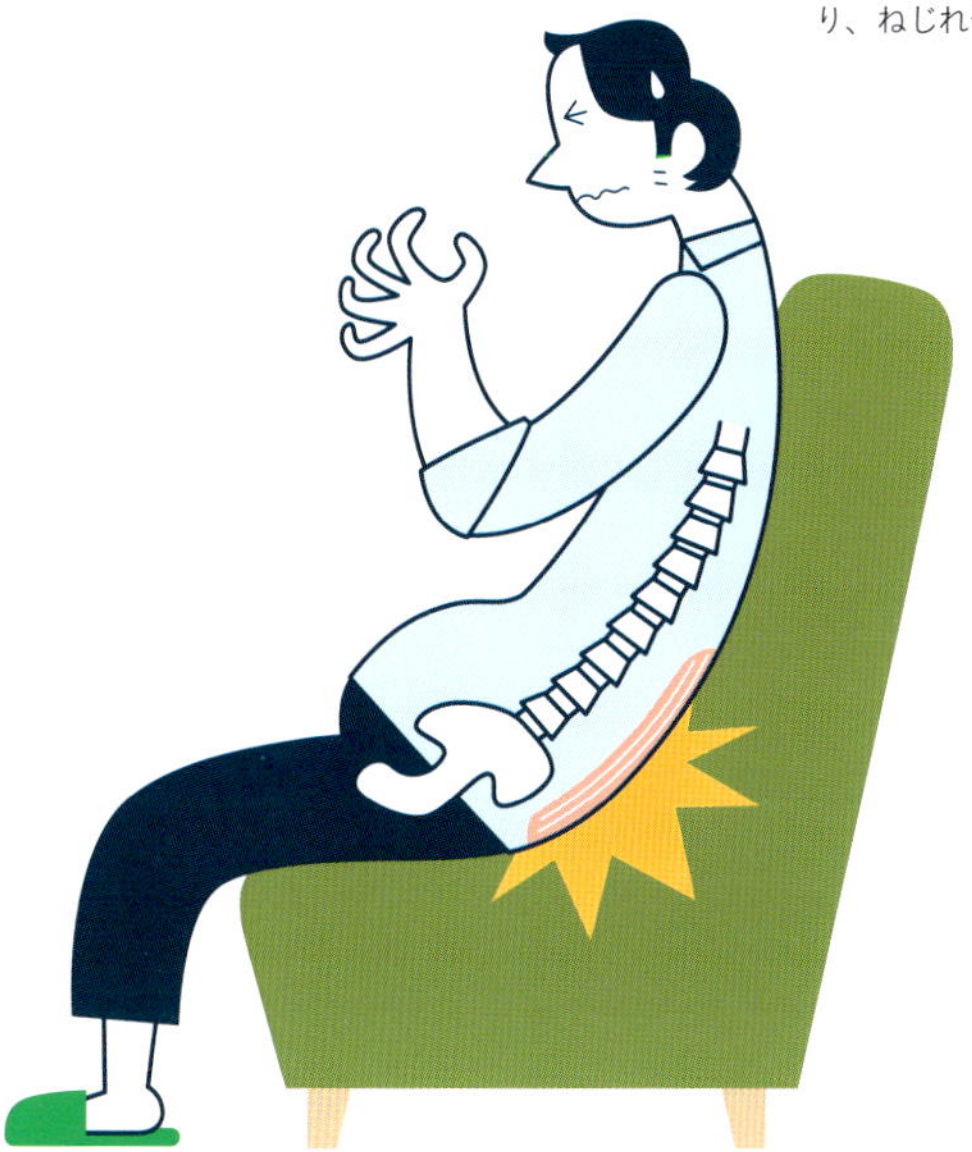

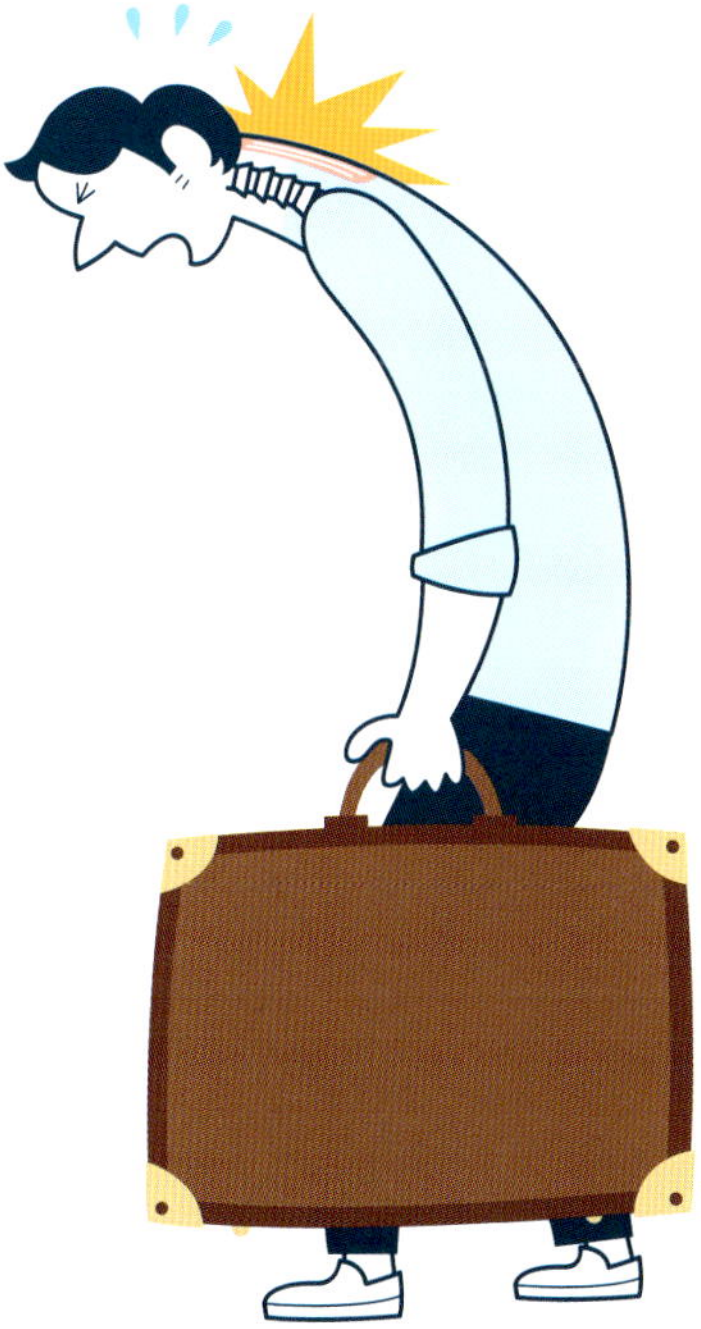

筋膜の特徴 02

シワが寄ったりねじれたりする

筋膜は、小さな硬いかたまりをつくるだけでなく、弾力性があり体内でよく動くものです。当然、ねじれたりシワが寄ったりもします。かたまりと同じく、ねじれやシワも血流の妨げとなり、痛みの原因に。

ねじれたりシワが寄ったりした筋膜の状態をたとえるなら、古くなった風船でしょう。表面が、少しよれたり、くっついたりした風船はきれいにふくらみません。いびつにふくらみ、どこかに負荷がかかって割れやすくなります。体も同様で、筋膜が四方八方にきちんと張られていないと全身のバランスが崩れ、骨格にまで悪影響を与えてしまいます。

シワができたりねじれたりした筋膜は、伸ばすことが必要なのです。

筋膜が変異すると一部にシワが寄ったりねじれたりする。筋膜がねじれると血流の妨げになり、痛みを誘発。また全身を包むだけに、骨格のゆがみの原因にもなる

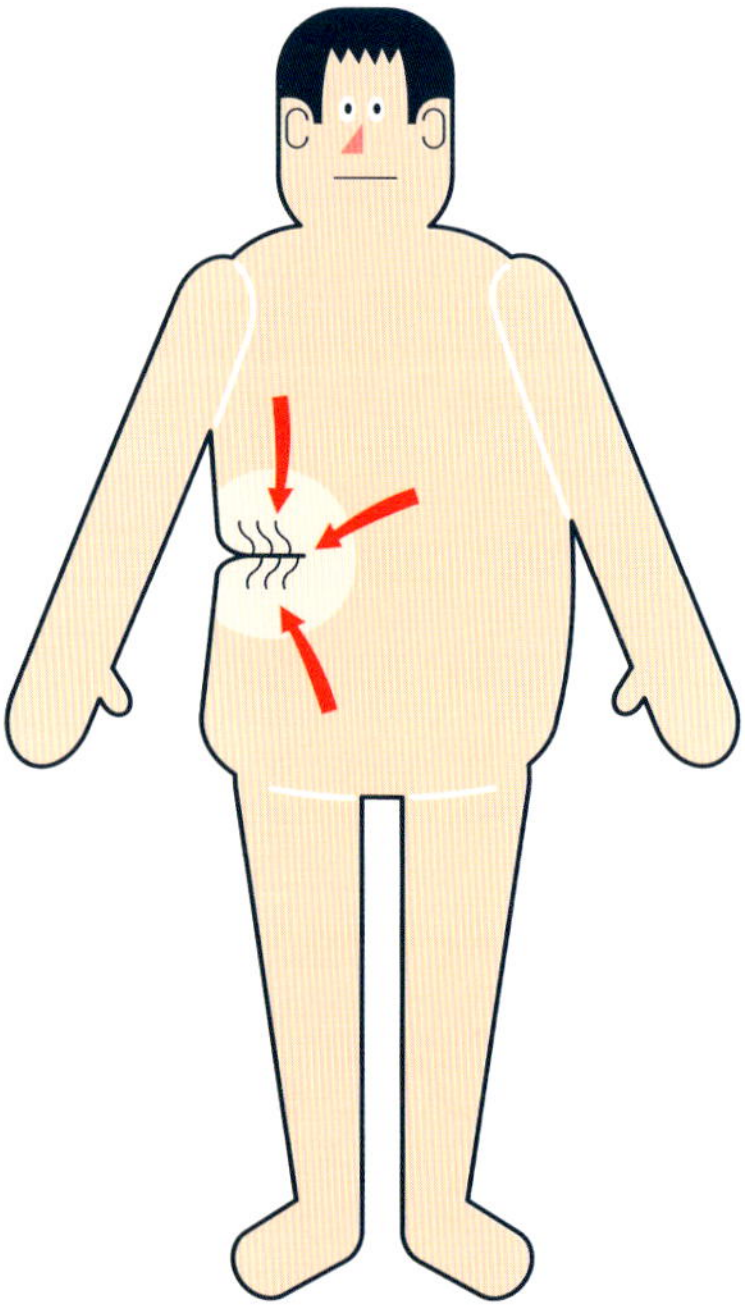

筋膜の特徴 03

全身でつながっている

筋膜は全身に張り巡らされていますが、じつは全部がつながり1枚の膜のようにもなっています。ですから、どこかに異常が生じれば必ず別の部位がひきつれて、痛みや不調などを引き起こす原因になります。さらに体の動きと関連して強く影響し合う部位もあり、筋膜どうしのつながりが関係する〝関連痛〟と呼ばれる痛みを発生させます。

関連痛は、筋膜どうしが密接につながり合う部位に生じる痛みです。たとえば肩から背中にかけて広がる僧帽筋《そうぼうきん》を覆う筋膜に小さなかたまり（トリガーポイント）ができると、筋膜を伝って頭痛を起こします。あるいは、お尻の筋膜にできると脚がしびれることも。この小さなかたまりをうまく刺激できれば、押している部位以外に響くような痛み（放散痛）が生じ、筋膜はほぐれていきます。

基本的には上下左右の隣り合う部位、または体の表裏といった対になる筋膜が、最もつながりが強く影響し合います。筋膜のねじれやかたまりを解消するには、痛みを感じる部分を中心に、広めの範囲をケアするのが有効です。

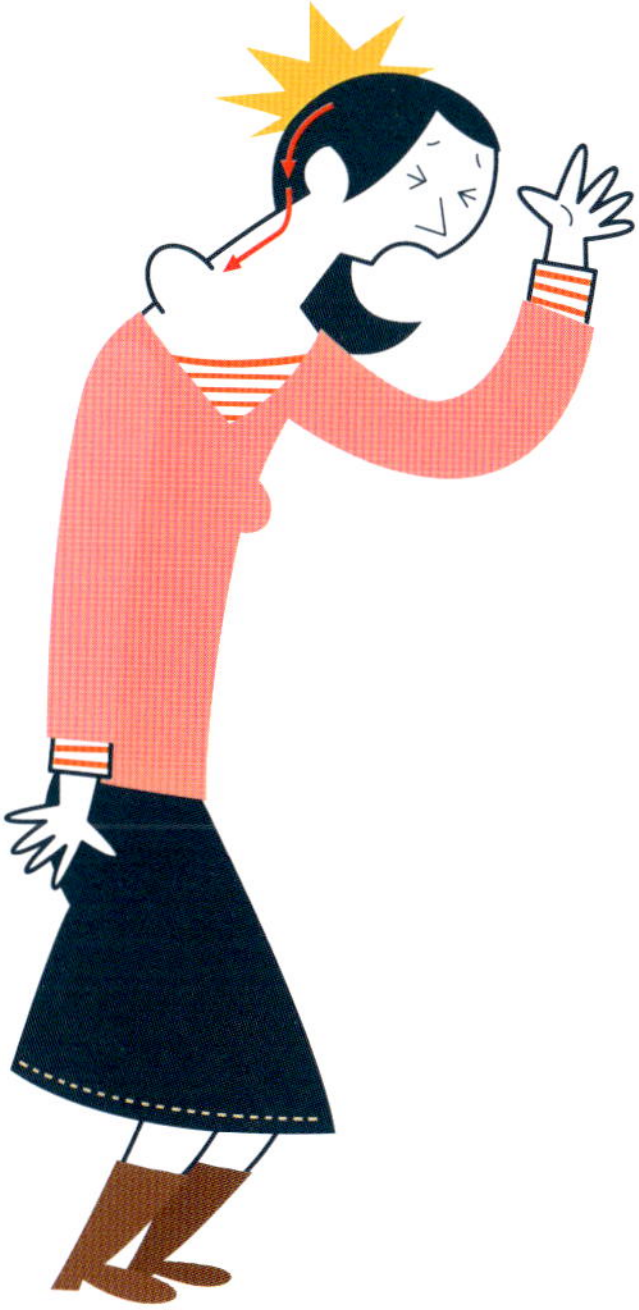

筋膜は全身に張り巡らされているため、一部に異常が生じると変異が変異を招き、別の部位に飛び火。とくに上下左右、隣接する筋膜どうしは強く影響し合う

滝澤式筋膜リリース・メソッド

痛みを根本から消していく

「筋膜のねじれや硬縮から体をリリース（解放）し、痛み知らずの体を手に入れる」――これが筋膜リリース・メソッドです。

ほかの療術にはない優れた点として、正しくおこなえば確実に筋膜を正常な状態へと導けることが挙げられます。では正しくとは、どんな手順でしょうか。

体に染みついた姿勢やクセなどによって、筋膜にねじれや硬縮ができることは前述しました。これをほぐすには繊細な感覚をもつ手で、体の表面から内部に向けて刺激するのが最も効果的です。こう言われて、まず思い浮かぶのは、押したりもみほぐしたりするマッサージでしょう。

絶大な効果を生む「押し伸ばす」

マッサージには、たしかにこわばった筋肉をほぐす効果があります。しかし筋膜リリースのターゲットは筋肉ではなく、それを包みつつ周囲の筋

〝押し伸ばす〟ときの第3のコツ「MOVE《ムーブ》」

本書のメソッドでは「押さえる（プレス）」と「伸ばす（ストレッチ）」を合わせた手技が基本。ただし体の構造上、どうしても伸ばしにくい部位もあります。たとえば背中の一部分を局所的にストレッチするのは困難。こんなときは第3のコツ、「動かして伸ばす（ムーブ）」が登場します。これはリリースする筋膜と関連の強い部位を動かし、動作による筋肉の伸び縮みを利用したもの。筋肉が伸びれば、それを包む筋膜も伸びるため、ストレッチされた状態になるのです。

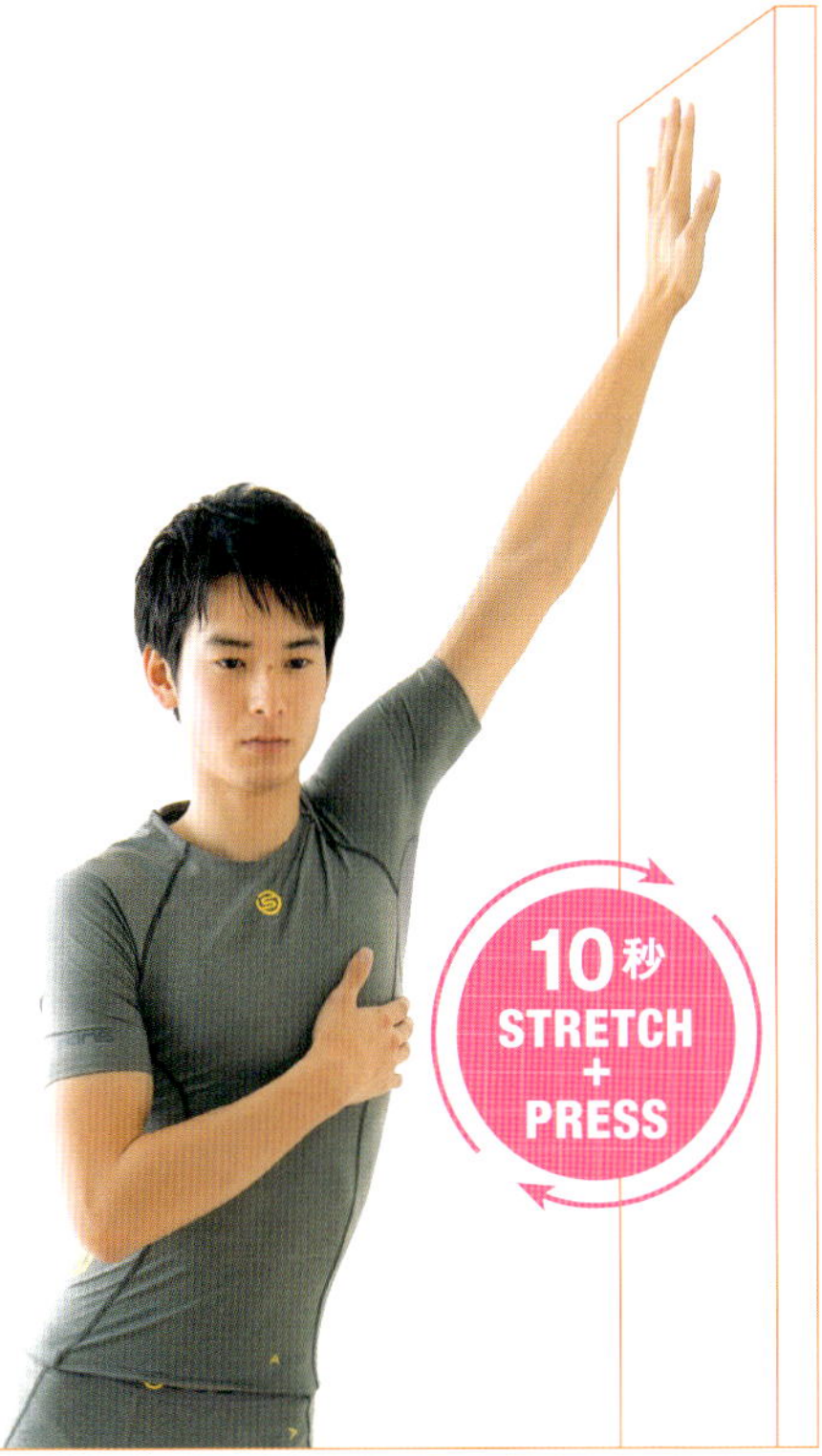

肉や軟部組織まで覆い尽くす薄い筋膜。膜ですから、局所的に強く刺激するのではなく、できるだけ広い面積を〝伸ばす〟ことが必要なのです。こうすることで体の奥にまで張り巡らされた筋膜の、ねじれたり硬く縮んだりした部分を引き伸ばせます。

さらに、適度な圧力で押さえる刺激を加えるのが、筋膜をリリースするうえで効果的です。つまり、ただ上から押すだけの刺激ではなく、伸ばして圧をかけるという2つの要素を組み合わせたアプローチをします。

本書では、筋膜を張った状態のまま圧をかける動作を〝押し伸ばす〟と呼びます。

ストレッチの伸ばす効果とマッサージのゆるめる効果を合わせ、広く、深く、ねじれ固まった筋膜を解きほぐす――このイメージでリリースしていきましょう。

HOW TO POINT 1

押す、もむではなく「圧迫」する

筋膜リリースが一般的なマッサージと異なる点は、ひとつの筋肉ではなく、筋肉とその周囲を覆う筋膜を刺激するところにあります。ここで最も重要なポイントは、点ではなく「面」で刺激すること。

〝押し伸ばす〟の「押す」は、圧迫を意味しています。指の腹や手のひら、あるいはさまざまなアイテムで、押すというより「押さえる」「圧迫する」イメージです。

ですから力も、さほど必要ありません。ストレッチで筋肉とともに筋膜を伸ばすことで、少しの圧でも充分に刺激できるため、心地よさを感じられればOKです。

反対に、力まかせに押し込んだり強くもみ込んだりするのはNG。筋線維や軟部組織を傷つけてしまい、いわゆる「もみ返し」が起きます。

また、体は強い刺激を感じると防衛本能が働き、無意識にその部位に力が入ります。これでは、ほぐすどころかよけいな緊張を与え、逆効果です。

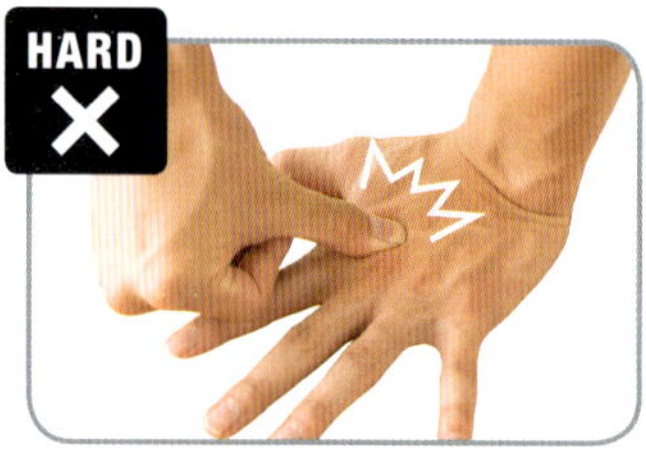

力まかせでは痛むだけで危険

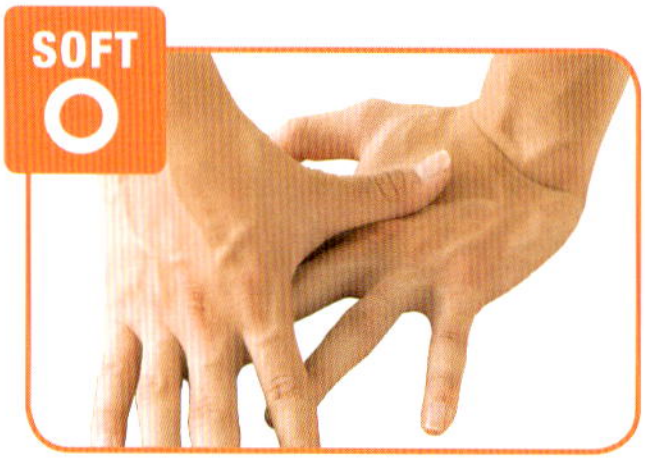

圧迫をくり返せば安全に筋膜に効く

滝澤式筋膜リリース・メソッド

HOW TO POINT 2

「10秒、2セット」が効果を高める

10秒間の圧迫を2セットくり返す。これが筋膜リリース・メソッドの基本です。

筋膜は、体の表層だけでなく深部まで張り巡らされているため、体の表面だけでなく奥深くをリリースすることが必要になることも。本書では圧迫をくり返すことで、表層から深層へと段階的にリリースしていきます。

1セット目の10秒の圧迫からは、硬くなった表層の筋膜をゆるめる効果が得られます。表層がゆるんでくれれば、2セット目以降で深層のねじれ固まった筋膜まで刺激が浸透しやすくなります。逆に言うと、表層がゆるんでいないと深層はゆるまないのです。ゆるむかどうかは個人差もあるので、心地いい刺激を感じられる範囲で10秒を20秒に伸ばす、あるいは2セットを3セットに増やしてもいいでしょう。

ただし、刺激をどんどん強くするのは厳禁です。強い刺激は筋肉を損傷しかねないうえに、刺激に対する防御反応で筋肉がこわばるため、体の奥にある筋膜にアプローチできなくなるからです。

体にダメージを負わせることなく、誰もが自ら全身の筋膜を効果的にケアできる。それが、滝澤式筋膜リリース・メソッドの最大の利点です。

PRACTICE
実践

「押し伸ばす」を体感してみよう

筋膜リリースには、痛みや不調を気持ちよく解消する効果があります。今ある痛みに有効なのはもちろん、気になる部位や症状に合わせたリリースを習慣にすると、予防にもなるのです。ここでは、まず〝押し伸ばす〟を体感。うまくできれば、体の変化をすぐに実感できます。

STRETCH!

左腕を腰のあたりに回し、首の左側に伸びを感じるまで頭を右側に傾ける

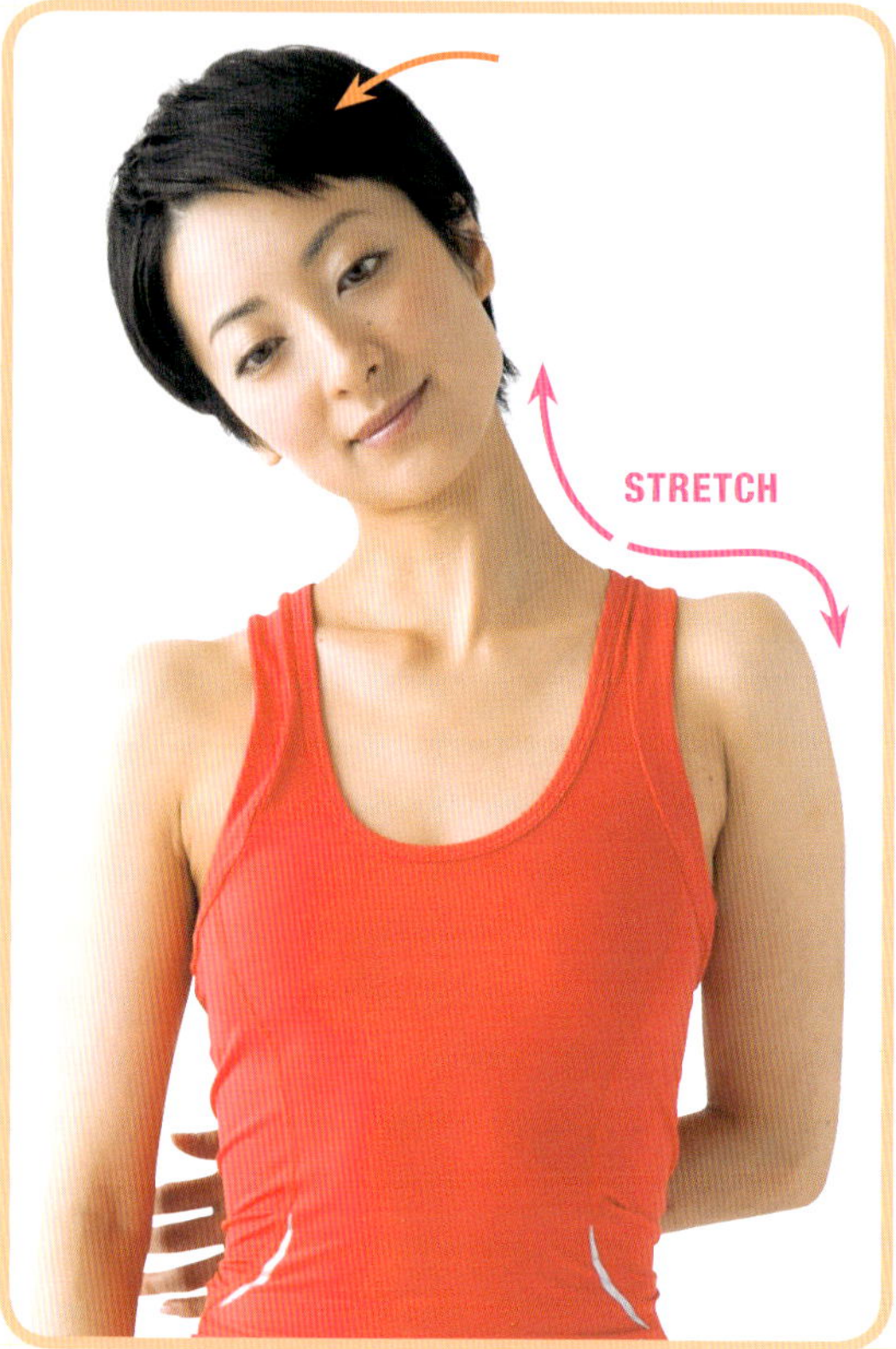

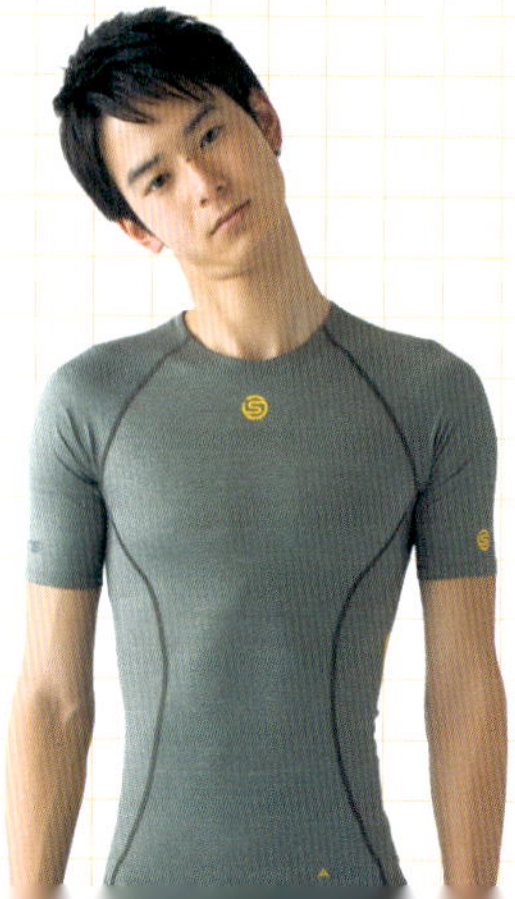

「気をつけ」の姿勢で首を傾けるより、腕を後ろに回したほうが肩の筋肉が伸びる実感を得られるはず。その違いを体感してみよう

PRESS!

**人さし指から小指の、第一関節からつけ根まで全体を使い
首のつけ根から肩までを順に圧迫する**

10秒×2セットおこなう

基本は1か所につき10秒×2セット。慣れてきたら秒数、またはセット数を増やしてもよい。炎症や外傷がないかぎり、いつ、何回おこなってもかまわない

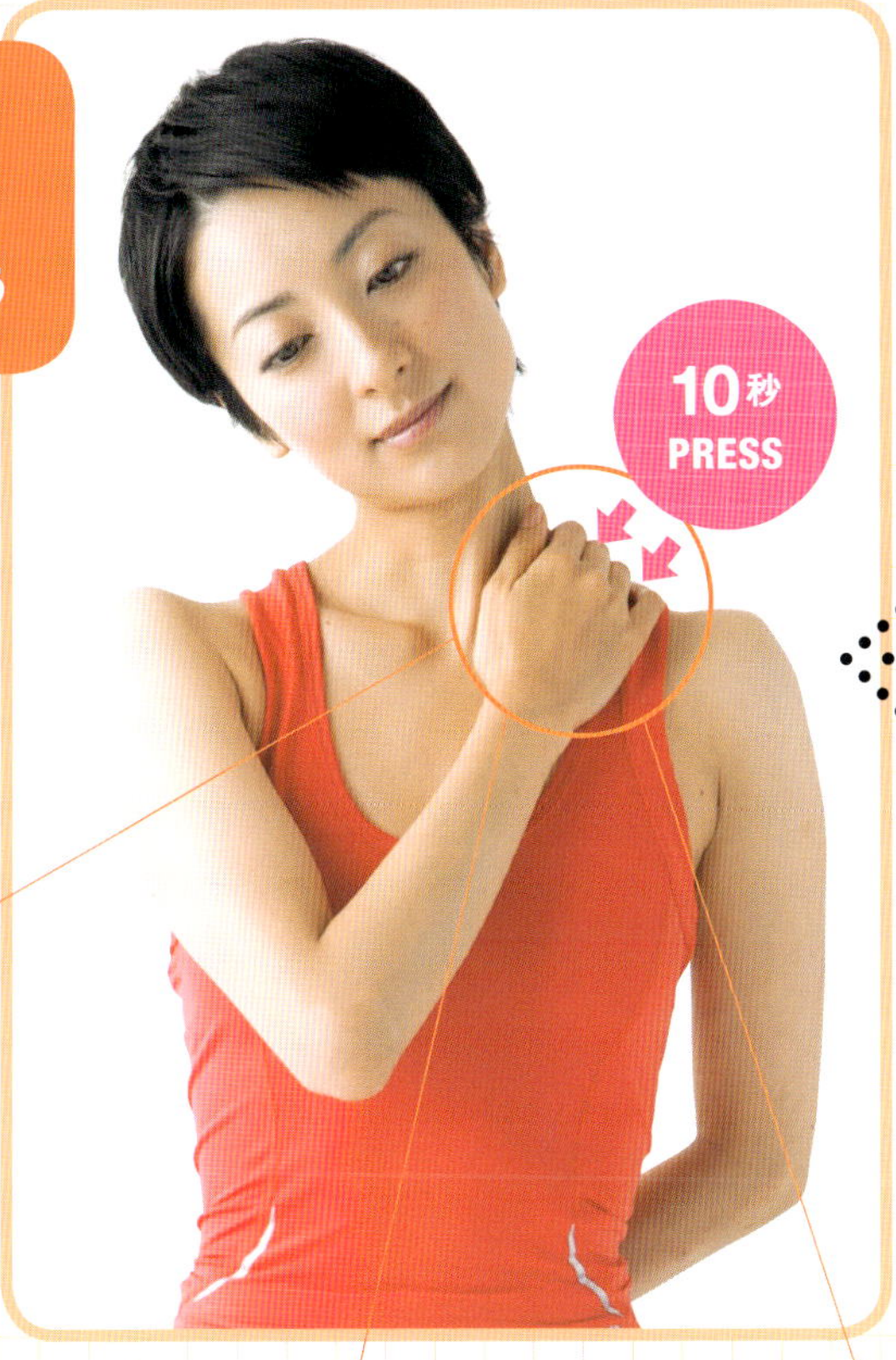

POINT 1

正しく刺激できると、放散痛(P25参照)があらわれる場合がある。たとえば僧帽筋《そうぼうきん》を押し伸ばすと、側頭部にもジワーッと心地いい刺激があらわれたりする。放散痛を感じやすい部位については例示したので、うまくできているかの目安にしよう

POINT 2

圧迫の強さは、体に心地よい響きを感じられる程度。「効いているなぁ」と感じればOK。何も感じないのでは効果はないが、不快な痛みを感じるほど押し込んではいけない

POINT 3

局所的に押すのではなく、ターゲットとなるエリアを塗りつぶすイメージで筋膜をリリース。あまり細かい位置にこだわらず、なるべく広い範囲を圧迫しよう

最適な道具が効果を最大化する

本書では、筋膜リリースをすることで得られる効果を最大化するため、ターゲットの筋膜に合った道具を使います。

道具を使い分けることで、痛みを感じることなく誰もがかんたんに正しく筋膜をリリースできるようになります。たとえばあお向けになって腰を刺激する場合は、大きな巻きタオル（左記参照）を使用します。なぜなら当たる面積の小さいテニスボールなどに乗ると、その狭い面積に全体重がかかって刺激が強すぎるからです。これでは本来の狙いである「伸ばしながらゆるめる（リリースする）」効果が得られません。

道具の使い分けは、適圧で「押し伸ばす」ためにとても重要。ここでは、なるべく身近なもの、簡単に手づくりできるものを選びました。

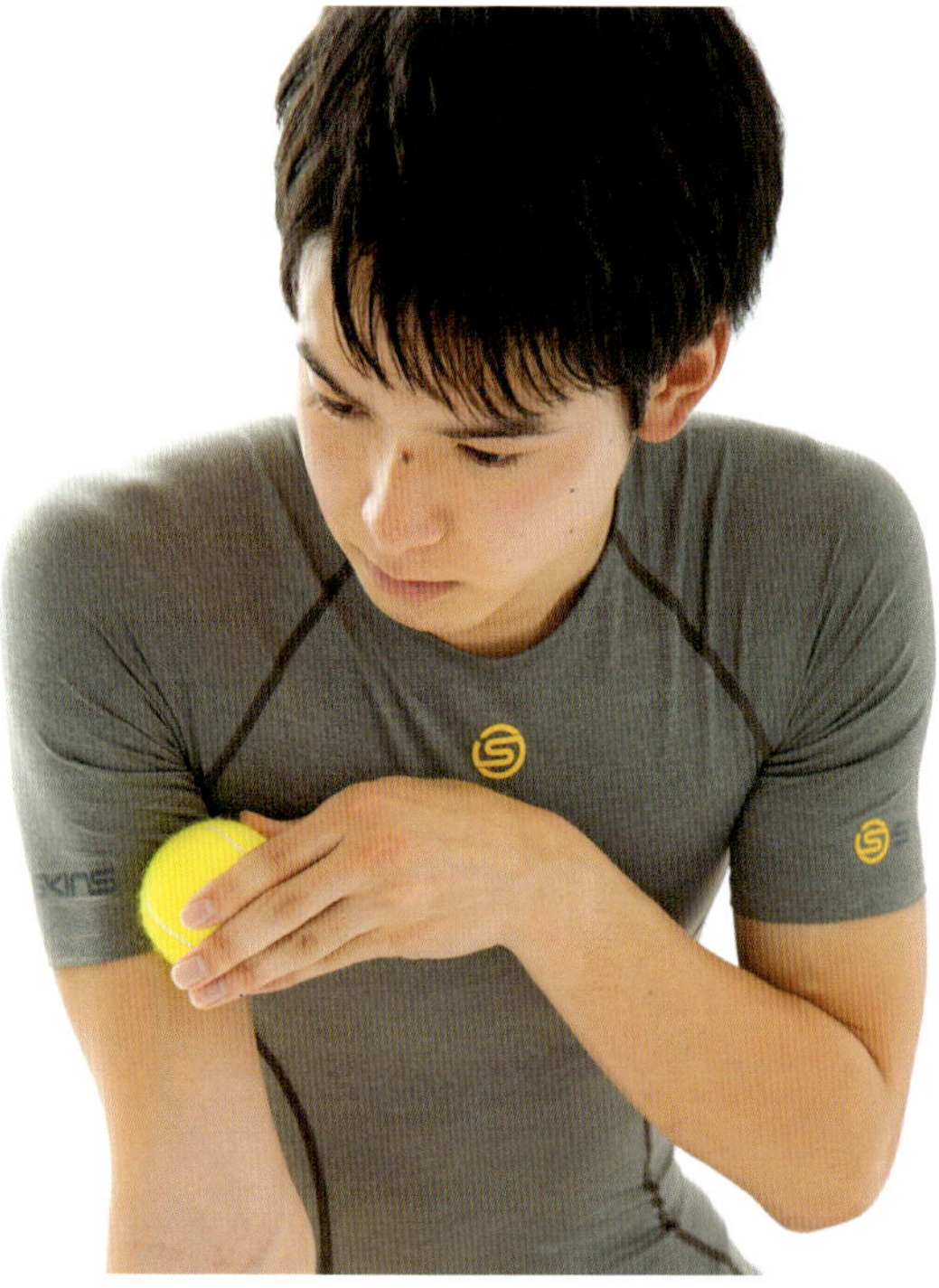

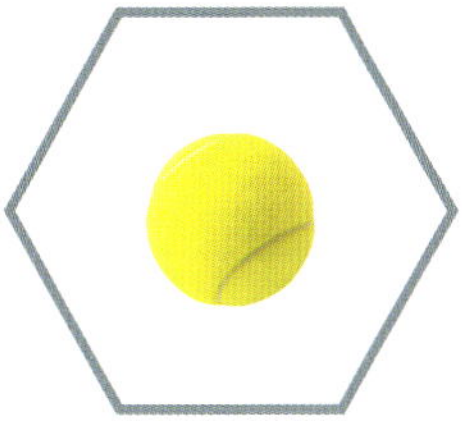

テニスボール

手のひらや足の裏といった狭い範囲の刺激に適している。また極度に硬縮した筋膜をリリースする際に、これでほぐしてから巻きタオルを使う場合もある

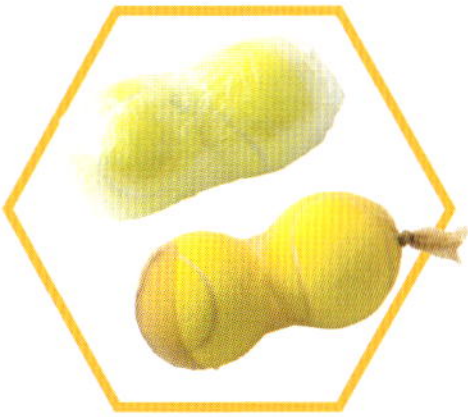

連結テニスボール

頚椎をはさむ筋膜リリースで使用。テニスボール２個をビニールラップで固く巻く、または使い古したストッキングや靴下に入れて、２個のボールが動かないように口を固くしばり、余った部分を切り落としてつくる

1

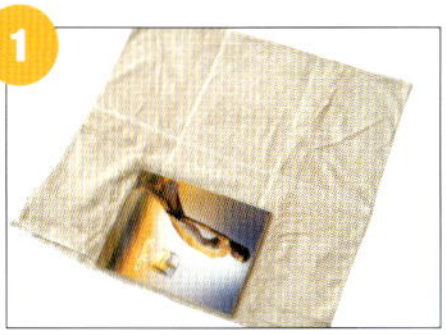

広げたバスタオルに雑誌を横向きに置く

2

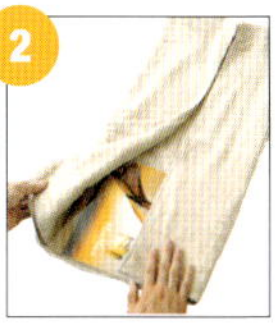

バスタオルで雑誌を包む

3

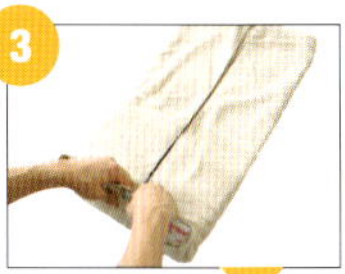

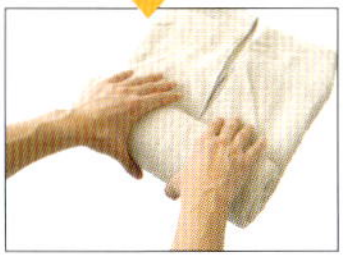

雑誌をできるだけ硬く丸めながら、バスタオルを筒状に巻いていく

4

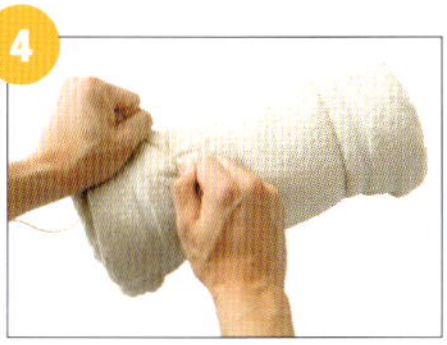

両端を麻ひもで固くしばる

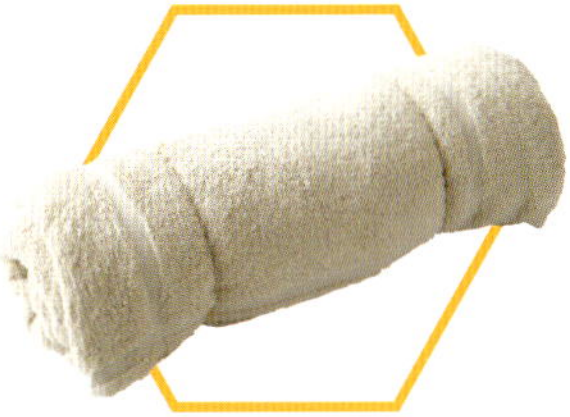

巻きタオル

腰、背中、お尻、太ももの裏など広いエリアの刺激に適している。表面がやわらかいため、体の重みを利用したリリースでも刺激がやわらぎ適圧にできる

[用意するもの]

- バスタオル　1枚
- A4サイズの雑誌　1冊
  ※なるべく厚く(ページ数が多い)、背表紙のあるA4サイズの雑誌を用意
- 麻ひも

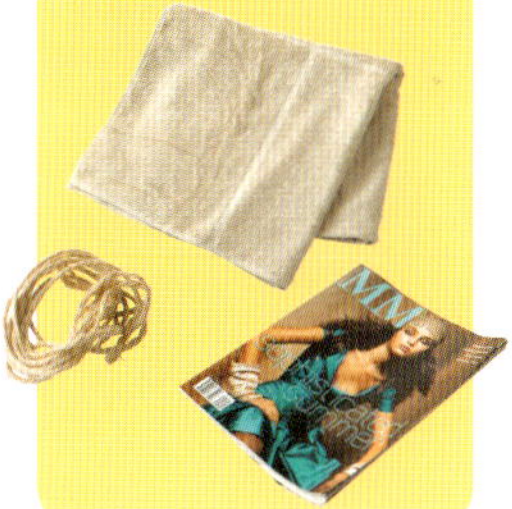

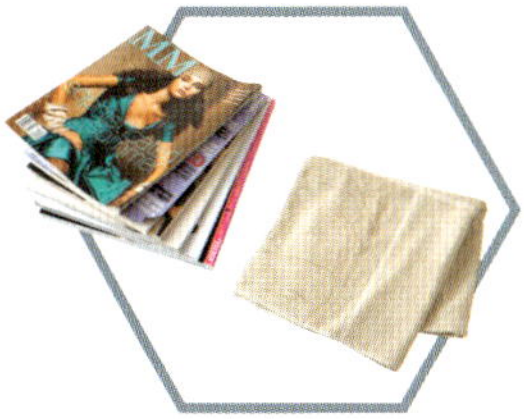

そのほかのアイテム

タオル、雑誌、クッションなど。体が硬くてリリースできない、刺激が強すぎる場合などに使用

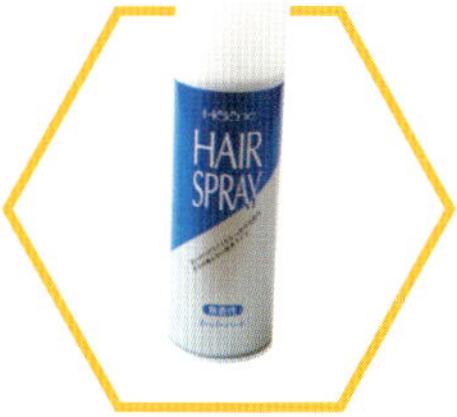

スプレー缶

転がりやすさを利用して、腕や脚の表面を広く刺激するのに適している

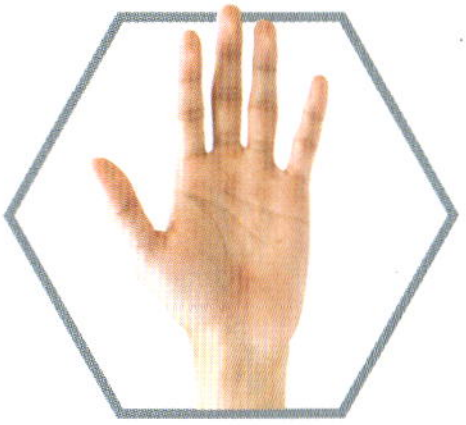

手のひら、指の腹

顔や肩まわりなど、皮膚や皮下脂肪が薄く、比較的狭い範囲への刺激に適している

筋膜リリース 5つのメリット

全身を「押し伸ばす」だけで
誰でも簡単に体を変えられる。
筋膜リリースには、さまざまな
メリットがあります。

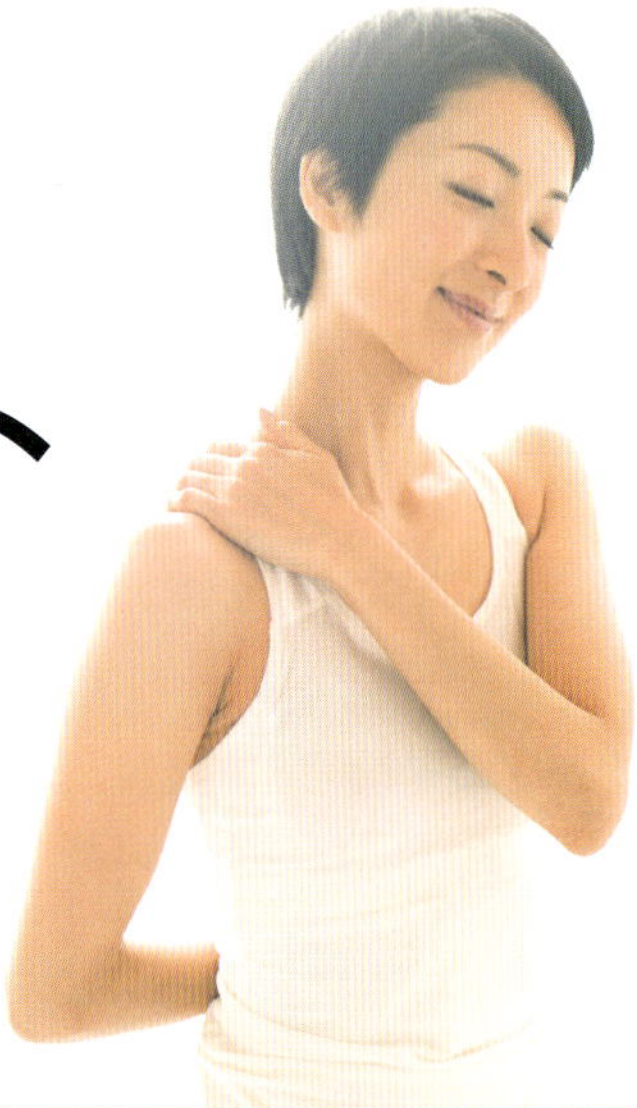

1 痛みから解放され 快適な体を手に入れる

ねじれ固まった筋膜をほぐすことで、減っていた血流が復活します。すると酸素と栄養が体のすみずみまで行き渡り、痛みから解放されるように。発痛物質などの老廃物もスムーズに排出され、慢性的な肩こりや腰痛、頭痛に悩む日々と決別できます。もちろん、痛みの予防にも効果的。

2 関節の可動域を広げ 柔軟性がアップする

筋膜に包まれた筋肉は弾力性を、関節はスムーズな動きをそれぞれ取り戻し、可動域が広がります。結果、柔軟性が高まり、日常生活での動きがラクに。体が硬くてストレッチやヨガを気持ちよくできない、運動をするとケガをしやすいといった悩みの解消にもつながります。

3 脱ゆがみ体形で美ボディ&美肌に

筋膜をほぐすと、たとえば前傾・後傾した骨盤が立って、ヒップアップやぽっこりお腹の解消に◎。背すじも伸びて、しぜんとバストアップします。また、血流が促されることで代謝も上がり、太りにくい体をキープ。肌のターンオーバーも正常におこなわれ、肌ツヤもよくなるでしょう。

4 自律神経が整い体力&免疫力がアップ

筋膜のゆがみから解放され血流が促されると、自律神経のバランスも整います。結果、体のリズムが整い、深い睡眠が得られることで、疲れも消えやすくなります。また、血流の悪化で機能が低下していた内臓も元気に復活。むくみの解消や免疫力アップも期待できます。

5 姿勢が改善され元気と自信も復活

筋膜がゆがみなく四方八方に張り巡らされることで、本来あるべき正しい姿勢へと一歩前進。日常生活のクセで染みついた猫背や反り腰の症状緩和をサポートします。姿勢を正せば、見た目にいいだけでなく心もすがすがしく、明るく前向きな気持ちに。気力がわき、自信も生まれます。

COLUMN

体をじっくり温めれば リリース効果は高まる

運動をすると血行がよくなり体温が上がるのは、誰もが経験していることでしょう。温かい血液が体のすみずみまで行き渡れば、筋肉はもちろん筋膜の血行も改善され、温度が上がります。すると硬縮した筋膜がゆるみ、ねじれや固まりの進行をストップ。同時に、痛みの原因となる疲労物質や老廃物も押し流して、体外への排出を促してくれます。たとえ筋膜の硬縮が進み“トリガーポイント（P16参照）”ができていたとしても、解消を強力にサポートしてくれるのです。

だからといって筋膜リリースの前に運動を、と言われても難しいもの。そんな方におすすめなのが、入浴です。お湯によって体が温まり、血液の温度も上がって血管が拡張します。

１日の終わりにゆっくり入浴してからおこなう筋膜リリースは、虚血《きょけつ》性の痛みや不調を抱えた体を気持ちよくラクにしてくれます。疲れている日は入浴だけでもOK。もちろん、痛みや不調の予防にも役立ちます。

入浴のポイントは、まず湯船に溜めるお湯を38～40℃にすること。「熱い」と感じると体が緊張するので逆効果です。それと20分以上浸かること。血液は１分間で体内を一巡すると言われています。20分浸かれば20回巡ることになり、たとえ体の芯まで冷えきっていたとしても、しっかり温まり筋膜もゆるみます。毎日が難しければ、週に何回かでも続ければ体は変わりますよ。

chapter **2**

肩こり・腰痛・頭痛から解放される

筋膜リリースプログラム

MYO FASCIA RELEASE METHOD
for chronic pain

現代人は、なぜ「肩・腰・頭」の筋膜がゆがむのか

慢性的に抱える痛みは何かと問われたら、まず肩こり、腰痛、頭痛が挙がることでしょう。近年、これらの痛みを抱える層は、心身を酷使《こくし》して働く30代や回復力にかげりの見られる中年以降はもちろん、10代、20代にまで広がっています。こうした現象の根本にあるのが、人間の体がもつ構造、そして生活スタイルの変化です。

繊細な構造の部位に過剰な負担をかけている

たとえば首は、体重の10％もの重さがある頭をしっかり支えつつ繊細な動きをするため、多数の関節と細かい筋肉でできています。上半身と下半身をつなぐ腰も、全身の筋肉や骨の連動によって、特定の部位に負担をかけにくい構造になっています。

ともに、背骨を介してつながり姿勢を決める要《かなめ》と言えるでしょう。

そんな重要な部位が、危機に瀕しています。イスに座るときは必ず背もたれに頼る、パソコンや携帯電話の画面を凝視するあまり前のめりになるなど、私たちは姿勢に悪影響を及ぼす動作を習慣的にしがちです。すると、首や腰にかかる負担が増し、さらに運動不足も重なって、正しい姿勢を維持する筋力さえも低下していきます。

もともと繊細な部位に負荷がかかる姿勢を長時間キープするのですから、疲弊する一方。やがて骨盤や背骨を覆う筋膜に異常が生じ、これが直接的、あるいは間接的に肩こり、腰痛、頭痛などを引き起こします。

この章では現代人の抱える〝三大痛〟とも呼べる痛みを、筋膜をリリースすることで解消していきます。痛みを抱え続けてきた部位を押し伸ばして、快適な体を取り戻しましょう。

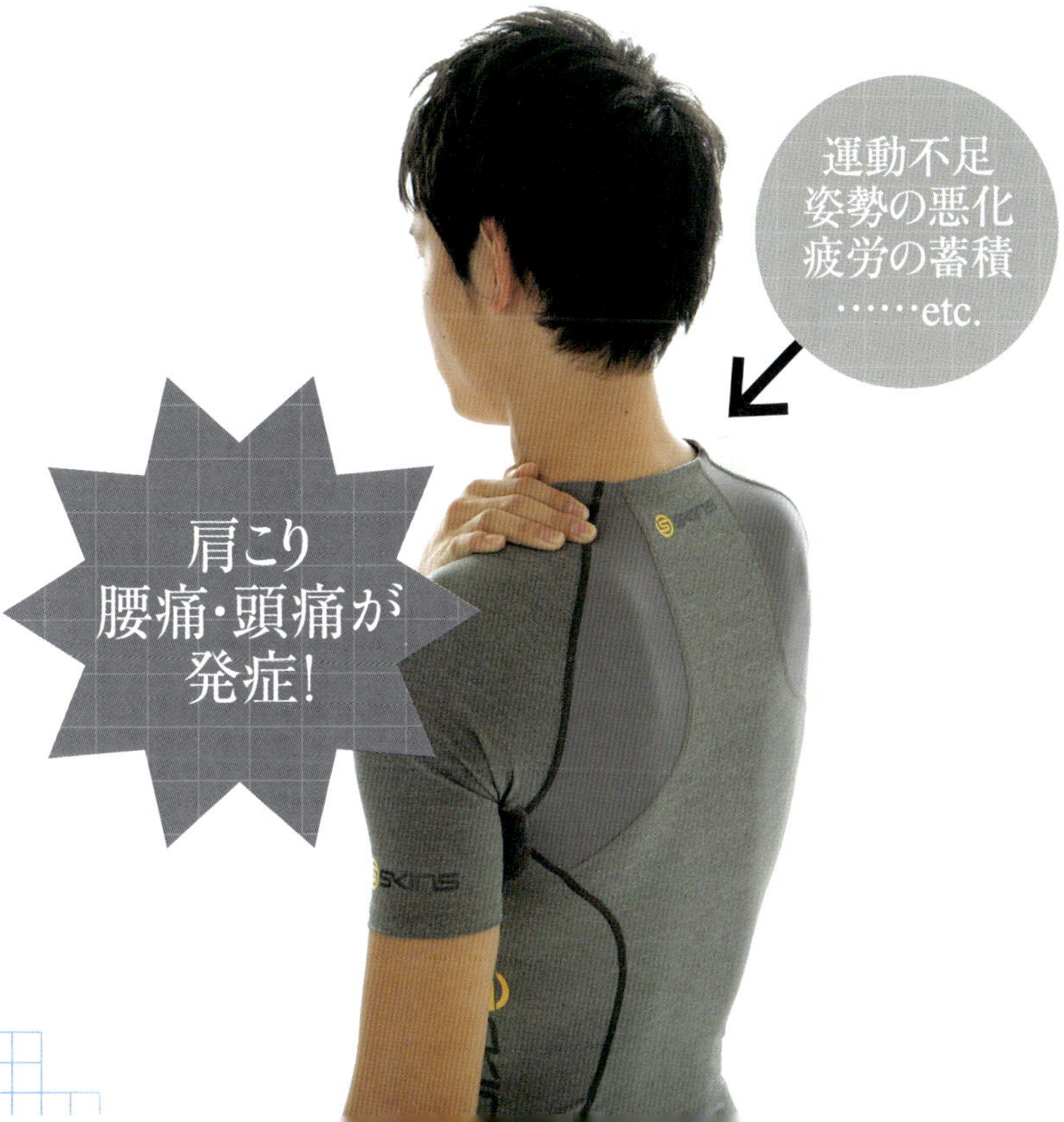

chapter 2

現代人を悩ませる痛み①

肩痛（肩こり）

肩こりに悩まされる原因としてまず挙げられるのが、姿勢です。
とくに猫背になりやすい日本人は、肩もこりやすい傾向が。
首や肩、胸の筋膜をリリースすることで
固まった部位をほぐし、つらい肩こりを緩和します。

姿勢の悪い人ほど肩がこりやすい

肩がこる最大の要因は、じつは姿勢の変化にあります。

日本人はそもそも、欧米人に比べ背中側の筋肉が弱く、背すじを伸ばした姿勢を維持しにくい傾向があります。背中が丸まると肩甲骨は外側に開き（外転）、付着している僧帽筋や菱形筋が引っ張られたままに。すると筋膜に異常が生じて血流が低下し、肩こりを引き起こします。

とくにパソコン作業が多い人や、背もたれに頼って座るクセのある人は要注意。電車のつり革につかまる、洗濯物を高い位置に干すなど、腕を

✚痛みの原因となる筋膜があるのは…

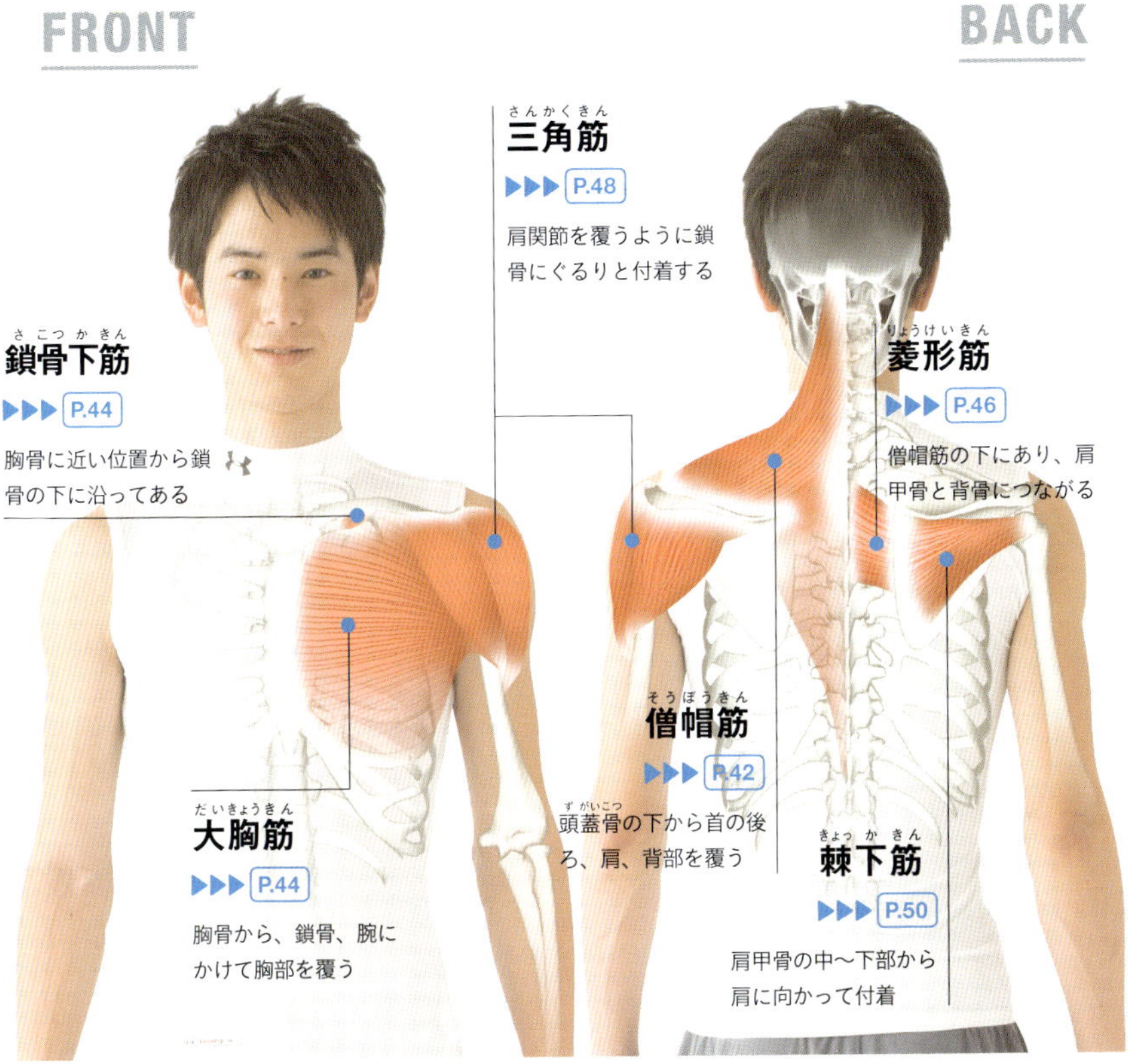
FRONT
BACK
三角筋《さんかくきん》
▶▶▶ P.48
肩関節を覆うように鎖骨にぐるりと付着する
鎖骨下筋《さこつかきん》
▶▶▶ P.44
胸骨に近い位置から鎖骨の下に沿ってある
菱形筋《りょうけいきん》
▶▶▶ P.46
僧帽筋の下にあり、肩甲骨と背骨につながる
僧帽筋《そうぼうきん》
▶▶▶ P.42
頭蓋骨《ずがいこつ》の下から首の後ろ、肩、背部を覆う
大胸筋《だいきょうきん》
▶▶▶ P.44
胸骨から、鎖骨、腕にかけて胸部を覆う
棘下筋《きょっかきん》
▶▶▶ P.50
肩甲骨の中〜下部から肩に向かって付着

肩より高く上げる習慣のない人もこりやすい傾向があります。腕を上げないと肩甲骨が動きにくいため、筋膜も動かず硬縮が進むのです。

肩ばかりケアしていても肩こりは消えない？

大切なのは、こりを感じる肩や背部だけでなく、胸部もほぐすこと。筋膜は筋肉や関節をまたいでつながるため、猫背になってこった背中だけほぐしても縮んだ胸をケアしなければ、痛みの原因を解消できません。

ここでは四十肩、五十肩のケアも紹介します。肩関節周囲の筋膜をリリースすることで、症状の緩和と予防をしていきます。

首～肩のエリア

【僧帽筋《そうぼうきん》】

僧帽筋のリリースは、肩こりの症状緩和に必須です。とくに猫背の人は念入りにリリースしましょう。猫背に特徴的なのは、丸まった背中と前に出た頭。外側に開いた肩甲骨に引っ張られ、かつ前に出た頭を支える僧帽筋の周囲はガチガチに固まっています。僧帽筋を押し伸ばしていると、側頭部に響く痛みを感じる人もいます。

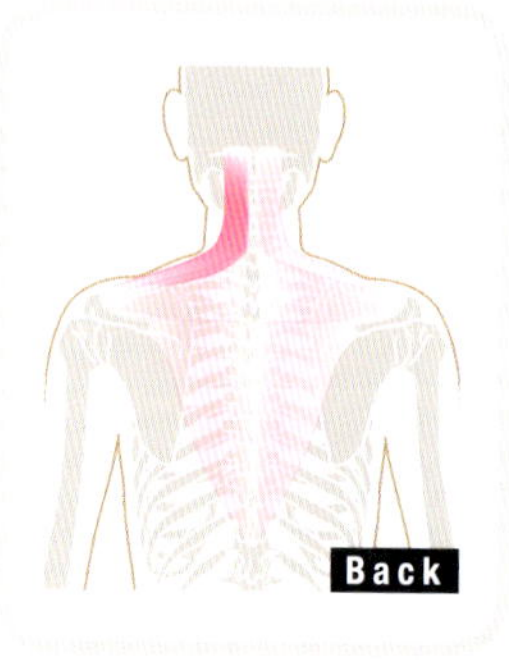

1 左腕を腰の後ろあたりに回す

左腕を後ろに回すと、僧帽筋の肩に近い部位がよく伸びる

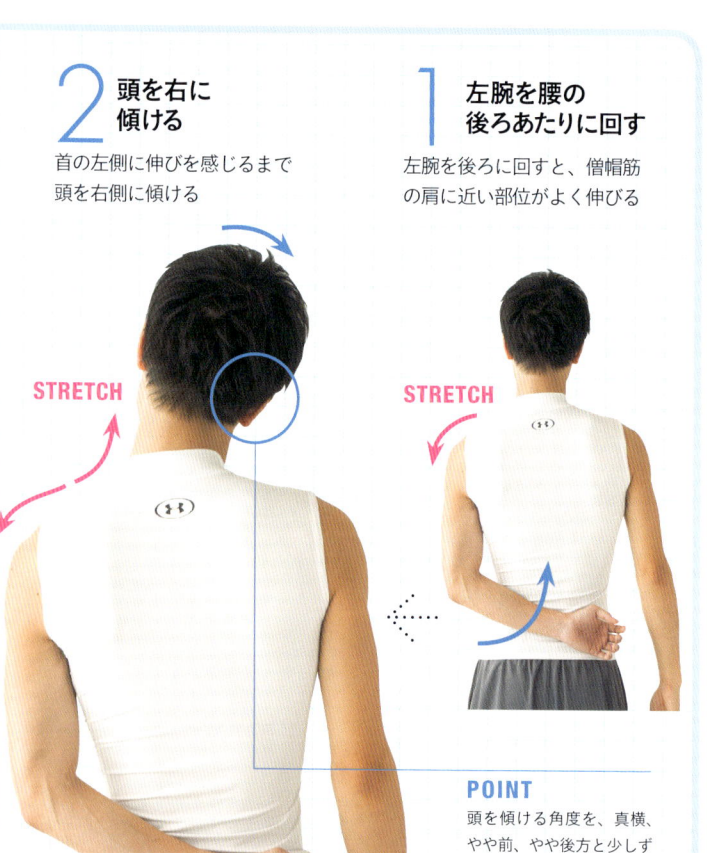

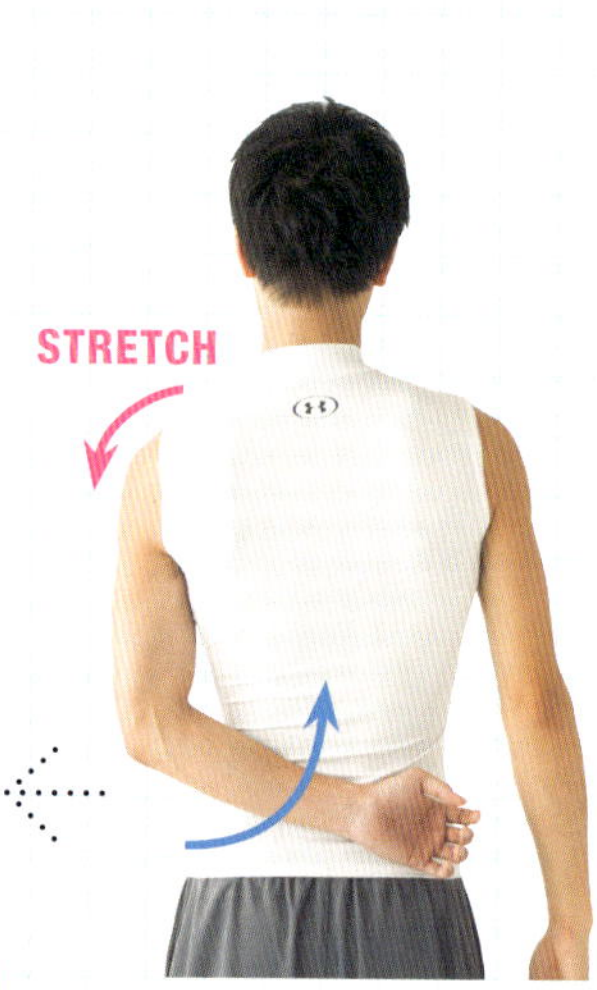

2 頭を右に傾ける

首の左側に伸びを感じるまで頭を右側に傾ける

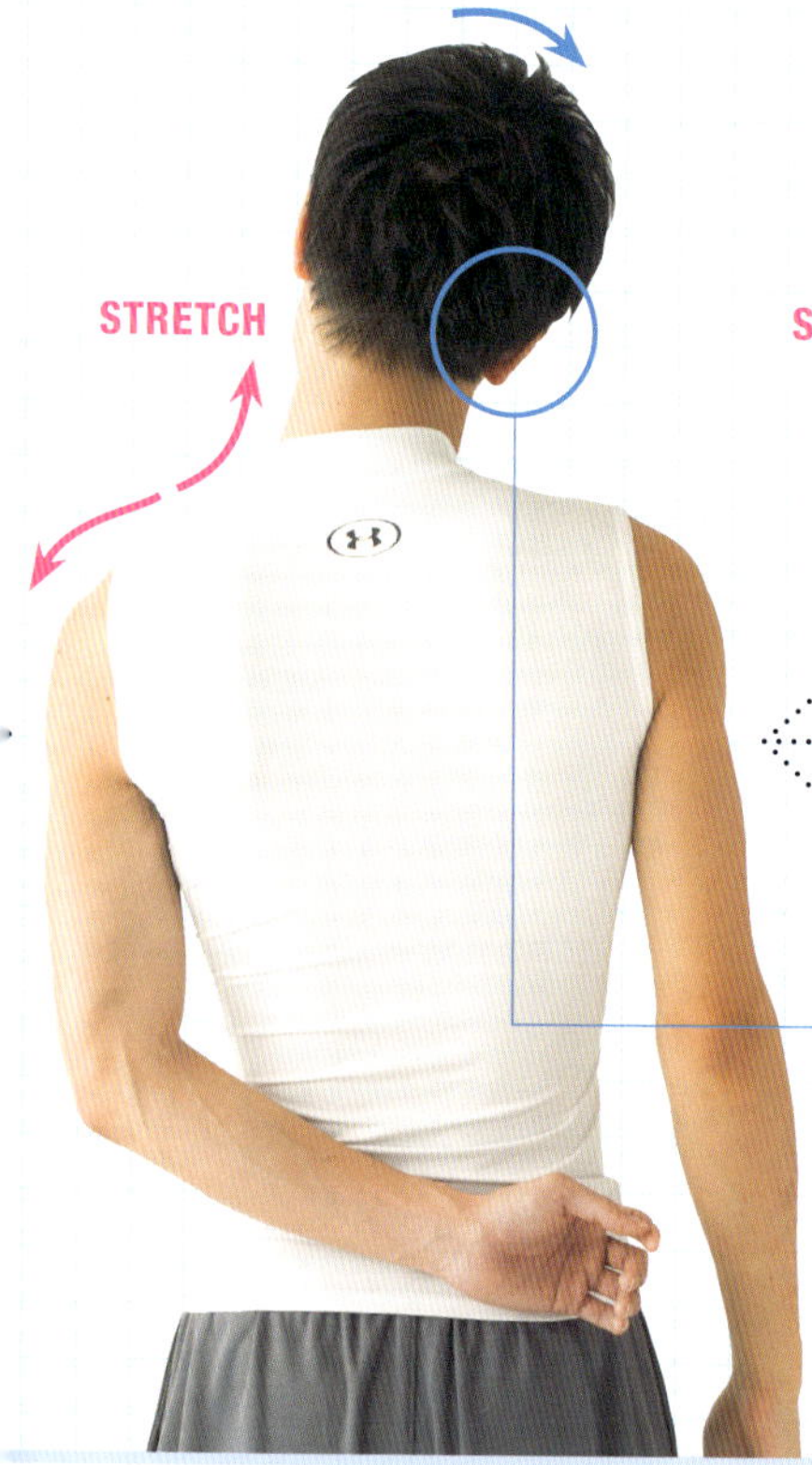

POINT

頭を傾ける角度を、真横、やや前、やや後方と少しずつ変えると、より広範囲の筋膜を伸ばせる

1か所
10秒程度
×
2セット

使用アイテム

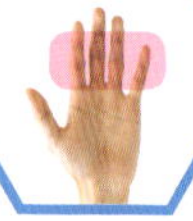

3 僧帽筋の筋膜を押し伸ばす

指全体を使い、首のつけ根から肩までを順に押さえる

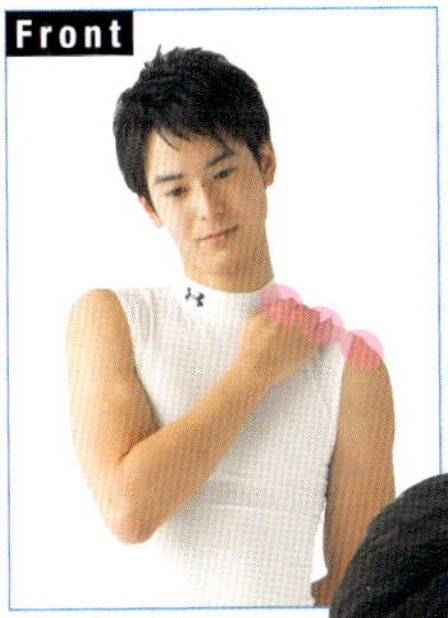

PICK UP!

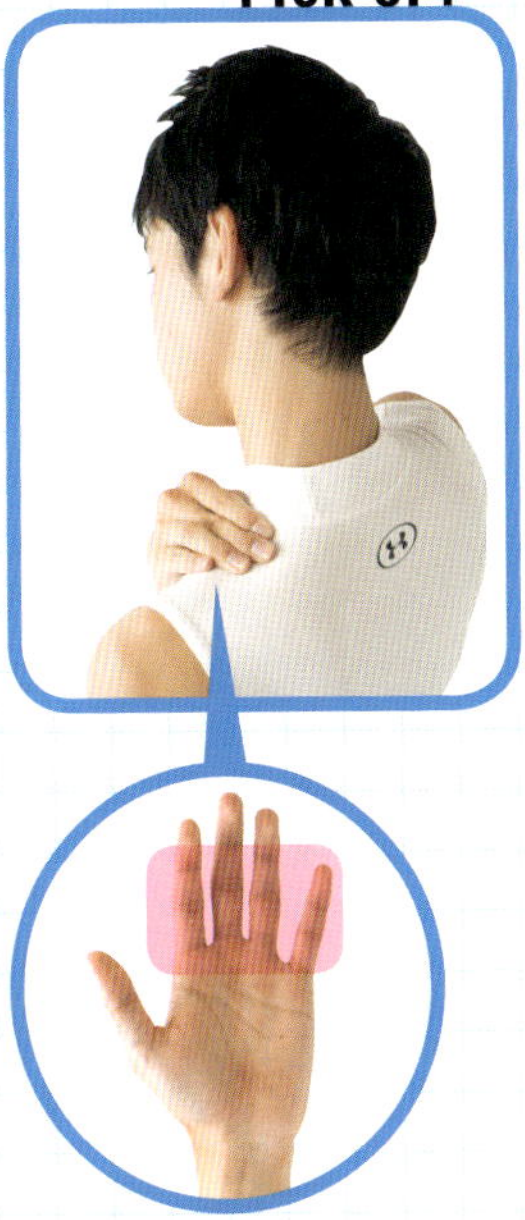

四指の第一関節からつけ根まで全体を使い、圧迫するイメージで押さえる。前から後ろに押すようにすると、筋膜が押し伸ばされる感覚をつかみやすい

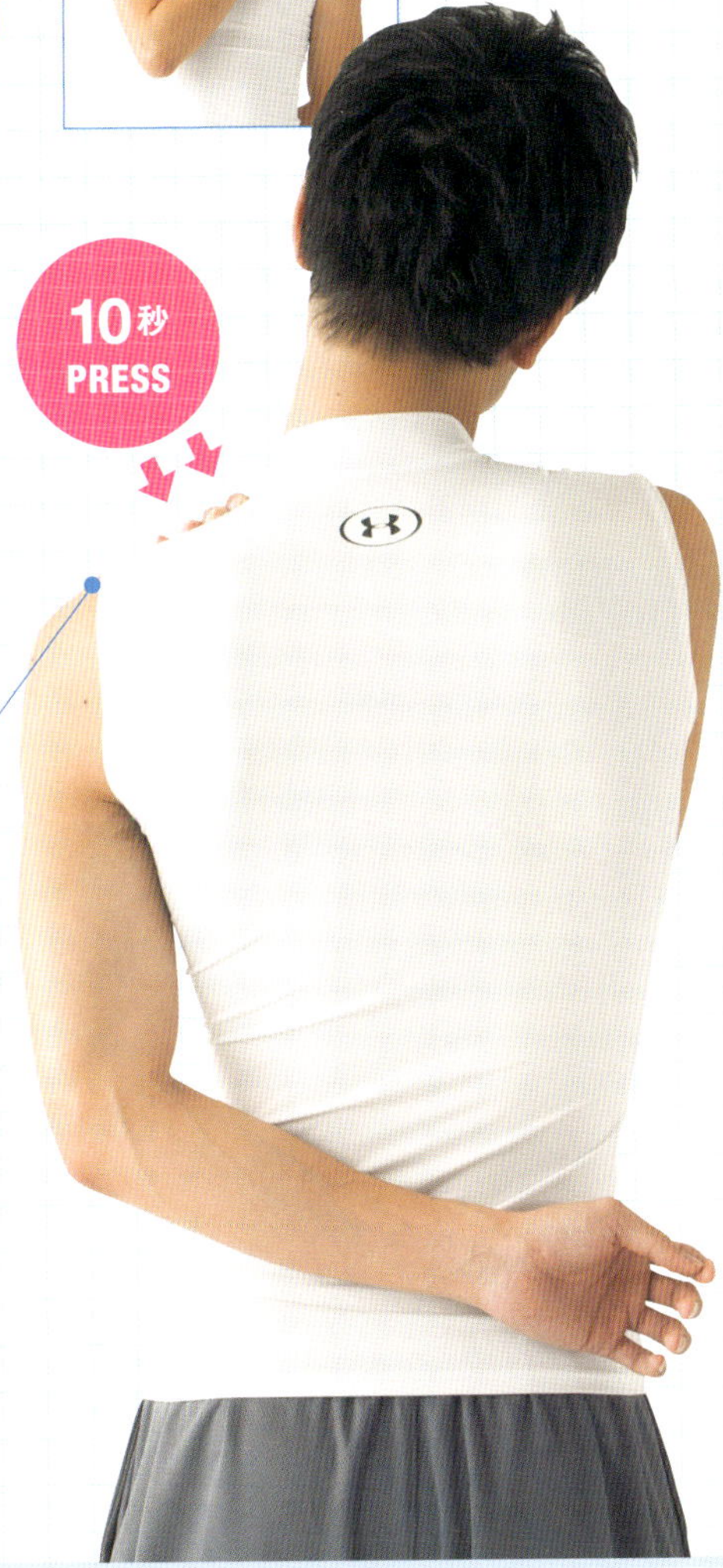

POINT
伸びている実感のある部位を中心に圧迫。僧帽筋と肩の三角筋は筋膜でつながっているので、肩のあたりまで刺激しよう

4 反対側も同様に

肩痛（肩こり）

BASIC PROGRAM 2

胸～鎖骨のエリア

【鎖骨下筋《さこつかきん》、大胸筋《だいきょうきん》】

猫背になると、背中の筋膜が伸びてパンパンに張る一方、肩が手前に巻き込んできます。すると胸の筋膜が縮んで硬くなるのです。僧帽筋《そうぼうきん》周囲をほぐしたら必ず、胸の筋膜もリリースしましょう。縮んでくるのは大胸筋の上部。ここを筋膜リリースで入念にほぐすと、とてもラクになり、再発防止にも効果的です。

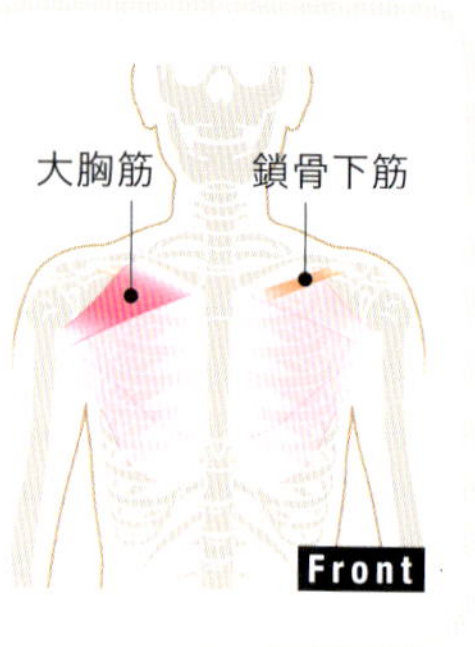

STAND BY

壁を横にして立ち、腕を伸ばして壁に左手をつく

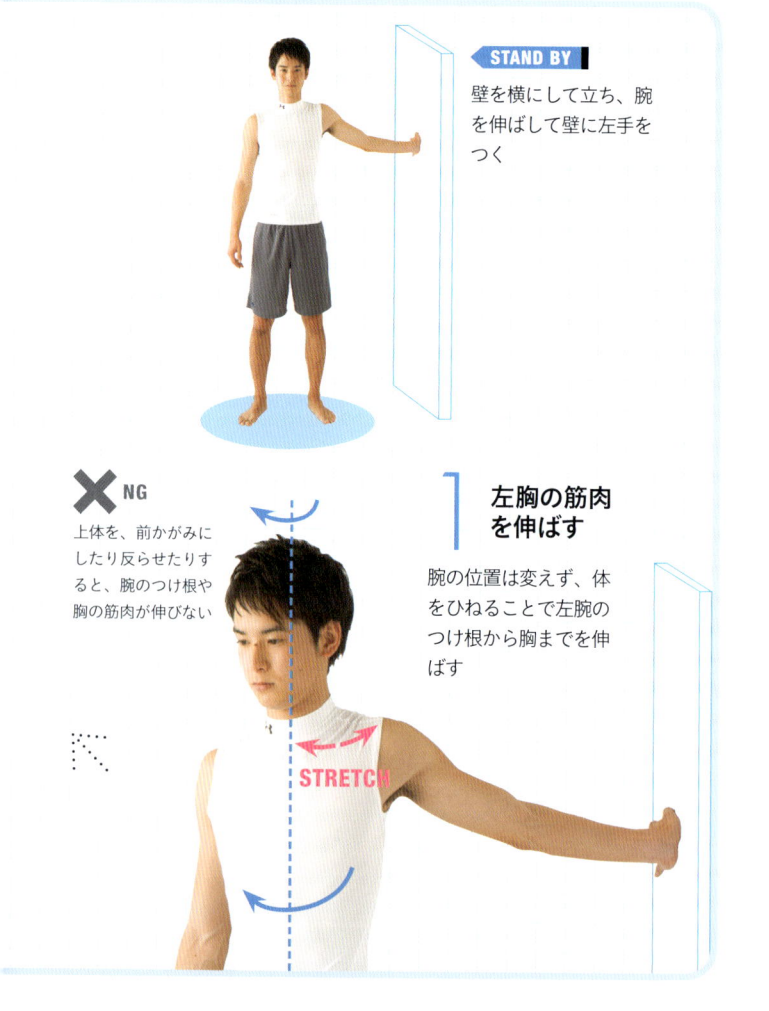

1 左胸の筋肉を伸ばす

腕の位置は変えず、体をひねることで左腕のつけ根から胸までを伸ばす

× NG

上体を、前かがみにしたり反らせたりすると、腕のつけ根や胸の筋肉が伸びない

1か所
10秒程度
×
2セット

使用アイテム
テニスボール

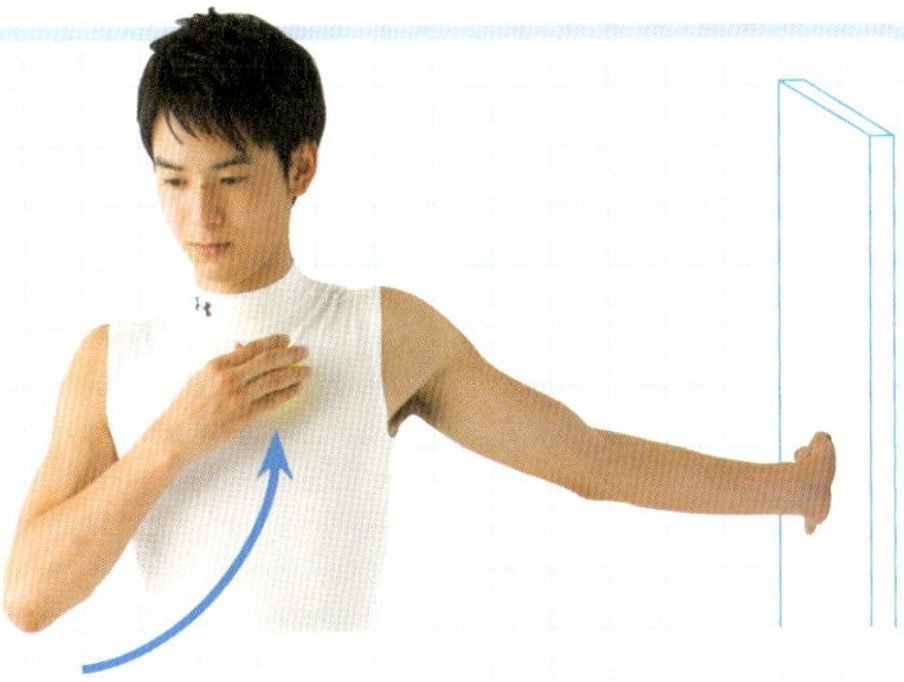

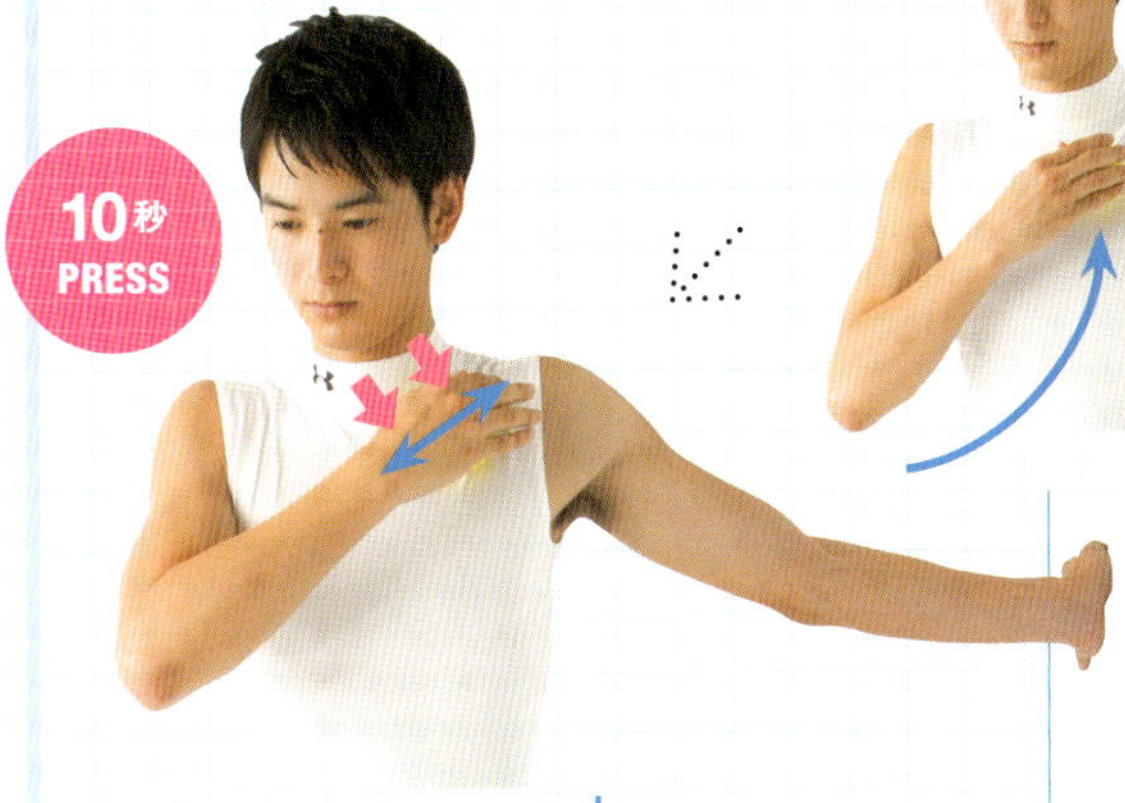

2 鎖骨下筋の筋膜をボールで押し伸ばす

左の鎖骨の下側あたりにテニスボールを押しつけ、転がしながらリリース。鎖骨に沿って体の中心から外側、外側から中心へと10秒程度往復させる

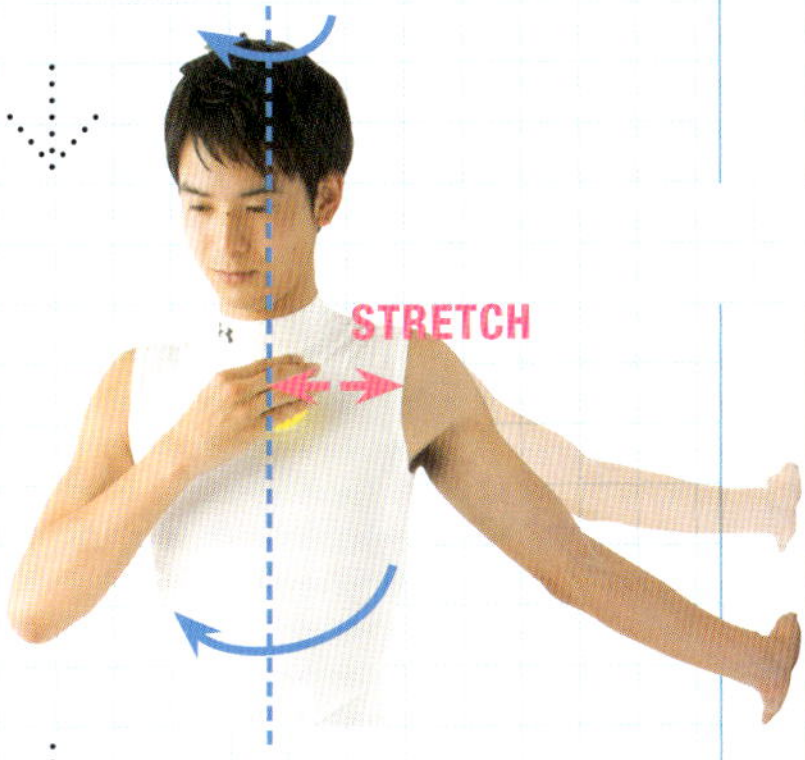

3 大胸筋上部にボールを当てる

壁につく手を斜め下にして、1と同様に体をひねる。左胸の上が伸びているのを感じたら、2のボール1個ぶんほど下をボールで圧迫する

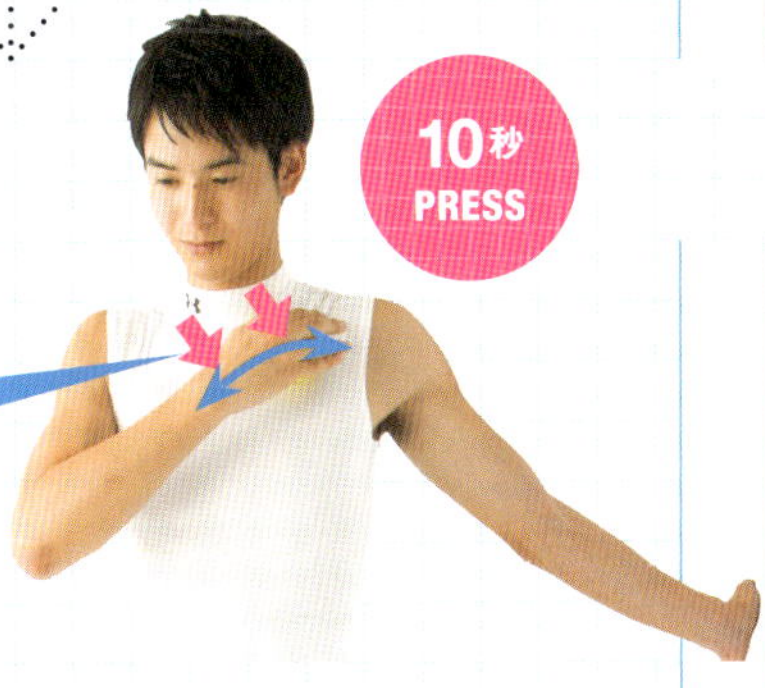

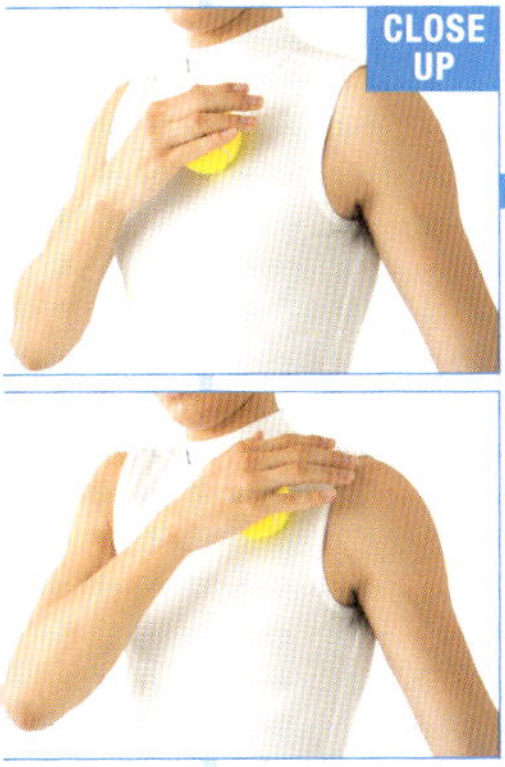

大胸筋は上部・中部・下部に分かれている。肩こりの場合、上部が縮んだままになり筋膜も硬く縮むため、そこの伸びを重視しよう

4 大胸筋上部の筋膜を押し伸ばす

ボールを押しつけながら横に転がし、体の中心から外側へ、外側から中心へと10秒程度往復させる

5 反対側も同様に

肩痛（肩こり）

BASIC PROGRAM 3

肩甲骨〜背骨のエリア

【菱形筋《りょうけいきん》】

菱形筋を覆う筋膜にアプローチし、背中の張りからくるこりを緩和します。背骨を中心に上半身を回転させることで、リリースしにくい背部も広く押し伸ばしましょう。巻きタオルだけでは刺激を得られにくい人は、筋膜の硬縮がかなり進んでいる証拠。先にテニスボールで、硬縮の強い部位を集中的にほぐすとよいでしょう。

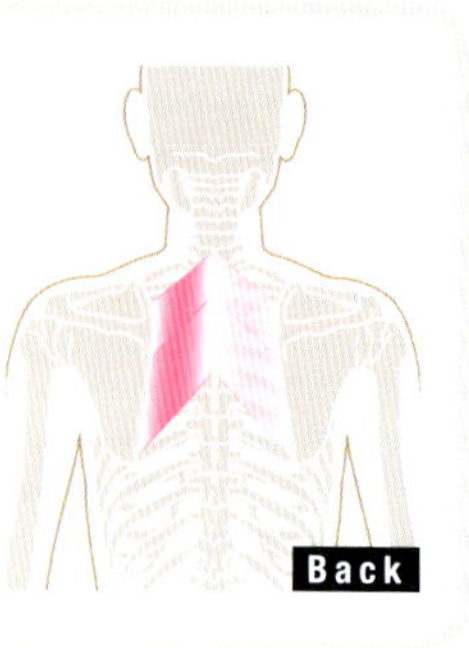

1か所
10秒程度
×
2セット

使用アイテム
テニスボール
＋
巻きタオル

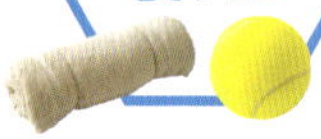

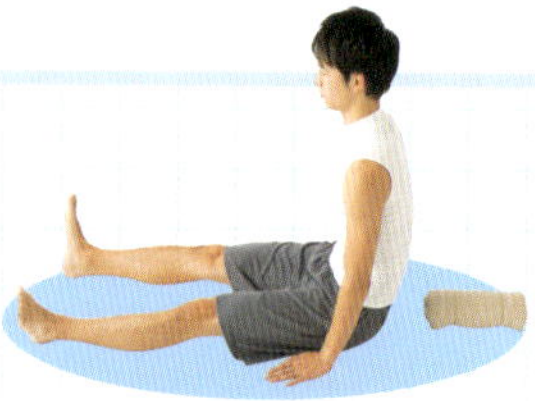

STAND BY

床に座り、巻きタオルを体の後ろで縦向きに置く

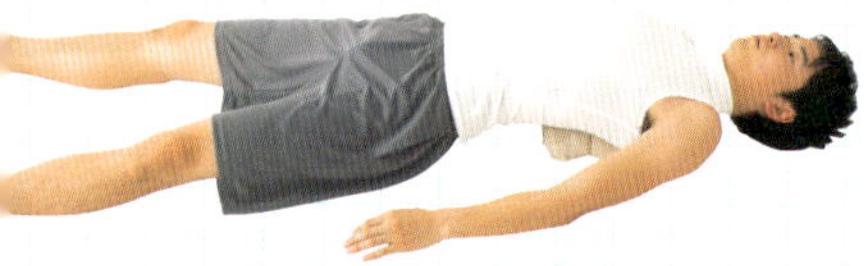

1 巻きタオルの上にあお向けになる

左の肩甲骨の内側に沿うよう巻きタオルに上体を乗せる

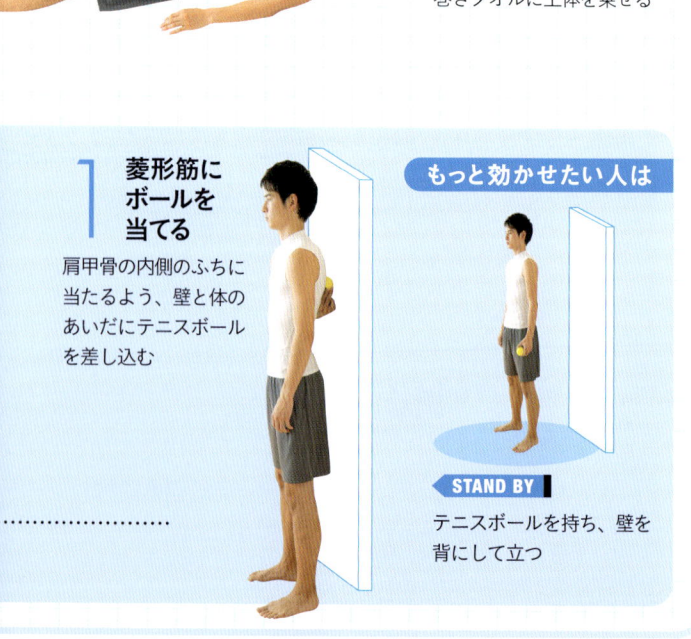

もっと効かせたい人は

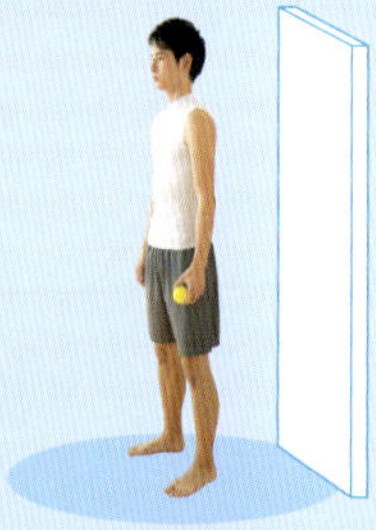

STAND BY

テニスボールを持ち、壁を背にして立つ

1 菱形筋にボールを当てる

肩甲骨の内側のふちに当たるよう、壁と体のあいだにテニスボールを差し込む

2 左右の肩をつかむ

ひざを立てて、手はそれぞれ逆側の肩のあたりをつかむ

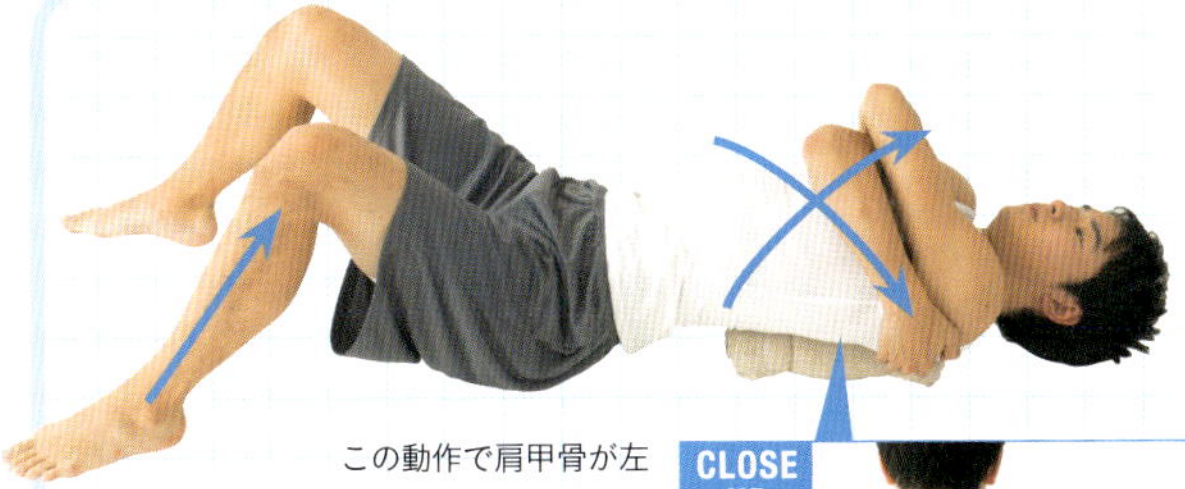

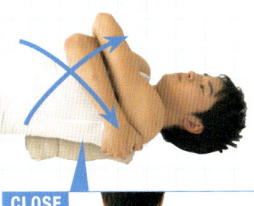

この動作で肩甲骨が左右に開き、菱形筋がストレッチされる

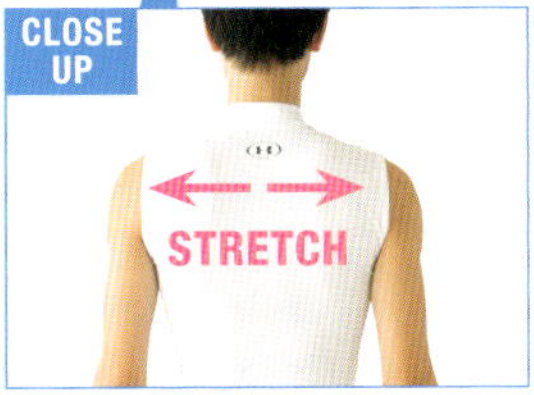

3 菱形筋の筋膜を押し伸ばす

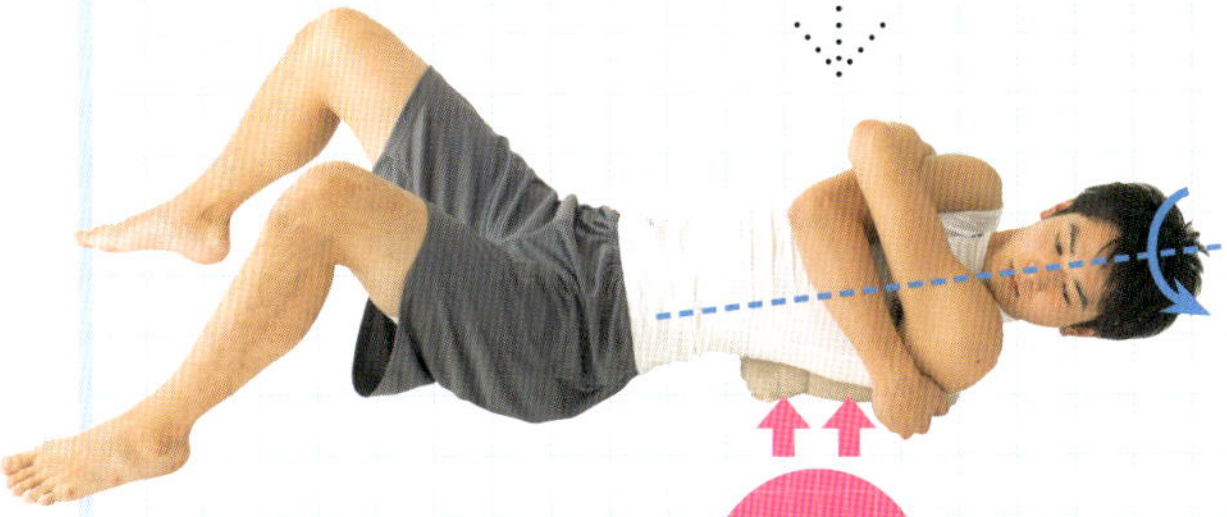

お尻を少し上げて上体を浮かせ、タオルにさらに体重をかける。左側に上体をひねり10秒キープし、肩甲骨付着部の筋膜までをリリース

10秒 PRESS

4 反対側も同様に

2 菱形筋の筋膜を押し伸ばす

壁に寄りかかるようにし、ボールに体重をかけてリリース

POINT

胸の前で腕をクロスさせて左右の肩を両手でつかむとさらに効果を高められる

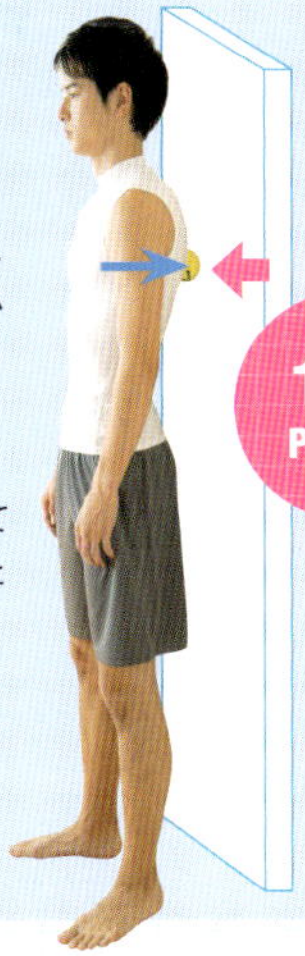

10秒 PRESS

3 さらに広範囲を押し伸ばす

ひざの屈伸を利用してボールが当たる位置を上下させながらそれぞれ10秒かけてリリース

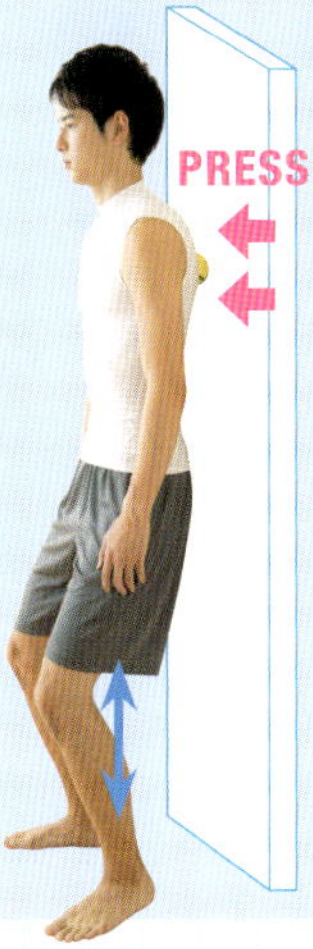

4 反対側も同様に

POINT

1か所ずつボールを当てて10秒ずつ押しつけるのも効果的

症状別

四十肩、五十肩①

【三角筋《さんかくきん》】

英語でフローズンショルダー(frozen shoulder)と呼ばれる五十肩。その名のように肩まわりの筋膜が固まり、まったく機能していない状態です。まずは肩関節を覆う三角筋周辺の筋膜をほぐして、機能を復活させましょう。骨に近い敏感な部位も押し伸ばすため、痛むほど強くしないよう注意が必要です。

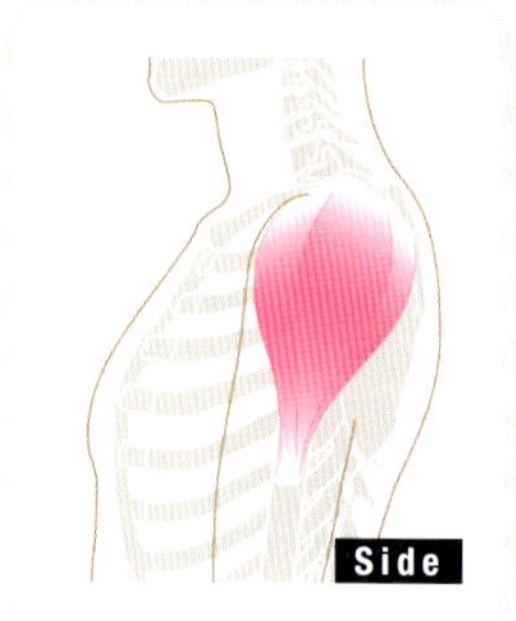

1か所
10秒程度
×
2セット

使用アイテム
スプレー缶

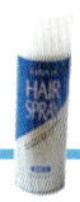

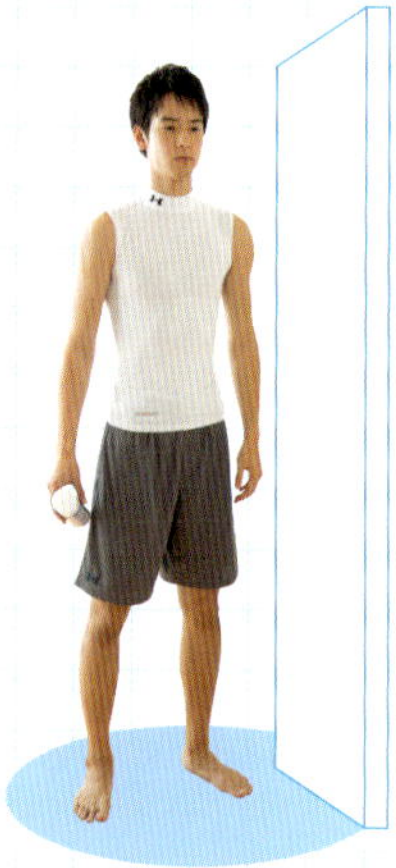

STAND BY

スプレー缶を持ち壁を横にして立つ

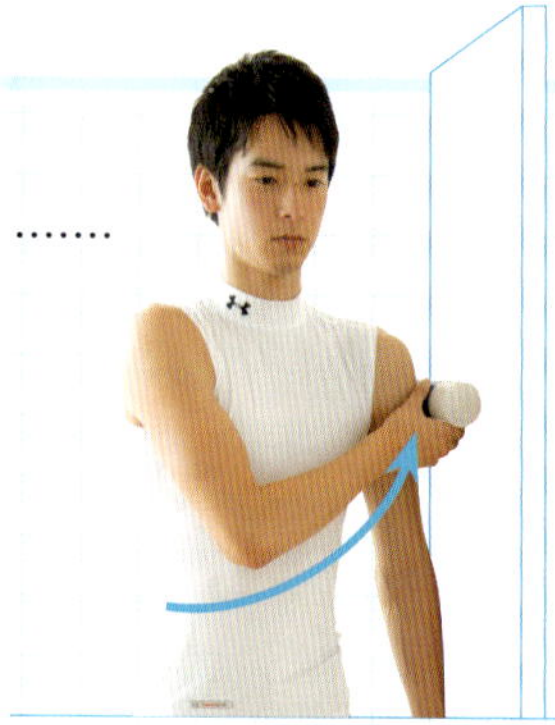

1 スプレー缶を肩の側面に当てる

スプレー缶を横向きにして、壁と左肩の側面のあいだに差し込む

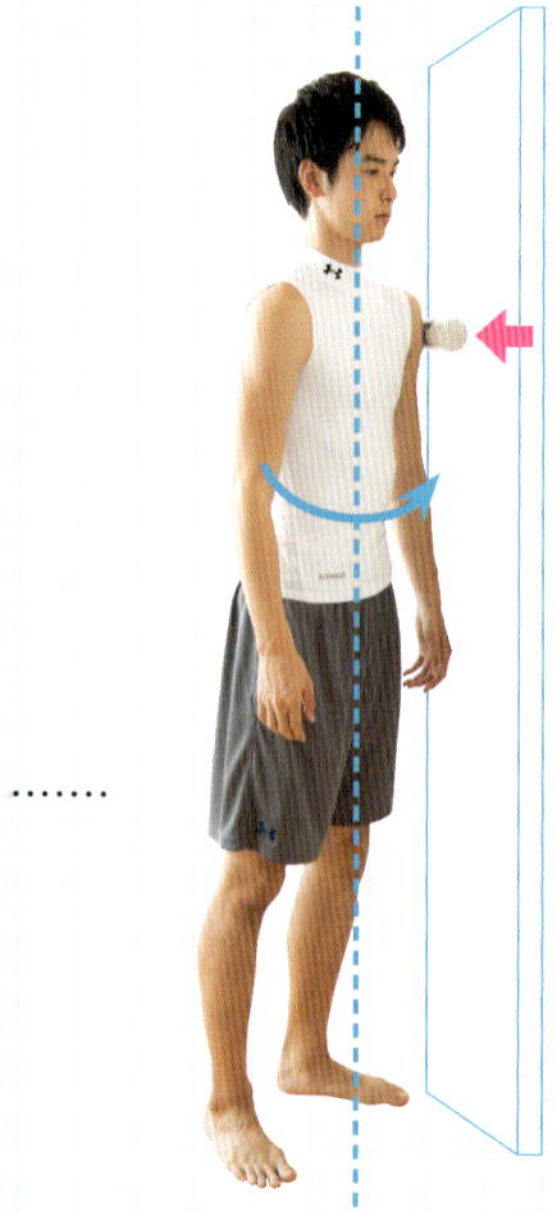

10秒 PRESS

4 スプレー缶を肩の斜め前面に当てる

肩の斜め前面が壁に当たるようにしスプレー缶を横向きにして、壁と肩のあいだに差し込む。軽く寄りかかる

2 肩の側面の筋膜を押し伸ばす

スプレー缶に、軽く寄りかかるように体重を乗せ、筋膜をリリース。痛みが生じない程度に調整する

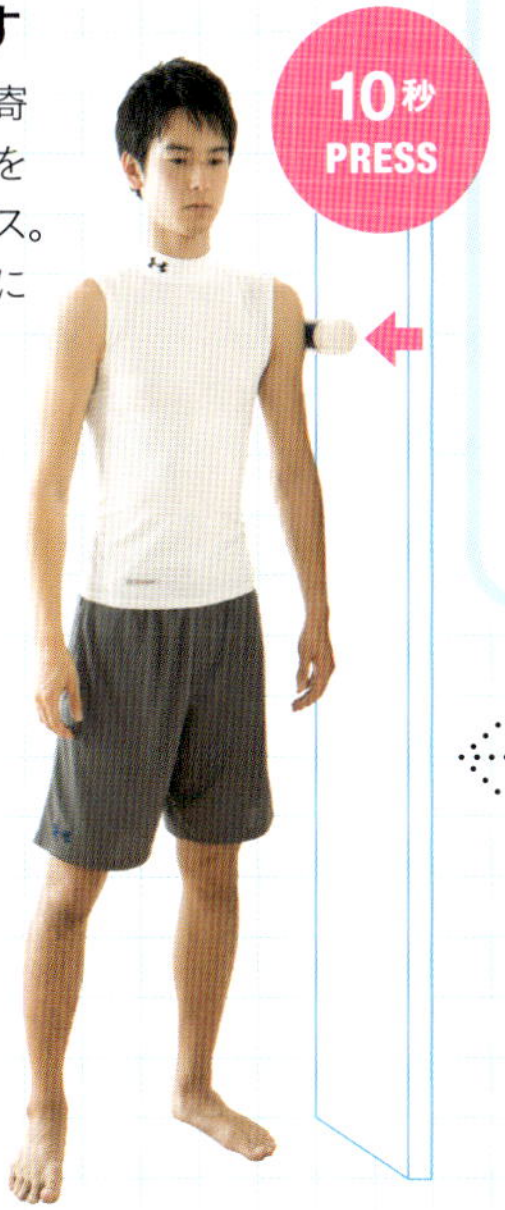

3 さらに広範囲の筋膜を押し伸ばす

ひざを屈伸させることで缶の当たる位置を上下させ、10秒ほどリリースする

POINT
肩と腕の境目に強く入ると骨を刺激し痛みやすいので注意

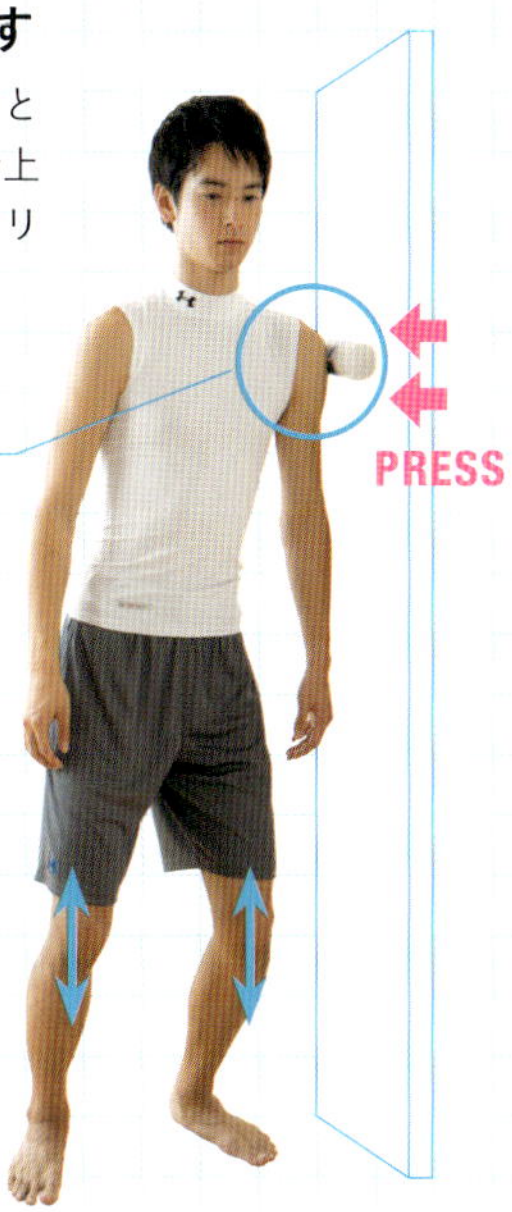

5 肩の斜め前面の筋膜も押し伸ばす

スプレー缶に、軽く寄りかかるよう体重を乗せて筋膜をリリース。ひざの屈伸を利用して10秒ほどリリースする

6 肩の斜め背面の筋膜も押し伸ばす

スプレー缶を肩の斜め背面に横向きにして当て、体重を乗せる。ひざを屈伸させ10秒ほどリリースする

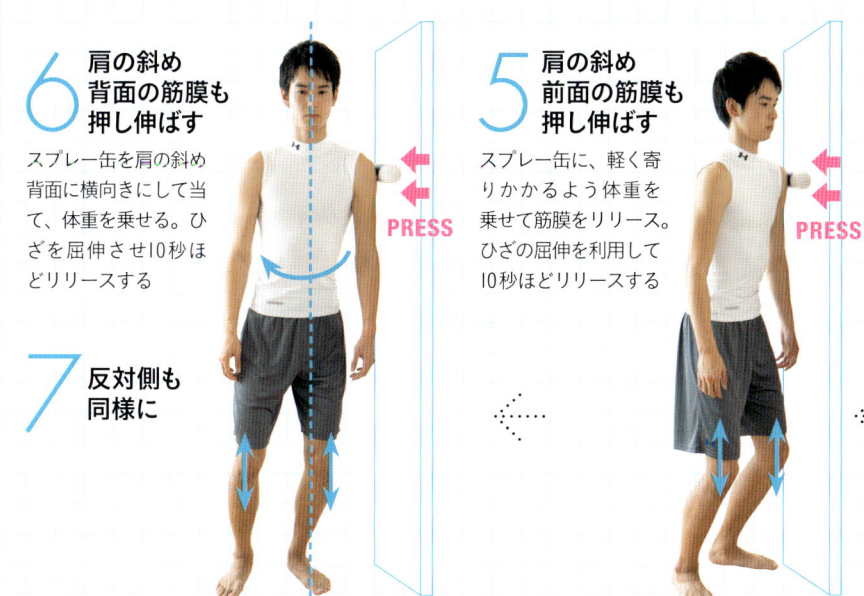

7 反対側も同様に

症状別

四十肩、五十肩②

【棘下筋《きょっかきん》】

肩に密接に関係する、棘下筋あたりの筋膜がターゲット。ここでは「ムーブ」という動きを利用して筋膜を伸ばします。腕を上下に振ることで棘下筋周辺の筋肉が動き、筋膜がストレッチされます。棘下筋の位置はわかりにくいかもしれませんが、腕の外側に響く痛みを感じられれば正しい位置を刺激できています。

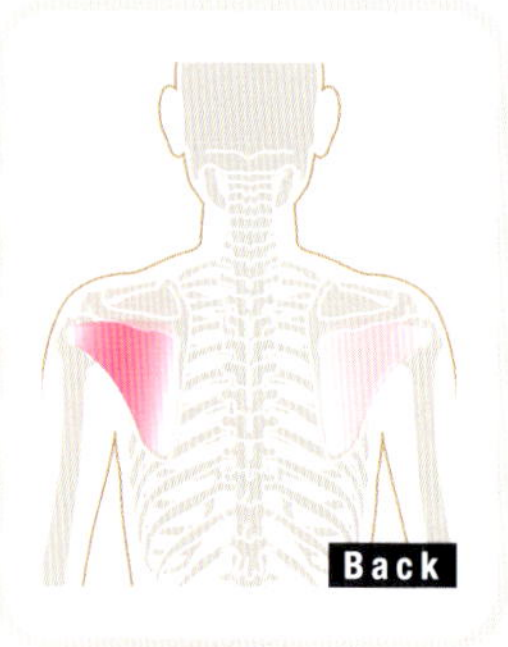

1か所
10秒程度
×
2セット

使用アイテム
テニスボール

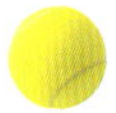

STAND BY

テニスボールを持ち
壁を背にして立つ

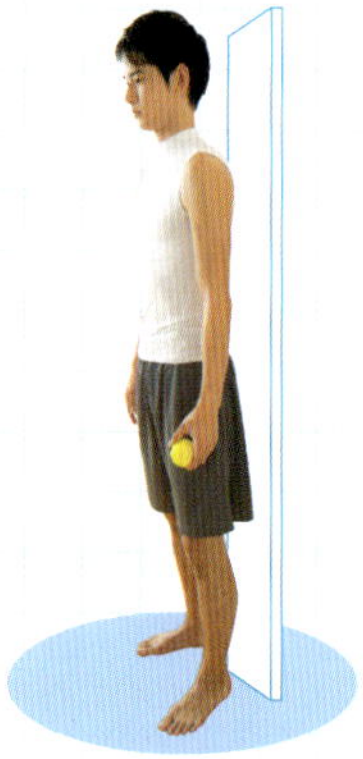

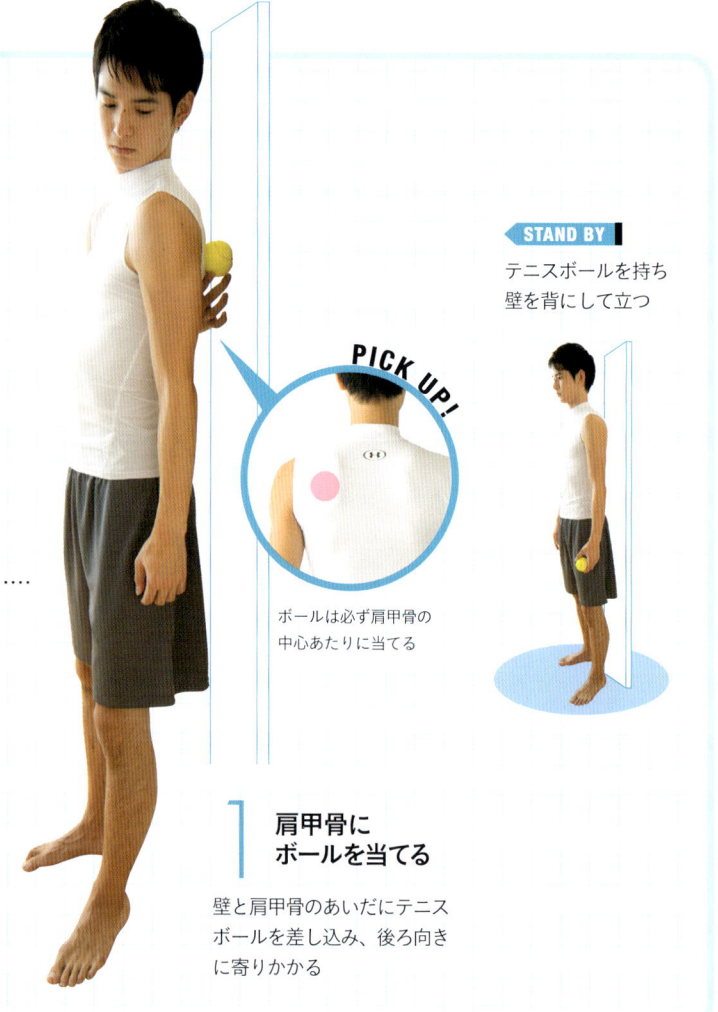

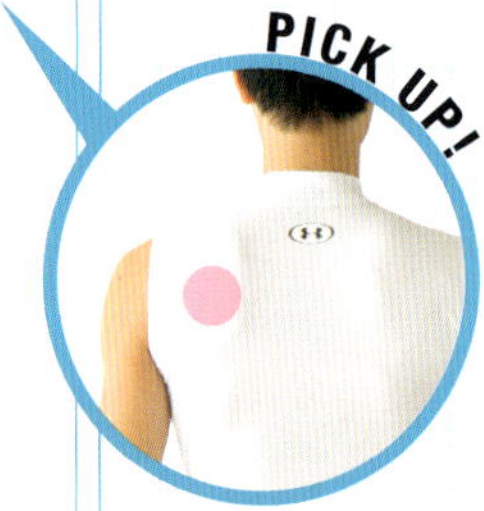

ボールは必ず肩甲骨の
中心あたりに当てる

1 肩甲骨にボールを当てる

壁と肩甲骨のあいだにテニスボールを差し込み、後ろ向きに寄りかかる

2 棘下筋の筋膜を押し伸ばす

肩甲骨のまんなかあたりにテニスボールを当てて、圧をかける

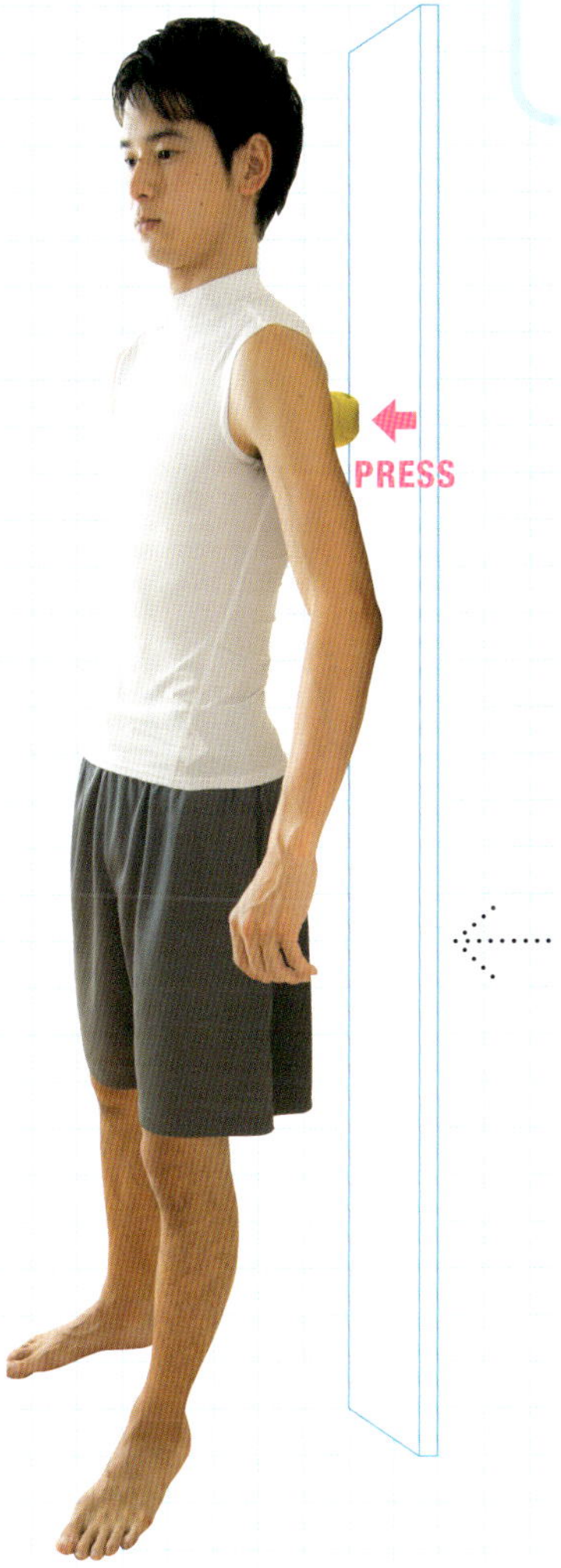

3 腕を振ってより広範囲を押し伸ばす

ひじの位置は動かさずに、上腕をゆっくり上下に振る。10秒かけて上に、10秒かけて下に振る

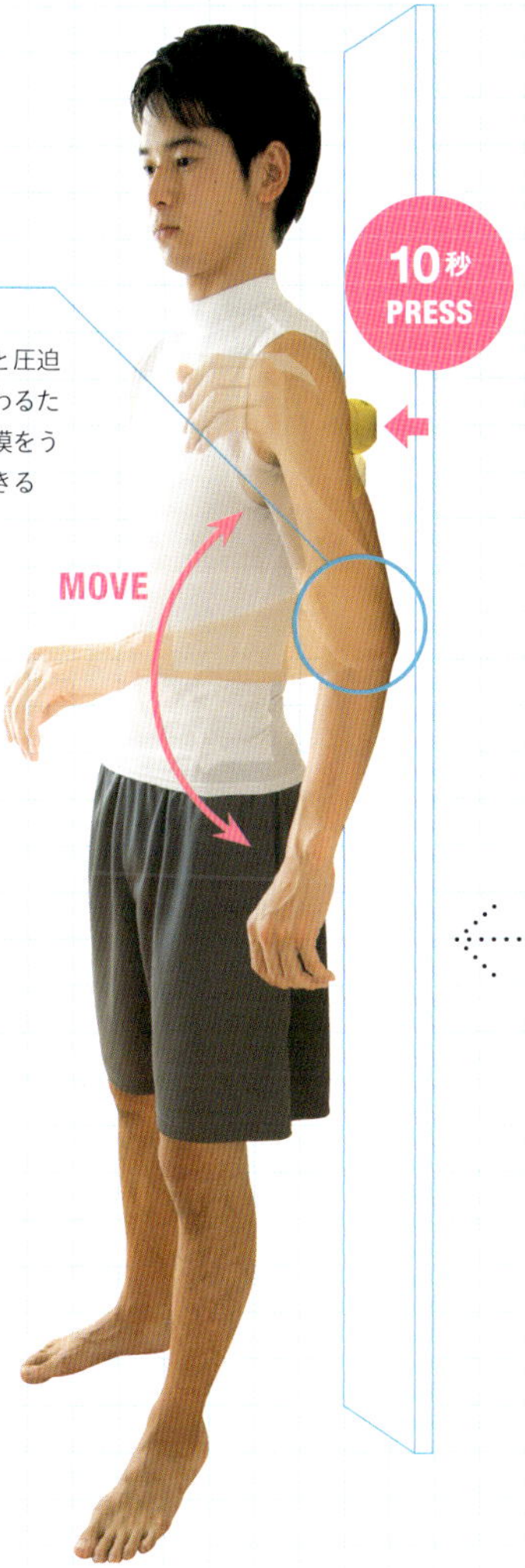

POINT

腕を上下に振ると圧迫できる位置が変わるため、棘下筋の筋膜をうまくリリースできる

4 反対側も同様に

chapter 2

現代人を悩ませる痛み②

腰痛

骨盤が立って背すじが伸びる正座と違い
ソファや座席の背もたれに頼る座り方は腰への負担も大。
お腹の筋力が衰え、筋膜も縮み、姿勢の維持も苦しくなる一方です。
酷使した腰と硬くなった腹部のリリースで、腰痛を緩和・予防します。

腹筋を使わない座り方が慢性的な腰痛を招く

家やオフィス、電車内などでも当たり前になった背もたれに頼る生活。これが近年、腰痛が増加した原因のひとつとして挙げられます。

腰まわりには、背骨以外に胴体を支える骨がありません。肋骨の下は骨で覆われていないため、姿勢を支えるにはお腹の筋肉が必要です。

まずは正座してみてください。正座すると坐骨《ざこつ》(お尻の下を触ると触れる骨)は真下に向きます。すると骨盤が立ち、背すじもスッと伸びます。背すじが伸びると腹筋もしぜんと使えるようになり、腰への負担が

痛みの原因となる筋膜があるのは…

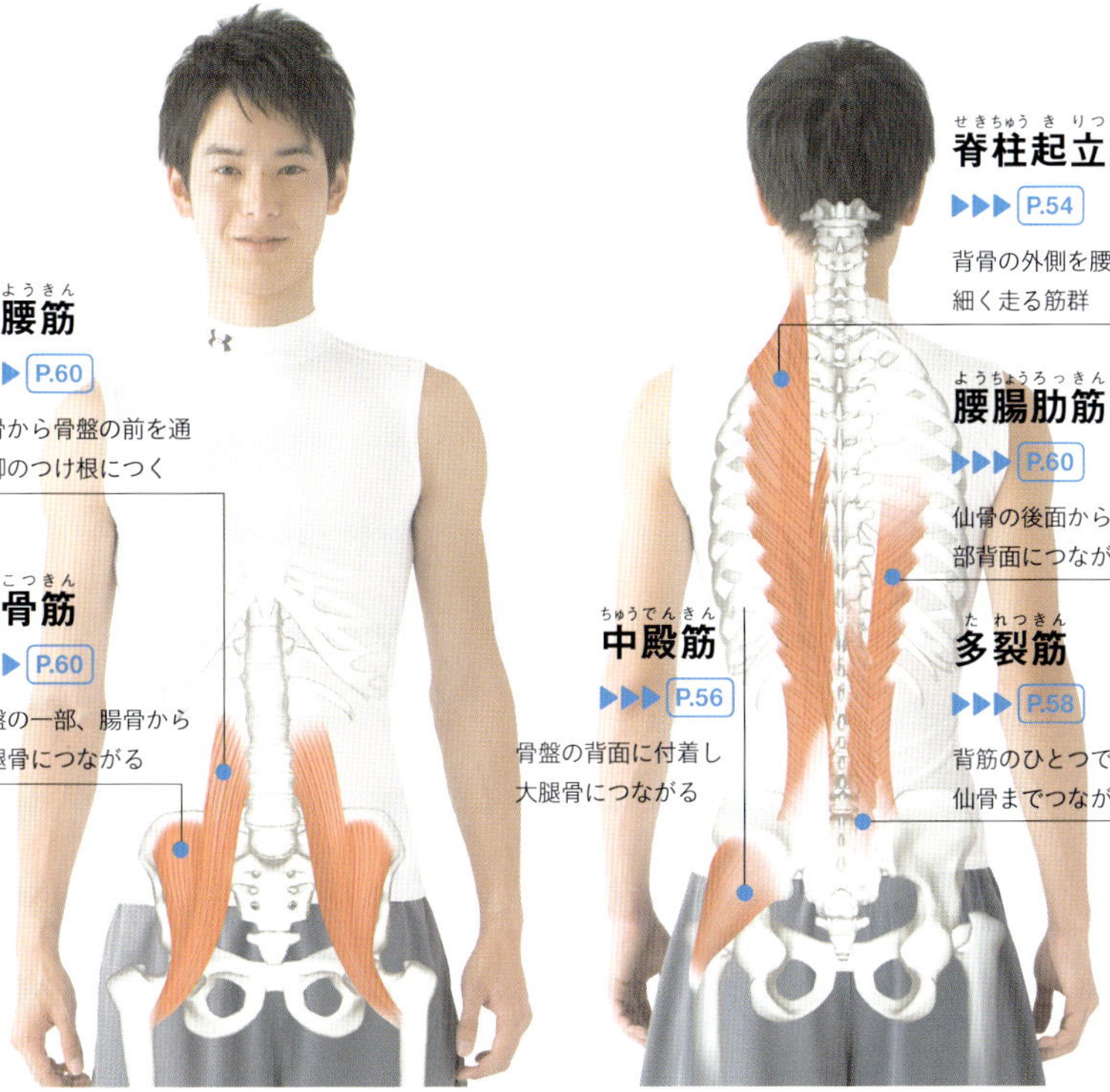
FRONT
BACK
大腰筋《だいようきん》
背骨から骨盤の前を通り脚のつけ根につく
腸骨筋《ちょうこつきん》
骨盤の一部、腸骨から大腿骨につながる
脊柱起立筋群《せきちゅうきりつきんぐん》
背骨の外側を腰骨まで細く走る筋群
仙骨の後面から肋骨下部背面につながる
背筋のひとつで首から仙骨までつながる

軽くなることがわかるはずです。

腰とお腹を押し伸ばし長年の痛みから解放！

一方、ソファの背もたれに体を預けて座ると、お腹の力が抜けて腰が丸くなると感じませんか。

じつはこのとき骨盤は後傾し、腰背部の筋肉や筋膜はつねに張った状態を強いられます。これが長年続くと、骨盤が後傾したまま筋膜は縮んで硬くなる一方。いつしか腹筋も衰え、腰への負担もなくなりません。

まずは筋膜リリースで、背部とお腹の筋膜に弾力を取り戻しましょう。腰の痛みの緩和はもちろん、骨盤のゆがみ解消も期待できます。

腰痛

BASIC PROGRAM 1

背骨の両サイド

【脊《せき》柱《ちゅう》起《き》立《りつ》筋《きん》群《ぐん》】

肋骨と背骨でガッチリ守られている胴体上部と違い、背骨と腹筋だけで上半身を支えるのが腰背部です。姿勢支持のためにかかる負担が大きく、筋膜もゆがみやすい部位と言えます。それだけに、このエリアの筋膜リリースは腰痛ケアの基本中の基本。人によっては背中の中心に響く痛みを感じる場合もあります。

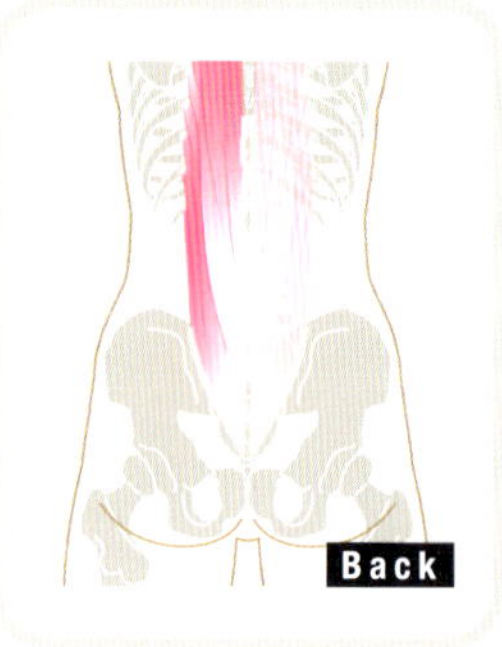

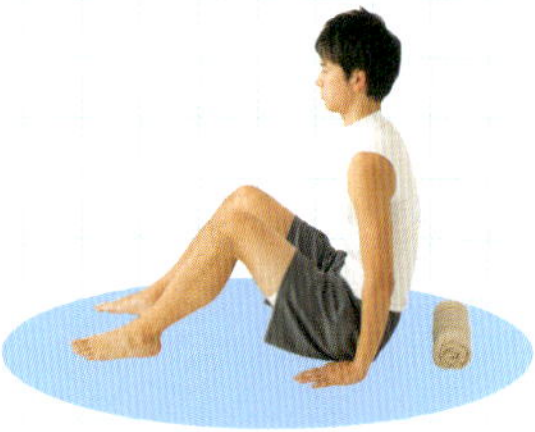

STAND BY

床に座り、体の後ろに巻きタオルを横向きに置く

1 腰を巻きタオルに乗せる

お尻の割れ目のすぐ上に巻きタオルが当たるよう、あお向けになり、ひざを立てる

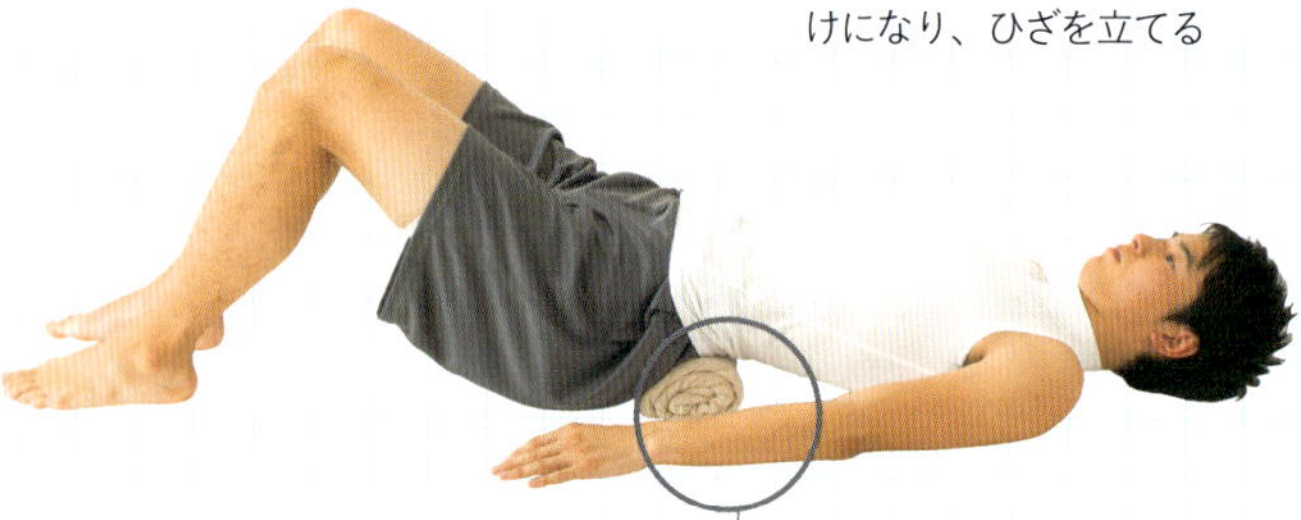

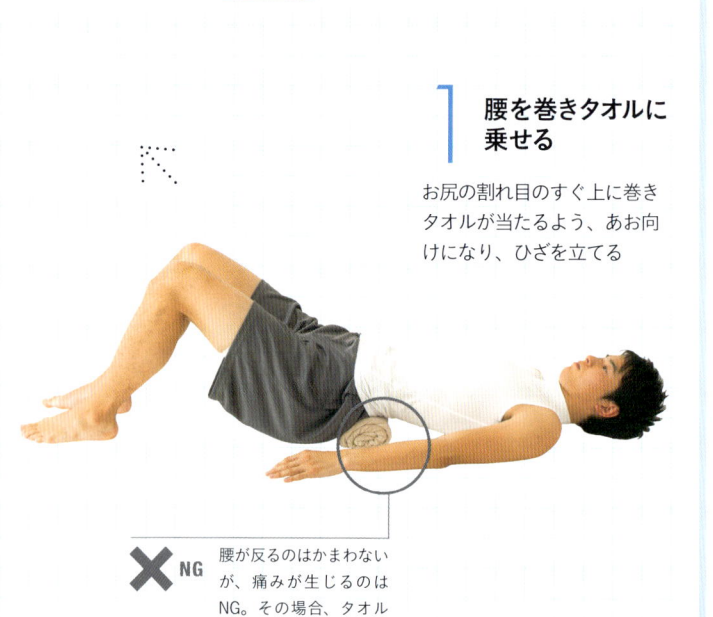

✕ NG 腰が反るのはかまわないが、痛みが生じるのはNG。その場合、タオルの高さを低くしよう

1か所
10秒程度
×
2セット

使用アイテム
巻きタオル

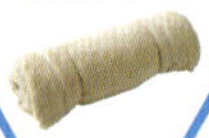

2 腰の筋膜を押し伸ばす

下半身の重みがタオルにかかるように、ひじをついて上体を起こす。腰への刺激が足りなければ、さらにお尻を少し浮かせる

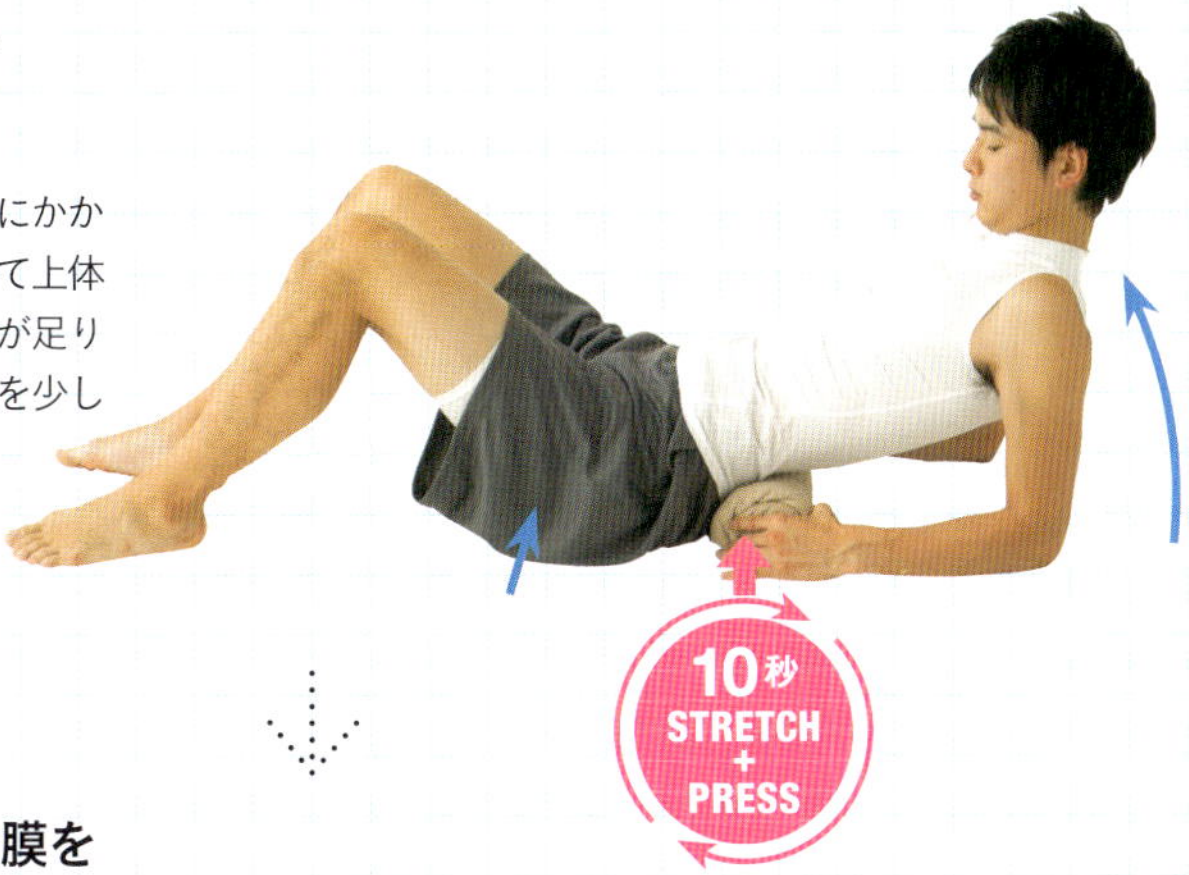

3 少し上の筋膜を押し伸ばす

上体を床に下ろし、巻きタオルの位置を1本ぶん上げて少しお尻を浮かせる

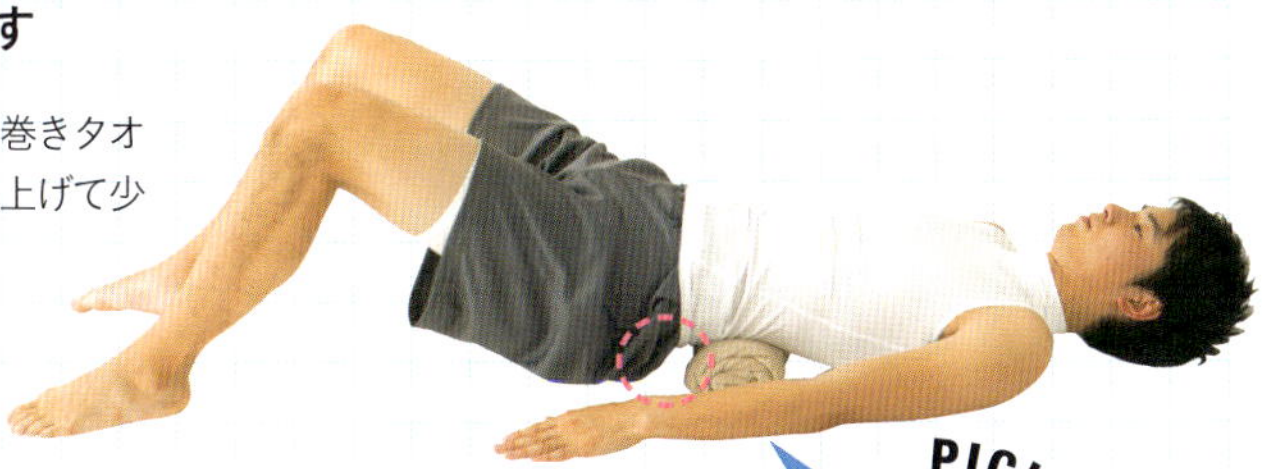

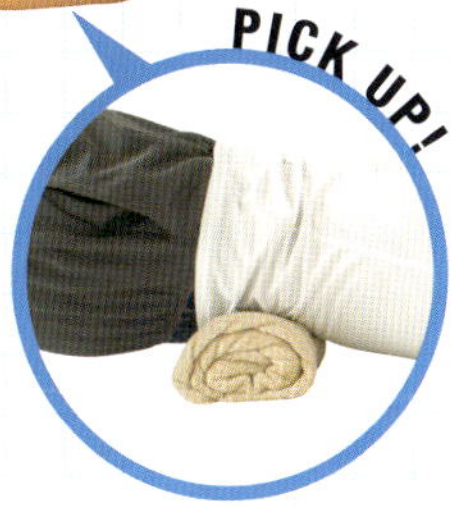

反り腰の人ほど腰の筋膜に体重を乗せにくい。腹筋に力を入れてタオルに腰を押しつけるイメージでおこなうと、しっかり圧をかけられる

4 さらに腰に体重を乗せる

ひじをついて上体を少し起こし、腰の脊柱起立筋群の筋膜をしっかりリリースする

POINT

少し体を動かし、うまく刺激の入る角度を見つけよう

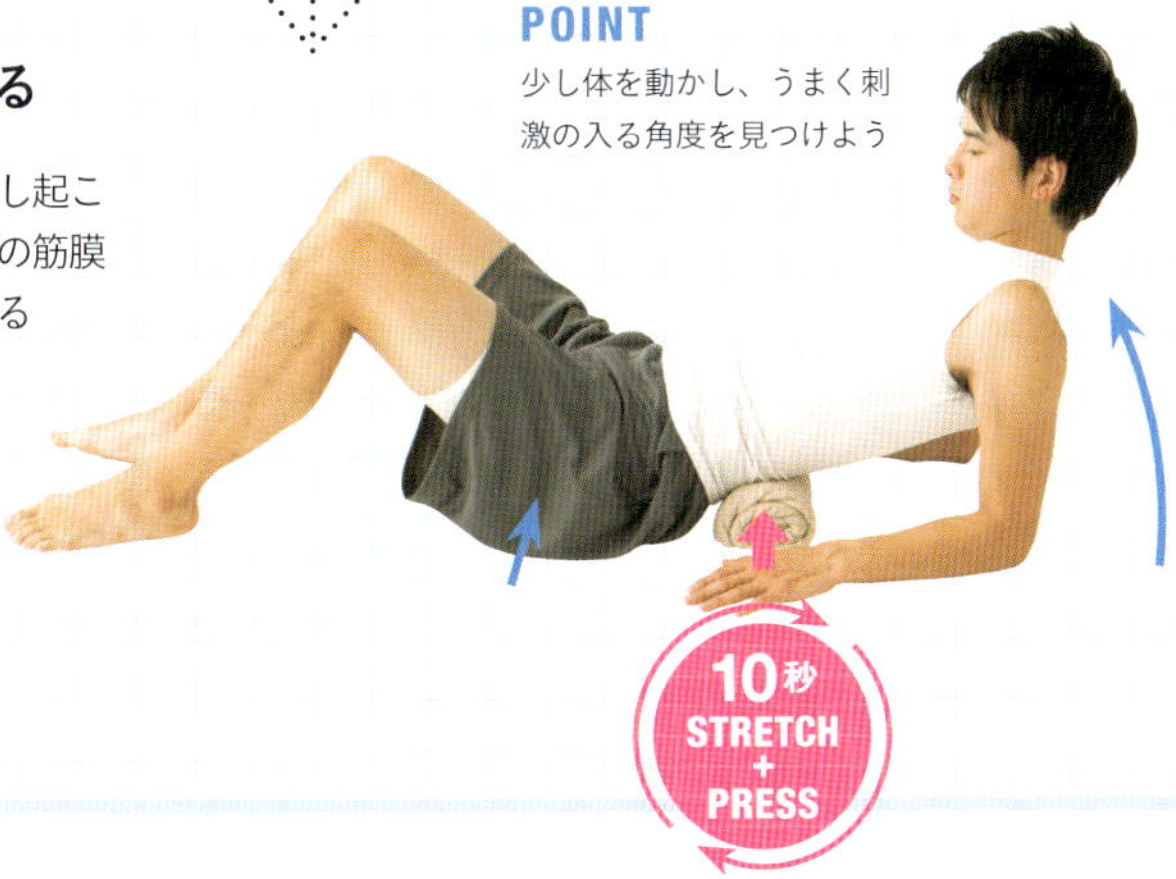

腰痛

BASIC PROGRAM 2

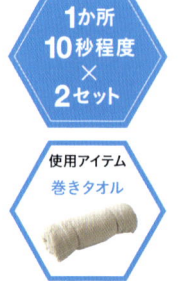

お尻上部のエリア

【中殿筋《ちゅうでんきん》】

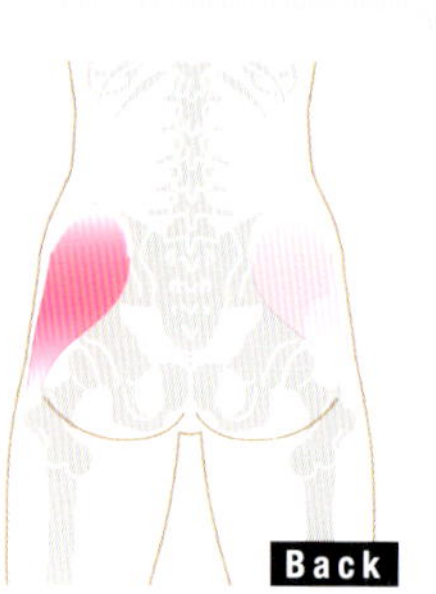

腰痛と聞くと、腰だけを懸命にマッサージする人がほとんどかもしれません。しかし脊柱起立筋《せきちゅうきりつきん》群《ぐん》とお尻の筋肉はひとつとして考えていいほど、筋膜の強固なつながりがあります。腰背部とともにお尻もほぐすことは、痛みの解消には不可欠。正しい位置をリリースすると、太ももの裏側から脚の外側に響く痛みを感じられます。

STAND BY

床に座り、体の後ろに巻きタオルを横向きに置く

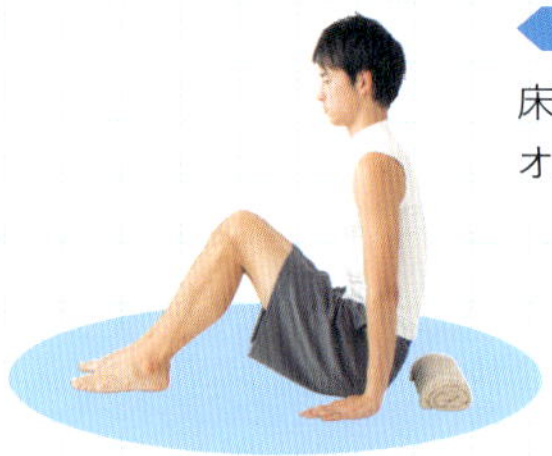

1 巻きタオルにお尻を乗せる

巻きタオルにお尻の左側を乗せ、後ろに手をつく

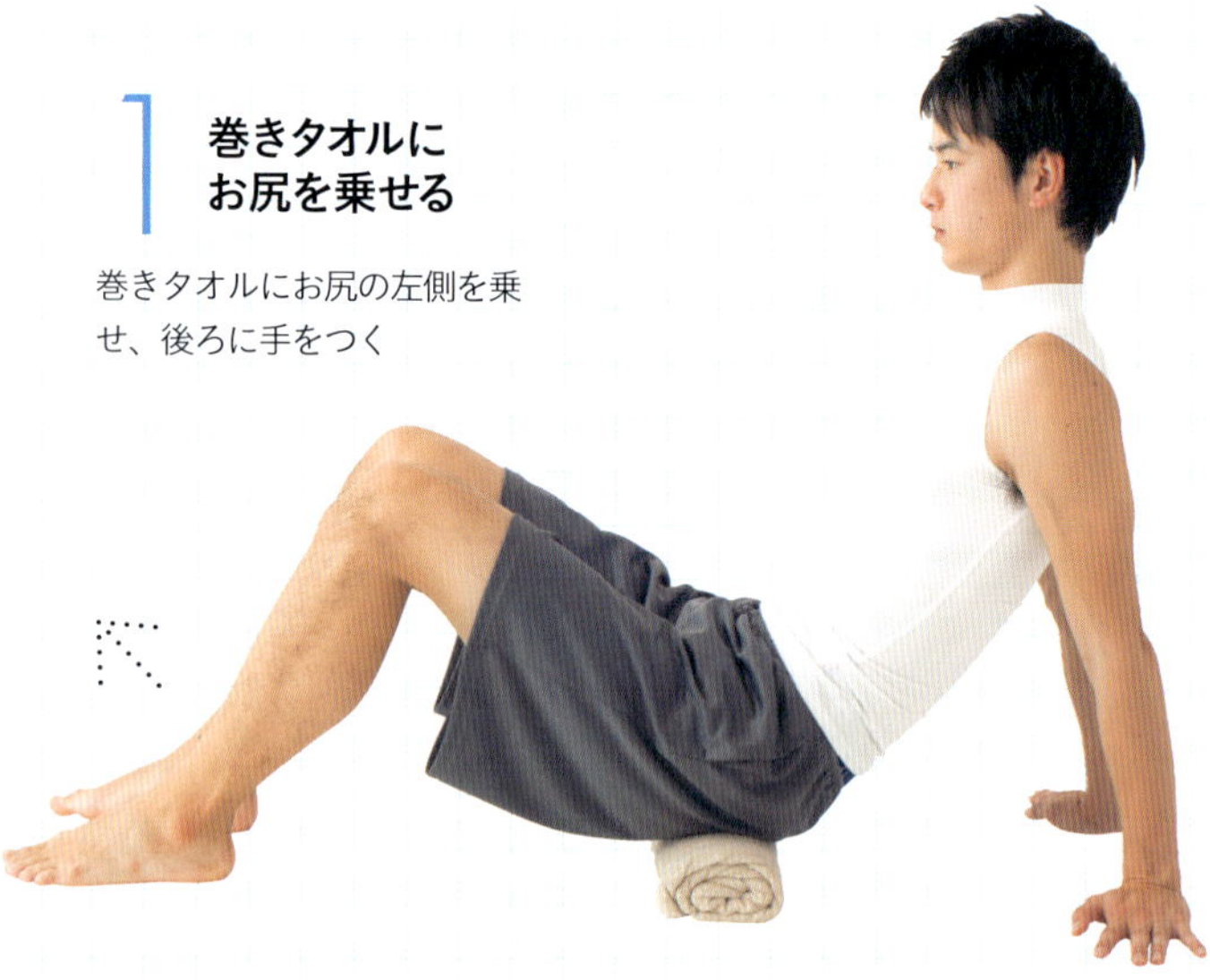

1か所
10秒程度
×
2セット

使用アイテム
巻きタオル

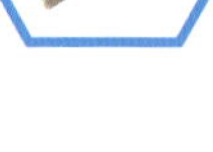

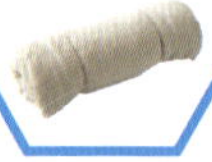

2 中殿筋を伸ばす

中殿筋を伸ばすために、左足を右ひざに乗せる

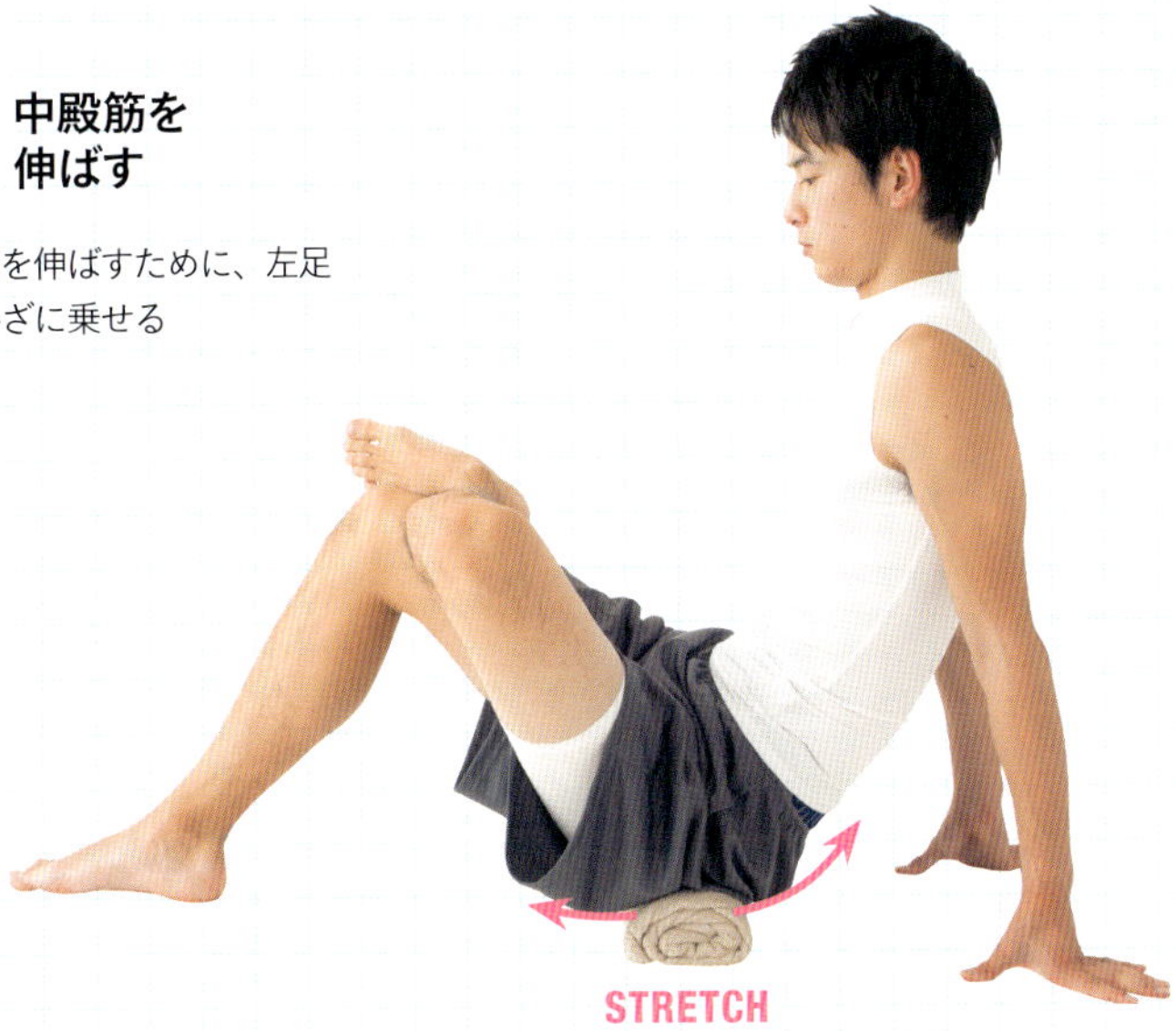

3 中殿筋の筋膜を押し伸ばす

左のお尻に、より体重がかかるよう下半身を左に傾け、腰を少し前にスライドさせてリリース

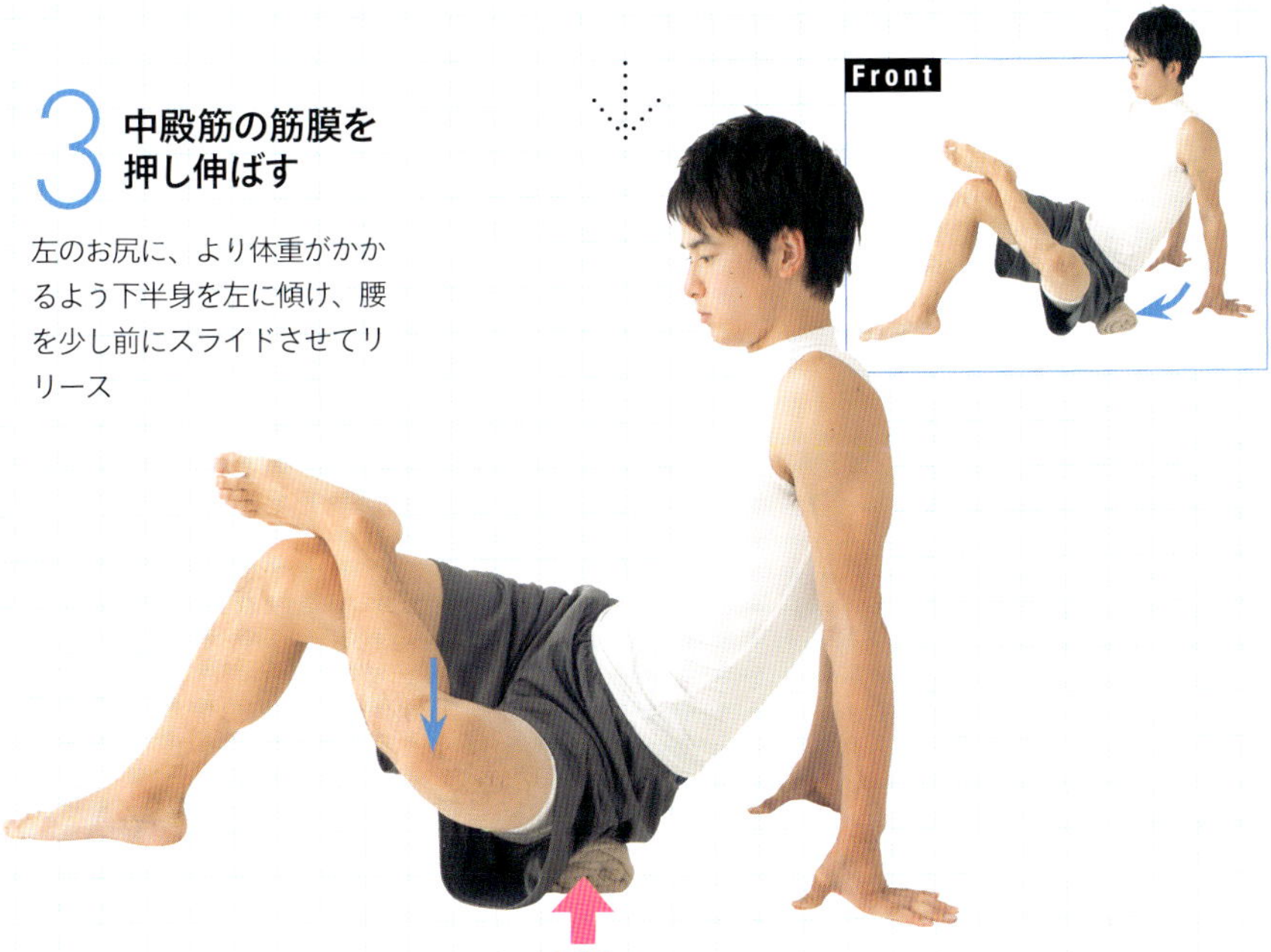

4 反対側も同様に

症状別 1

腰をかがめると痛む

【腰椎《ようつい》4番、5番の多裂筋《たれつきん》】

靴下をはくときや、頭や顔を洗うときなど、かがんだ姿勢になると腰が痛む場合は、多裂筋を中心に筋膜をリリース。姿勢が悪くても上体がバタンと前に倒れないよう懸命に背部で支える多裂筋ですが、限界がくるとぎっくり腰に。とくに反り腰の人は要注意です。リリース時に、足の先まで響く痛みを感じることがあります。

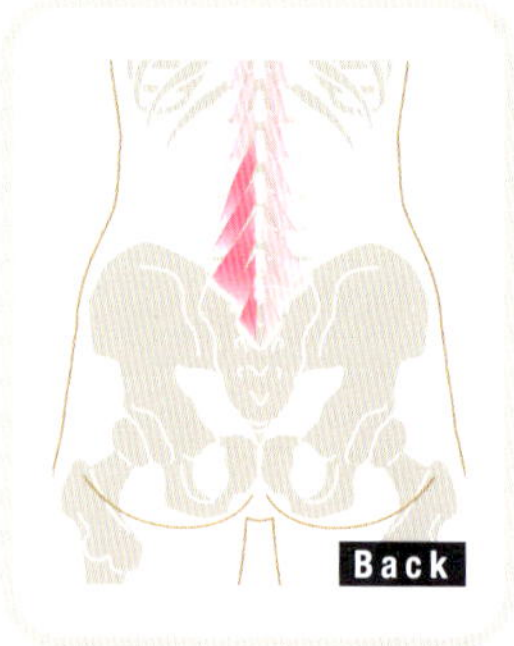

STAND BY

壁を背にしてテニスボールを持つ

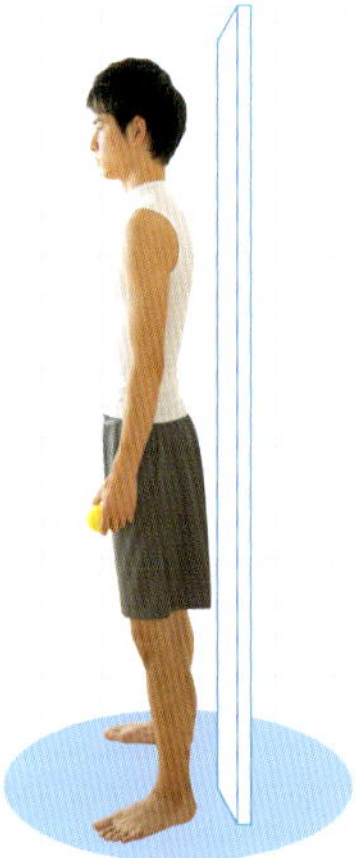

1 腰と壁のあいだにボールを差し込む

ウエストラインの高さで、背骨の左のへりにテニスボールを差し込む

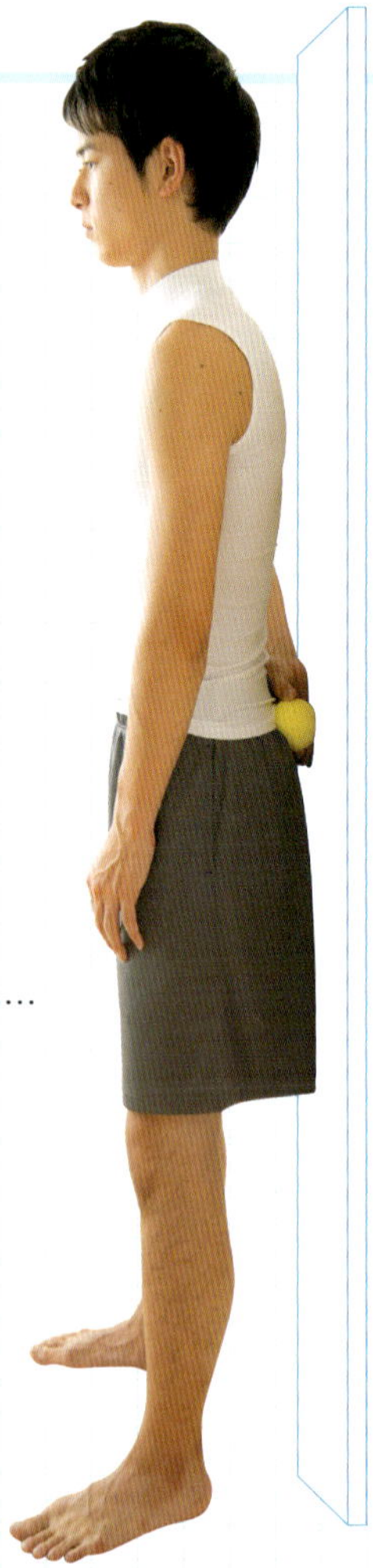

PICK UP!

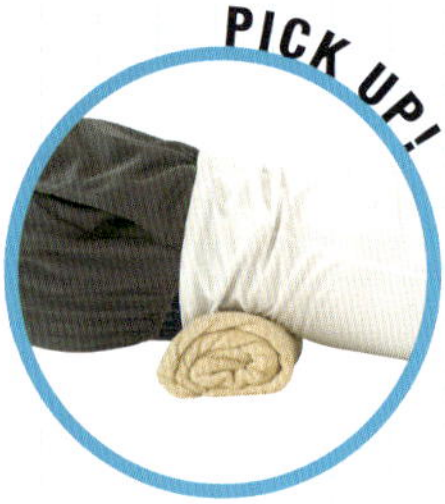

このタイプの腰痛は腹筋を強化すると痛みの予防につながる。脊柱起立筋群のリリース（P54 参照）の2で静止の時間を長くすると、かなり腹筋を使うため腹筋の強化にも役立つ。腰が痛まない範囲で、ぜひ取り入れよう

1か所 10秒程度 × 2セット

使用アイテム
テニスボール

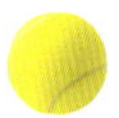

2 腰の多裂筋の筋膜を押し伸ばす

ボールの位置がずれないよう体重をかけて腰をボールに押しつけ、腰の筋膜をじんわりリリースする

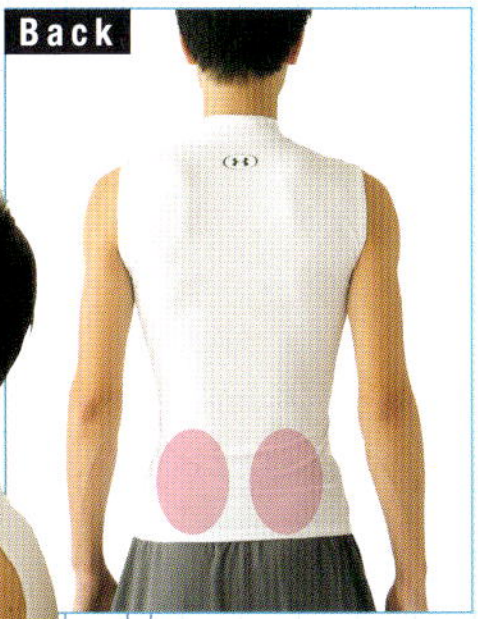

ウエストラインの背骨の両脇に当てよう

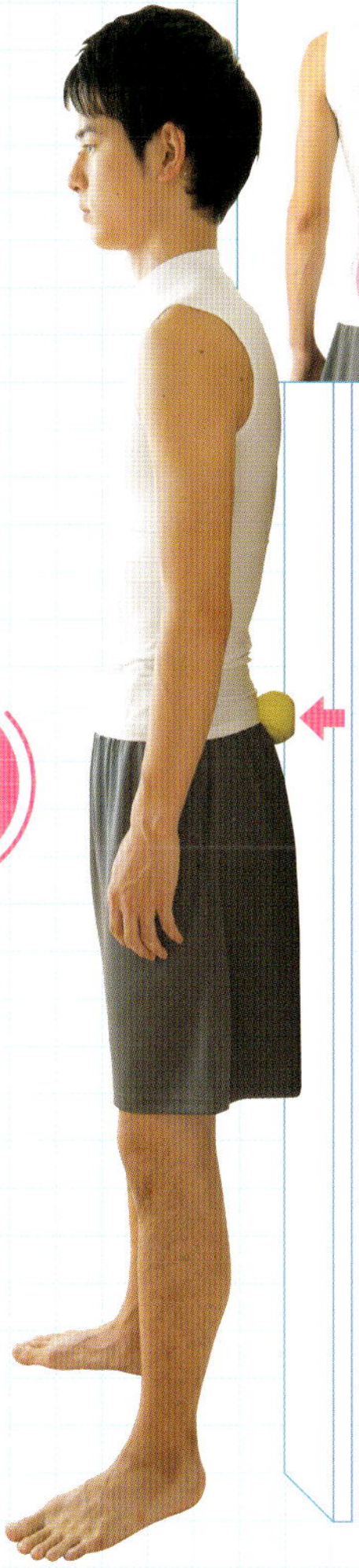

3 さらに上下の筋膜も押し伸ばす

ひざの屈伸でボールが当たる位置を上下させ、それぞれ10秒リリースする

4 反対側も同様に

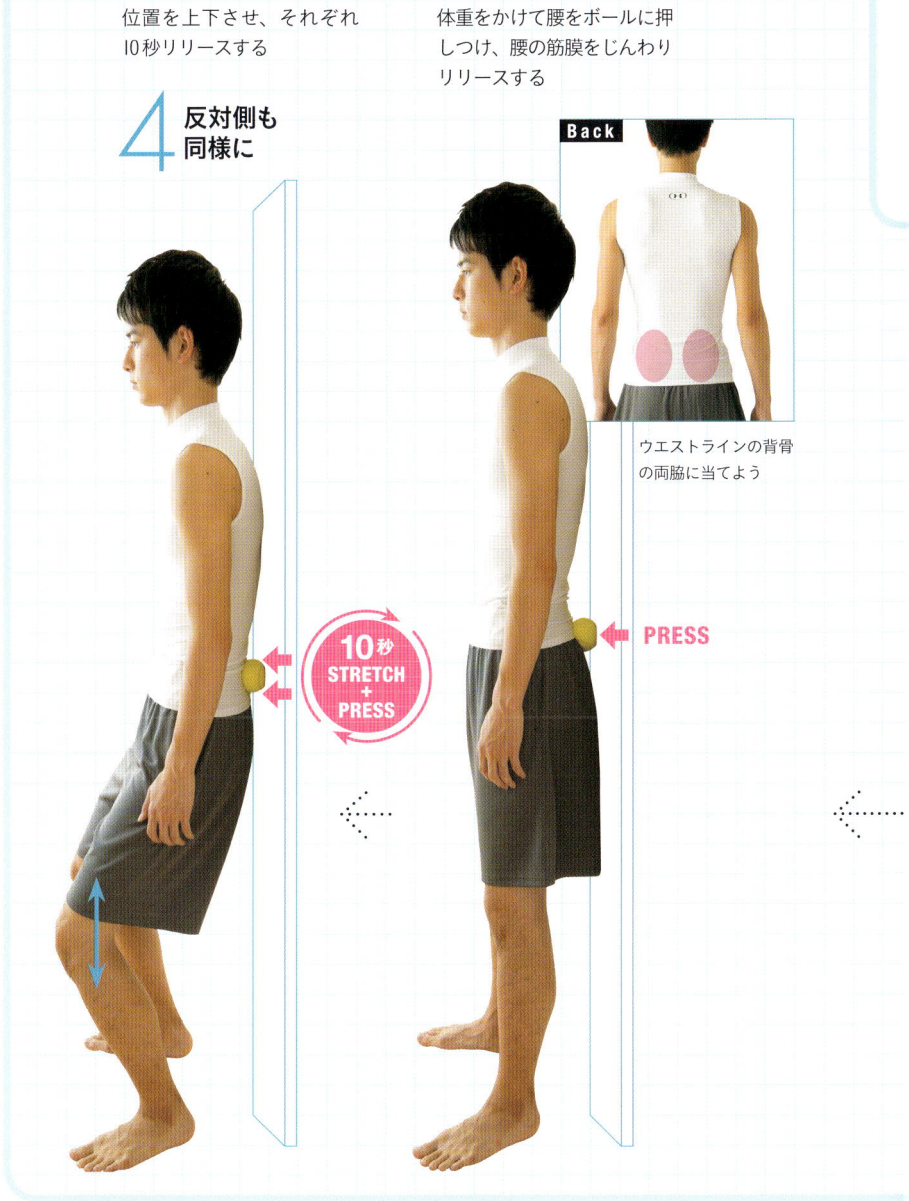

症状別
2

長時間腰かけていると痛む

［大腰筋《だいようきん》、腸骨筋《ちょうこつきん》、腰腸肋筋《ようちょうろっきん》］

骨盤まわりの筋膜をリリースします。大腰筋あたりの筋膜がゆがむと、骨盤の前傾・後傾に影響が出ます。床やソファ、車の運転席などに深く座ったときに腰痛が生じるのが特徴です。腰腸肋筋周囲をリリースすると、はたらかなくなっていたお腹まわりの筋膜が復活。こちらは骨盤の中に響くような痛みを感じる人もいます。

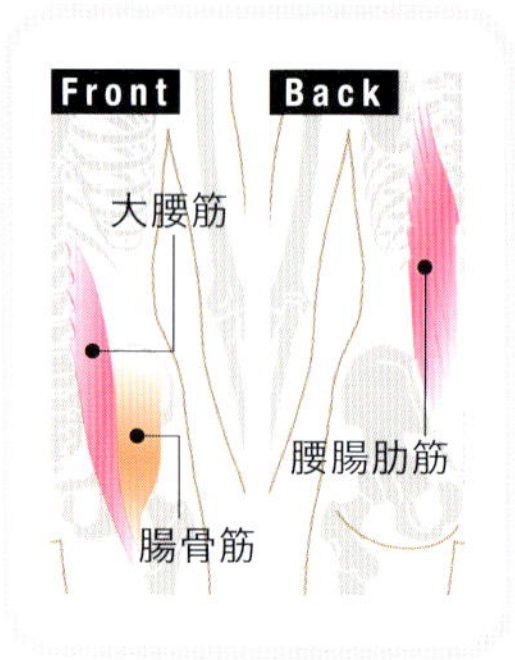

1か所
10秒程度
×
2セット

使用アイテム
テニスボール
+
巻きタオル

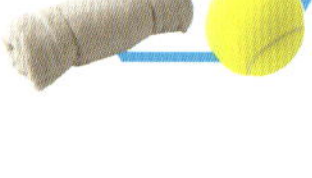

大腰筋、腸骨筋

骨盤の前傾・後傾を正し
座位の痛みをやわらげる

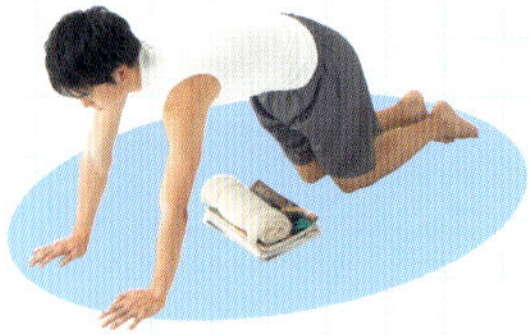

STAND BY

四つんばいになる。雑誌などを15cmほどの高さになるまで積み重ね、その上に巻きタオルを横向きに置く

腰腸肋筋

ボールに腰を押しつけ
骨盤を支える深部を伸ばす

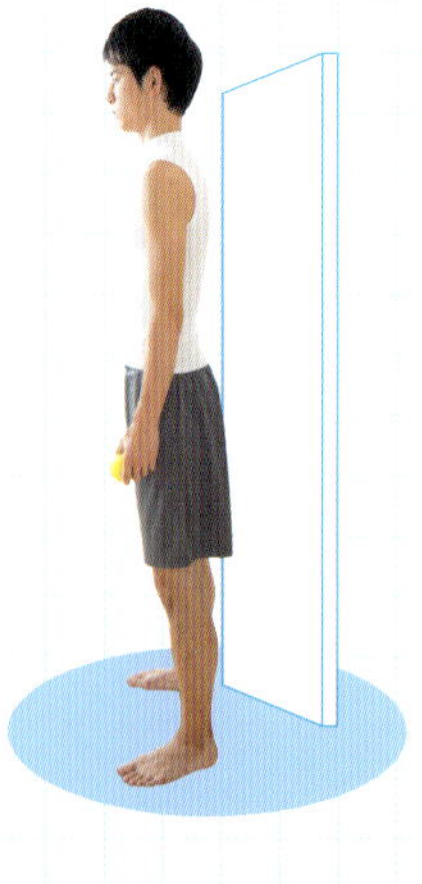

STAND BY

壁の斜め横に立ち
テニスボールを持つ

1 巻きタオルに脚のつけ根を乗せる

左脚のつけ根に巻きタオルが当たるよう、ひじをついてうつ伏せになる。右脚は脚のつけ根の高さでひざを曲げる

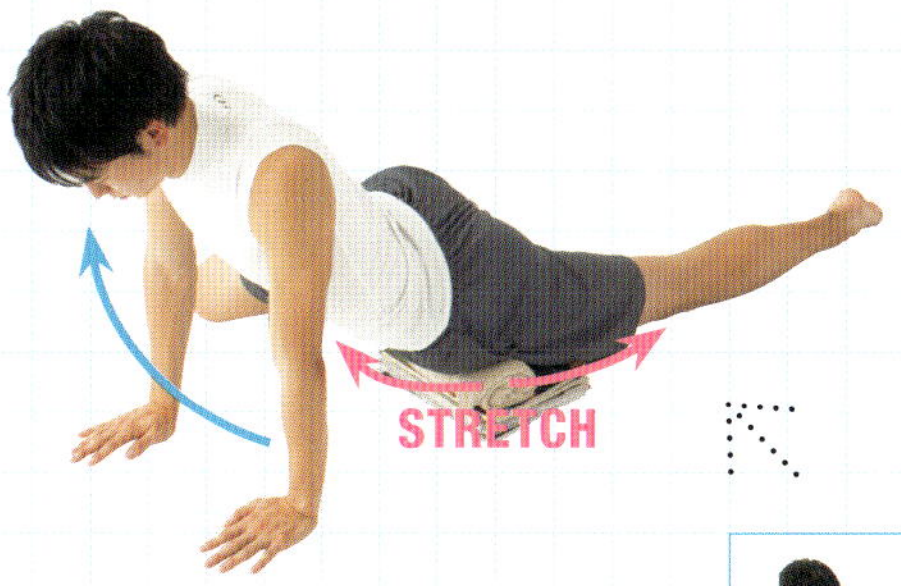

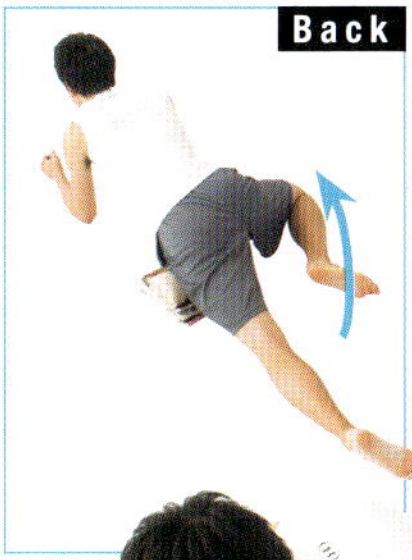

右脚は、左脚のつけ根を刺激しやすいように逃がすイメージで開く

2 大腰筋の筋膜を押し伸ばす

手で上体を起こし、タオルに体重をかけてリリースする

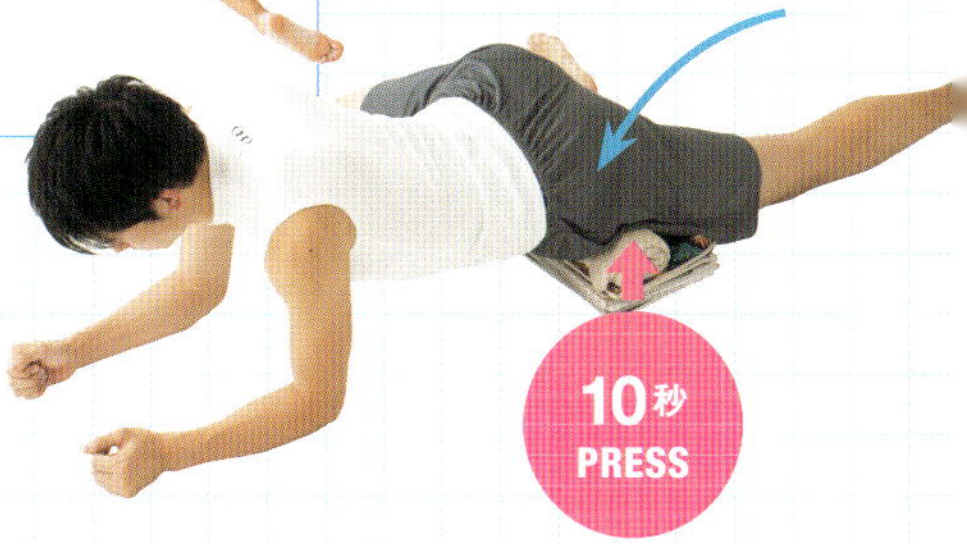

3 もう一方の脚も同様に

1 壁と腰のあいだにテニスボールをはさむ

壁に対し、体を真横から後ろ斜め45°に開いて腰にボールを当てる。左右に動き、気持ちいいところで寄りかかる

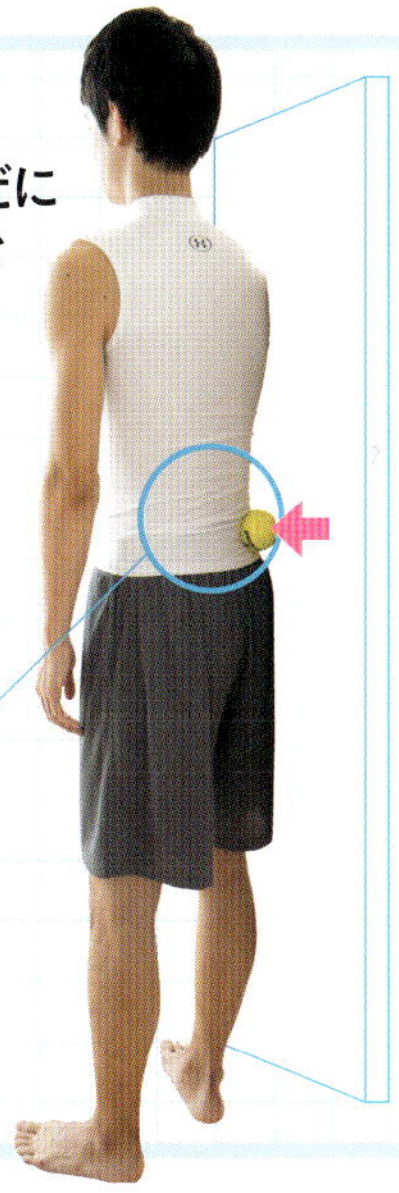

POINT

テニスボールを当てる位置は、いちばん下の肋骨の下のへりあたり(P53参照)。ボールを押しつけて気持ちいいところ

2 腰腸肋筋の筋膜を押し伸ばす

ひざの屈伸でボールが当たる位置を少し上下させ、より広範囲の筋膜をリリースする

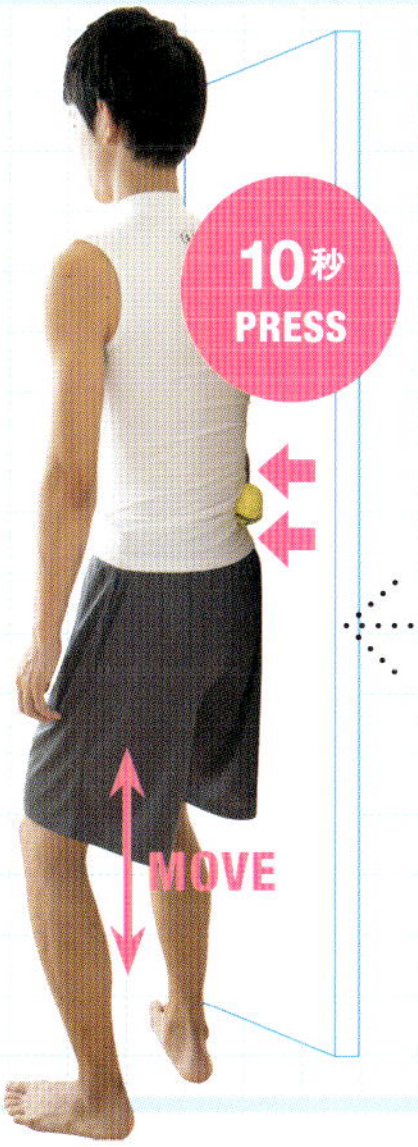

3 反対側も同様に

chapter 2

現代人を悩ませる痛み③

頭痛

慢性的な頭痛の原因は、姿勢の悪化による筋膜の変異や
パソコンや携帯電話の液晶画面を凝視することによる、目の周囲の
筋膜の疲労が考えられます。頭部にはたくさんの筋膜が密接するので
痛みの部位に関係なく全体をリリースするのが効果的です。

肩こりから派生するのは筋膜がつながっているから

頭痛には、病気が原因で起こる「器質性頭痛」と、緊張性頭痛、片頭痛、群発頭痛と呼ばれる「機能性頭痛」があります。筋膜リリースは日常生活でよく見られる「機能性頭痛」に効果を発揮します。

慢性的な頭痛は、肩こりと同じく姿勢の悪化による筋膜への負担が影響するもの。そのため、重い肩こりに悩む人が頭痛もちであるケースは多々あります。また目を酷使《こくし》した結果、頭痛を引き起こす場合も。これは、目と頭の筋肉が筋膜を通して密接につながっているからです。

✚痛みの原因となる筋膜があるのは…

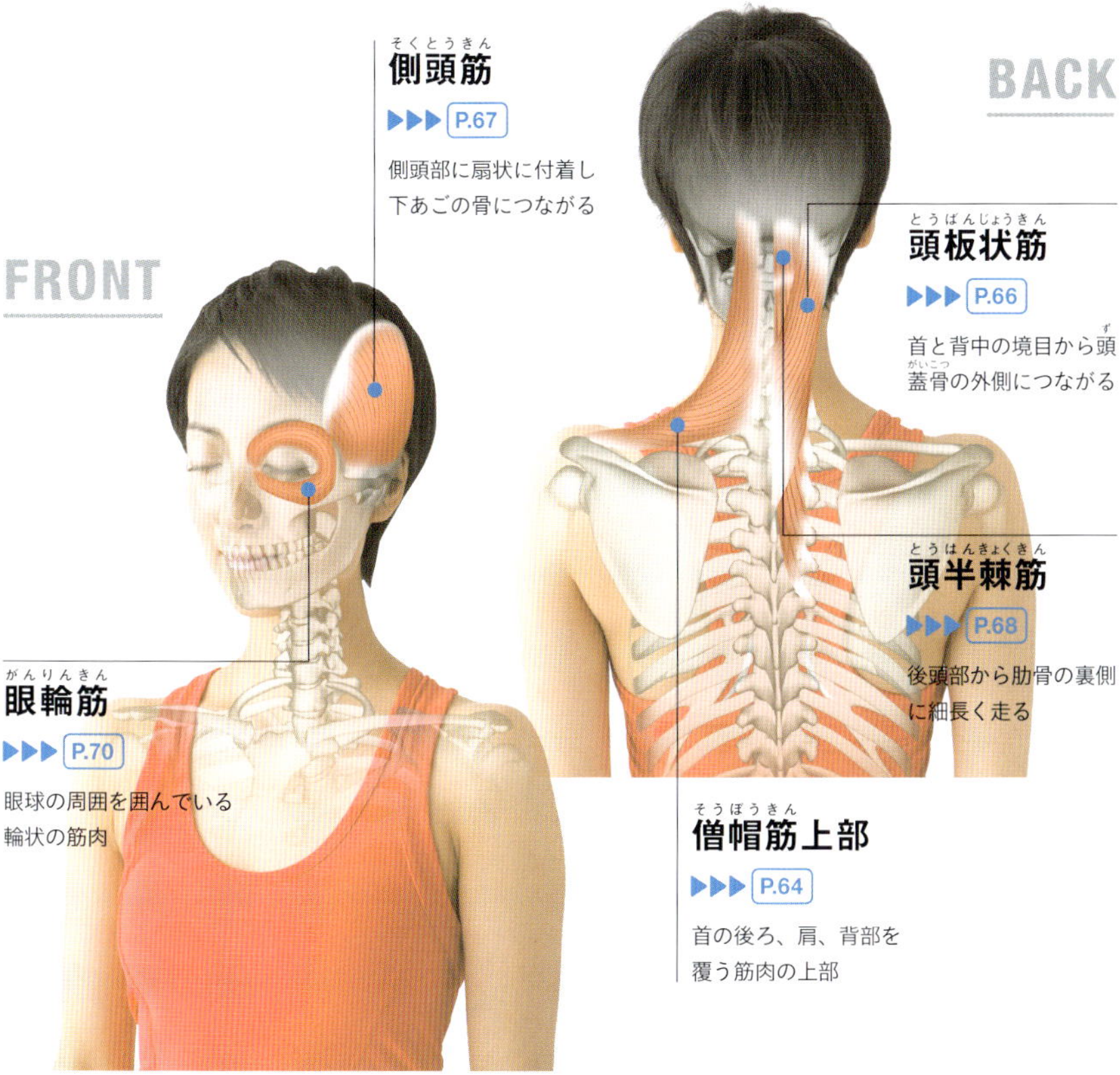
BACK
FRONT
側頭筋《そくとうきん》
P.67
側頭部に扇状に付着し
下あごの骨につながる
頭板状筋《とうばんじょうきん》
P.66
首と背中の境目から頭《ず》
蓋骨《がいこつ》の外側につながる
頭半棘筋《とうはんきょくきん》
P.68
後頭部から肋骨の裏側
に細長く走る
眼輪筋《がんりんきん》
P.70
眼球の周囲を囲んでいる
輪状の筋肉
僧帽筋《そうぼうきん》上部
P.64
首の後ろ、肩、背部を
覆う筋肉の上部

日常的に長時間のパソコン作業をおこなう人は、目の奥から頭に抜ける痛みを感じることが多いでしょう。

余裕のある日は すべてのリリースを実践

頭には細かい筋肉がたくさん集まり、あらゆる筋膜が密接した関係にあります。さらに姿勢も影響して、筋膜の硬縮が起こります。

そのため、どの筋膜に原因があるのかの判断は非常に困難。時間があるときは、ここに紹介するすべてのリリースをおこないましょう。時間のない人も基本の「背中上部」「首背面」はひとつのプログラムとして考え、続けることをおすすめします。

頭痛

BASIC PROGRAM 1

背中上部のエリア

［僧《そう》帽《ぼう》筋《きん》］

姿勢の悪さからくる頭痛は、外転した肩甲骨と前に出た頭を支える、僧帽筋周囲の筋膜のゆがみが影響しています。とくに側頭部に痛みを感じる頭痛の多くは、このエリアの筋膜が原因。根本的な痛みのケアにはリリースが欠かせません。正しい位置を刺激できると、側頭部に響く放散痛を感じられラクになります。

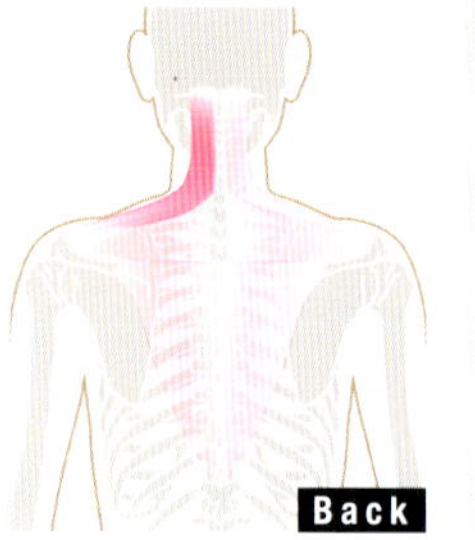

1 左腕を腰の後ろあたりに回す

左腕を後ろに回すことで、僧帽筋の肩に近い部位がよく伸びる

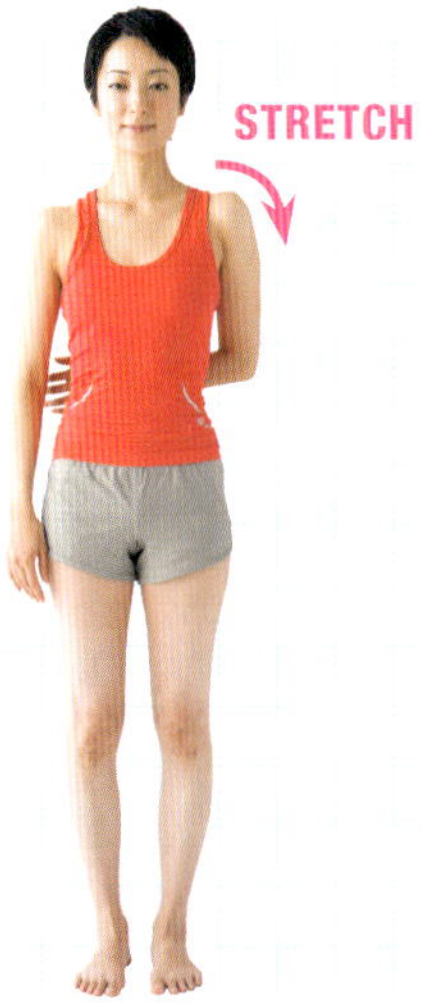

2 頭を右に傾ける

首の左側に伸びを感じるまで頭を右側に傾ける

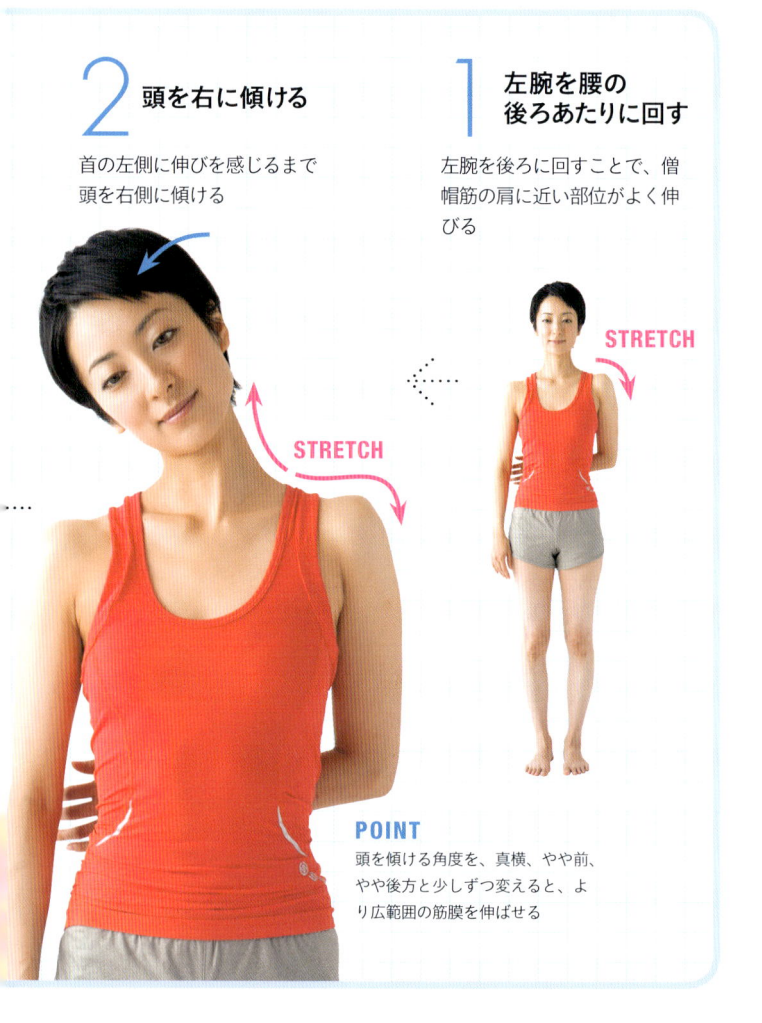

POINT

頭を傾ける角度を、真横、やや前、やや後方と少しずつ変えると、より広範囲の筋膜を伸ばせる

1か所
10秒程度
×
2セット

使用アイテム

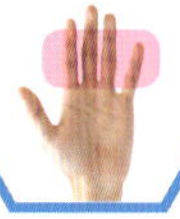

3 僧帽筋の筋膜を押し伸ばす

指全体を使い、首のつけ根から肩までを順に押さえる

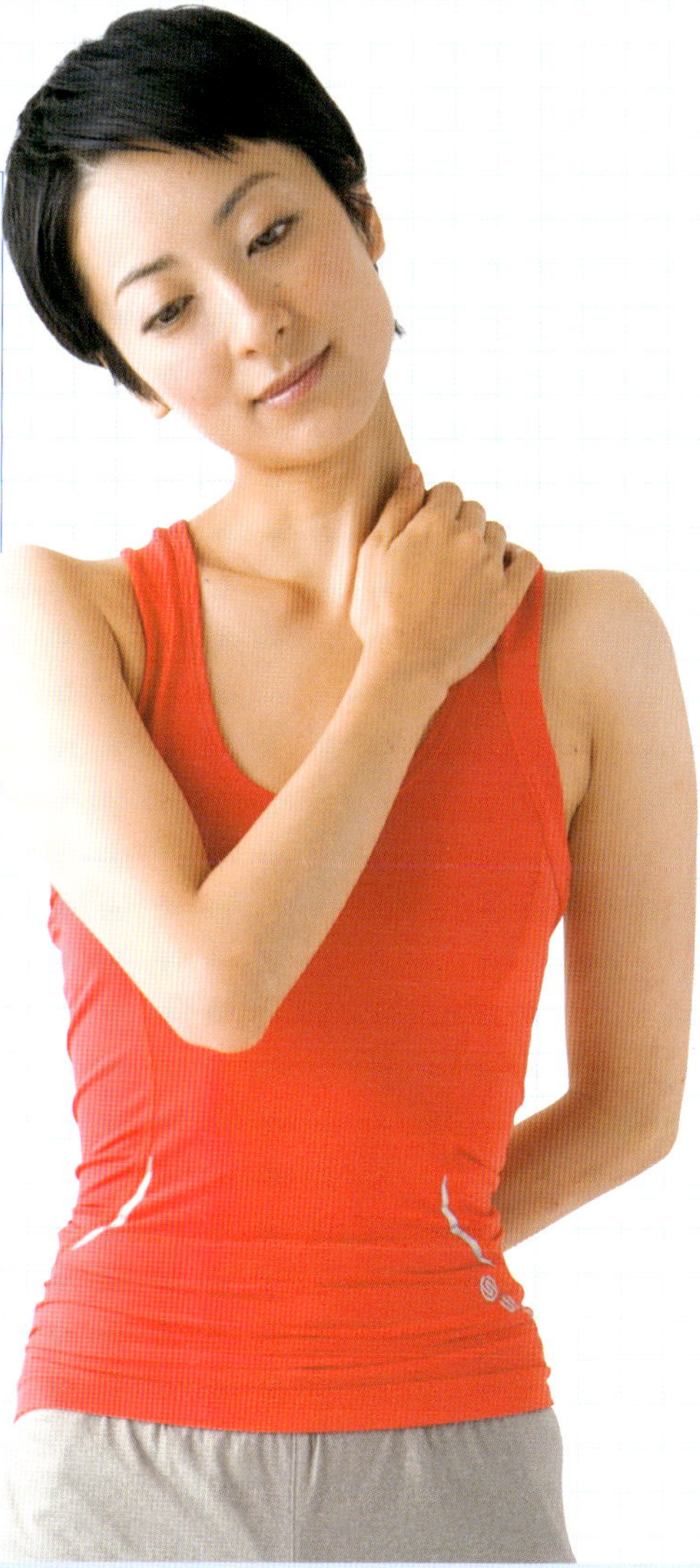

4 反対側も同様に

POINT

伸びている実感のある部位を中心に圧迫。僧帽筋と肩にある三角筋は筋膜でつながっているので、三角筋のあたりまで刺激しよう

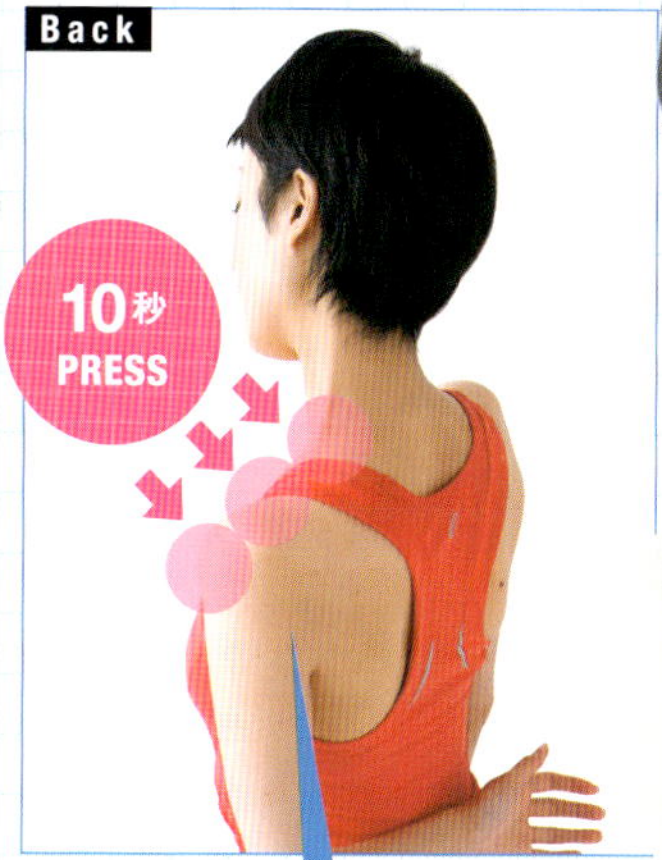

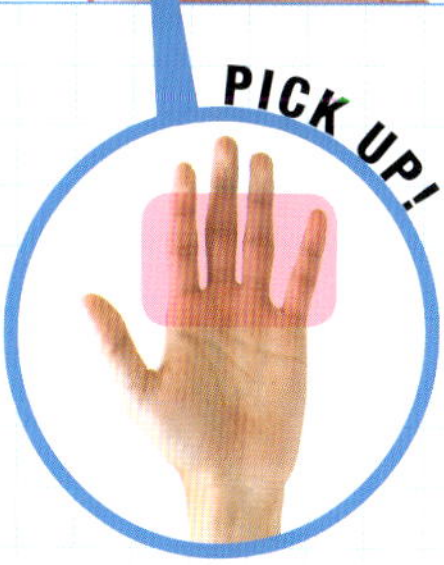

四指の第一関節からつけ根まで全体を使い、やや背中に向けて圧迫するイメージで押さえる

首背面のエリア

【頭板状筋《とうばんじょうきん》】

重い頭を支える筋肉、頭板状筋。とくに猫背の人は、前に出た頭を首背面で必死に支えるため、よけいに負担がかかります。ここのリリースは座ったままでもできるので、ぜひデスクワークの合間などに実践を。僧帽筋《そうぼうきん》（P64参照）とセットでリリースすれば効率よくほぐれ、頭痛だけでなく肩こりの予防にもひと役買います。

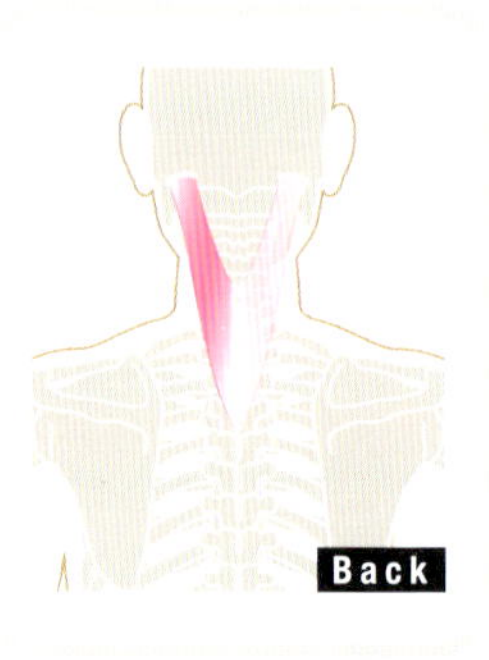

STAND BY

立つ、または床やイスに座り、背すじを伸ばして肩の力を抜く

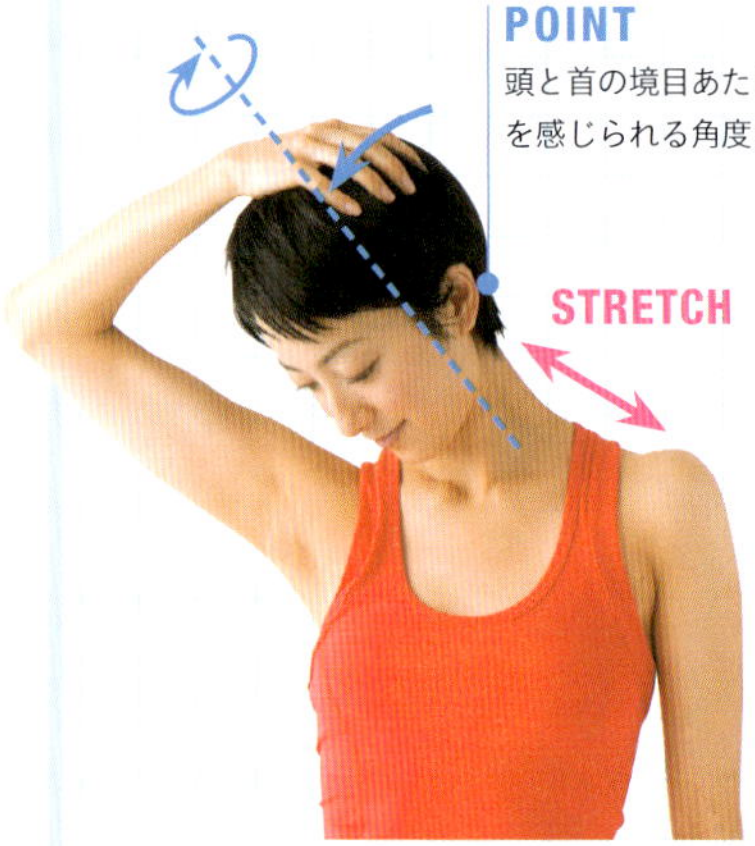

POINT

頭と首の境目あたりに伸びを感じられる角度を探す

1 頭を右斜め前に倒す

頭を右斜め前に倒し、頭に右手を添えてあごを肩に引き寄せるように首を回す

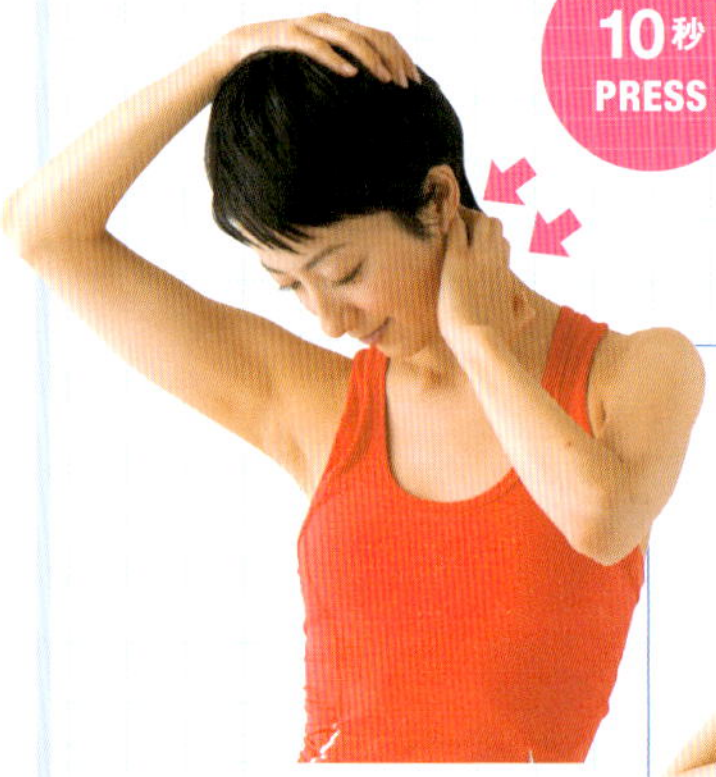

10秒 PRESS

2 頭板状筋の筋膜を押し伸ばす

左耳の、後ろ斜め下の髪の生えぎわあたりを、左手の指先で押す。反対側も同様に

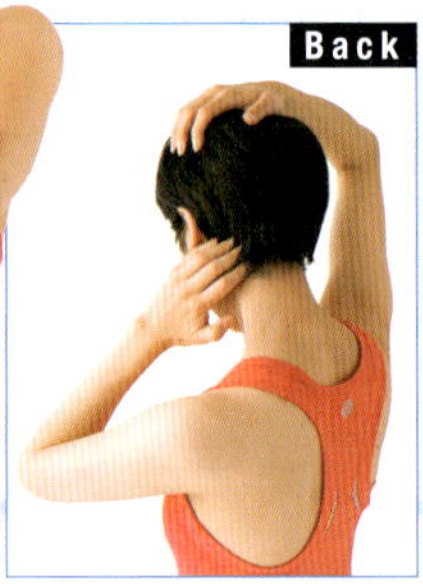

いちばん伸びる感じのある部位を圧迫。目、あるいは頭痛を感じる部位に響くとよくほぐれる

1か所 10秒程度 × 2セット

使用アイテム

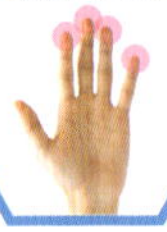

症状別 1

側頭部の痛み

［側頭筋《そくとうきん》］

関節のない側頭部は、比較的ストレスがかかりにくく、筋膜のねじれも生じにくい部位。ただし、首から頭にかけては筋肉が密集しています。どこかにトラブルが起きて筋膜に変異が生じると、その悪影響が側頭部まで伝わり、痛みが発生します。皮下組織が薄いため、刺激は軽くてもOK。即効性のあるリリースです。

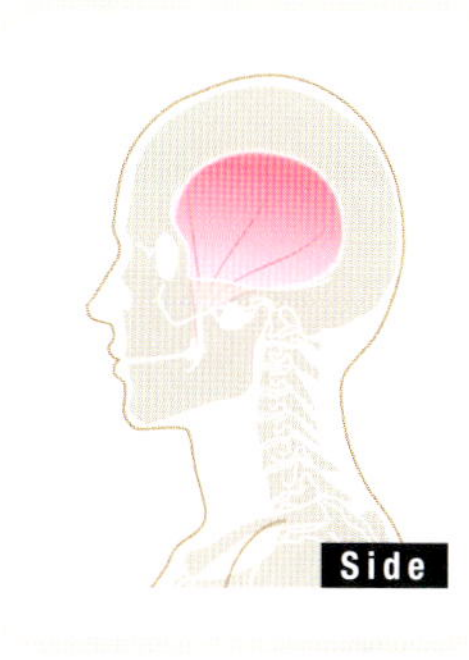

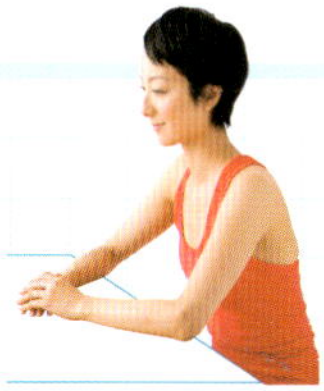

STAND BY

机を前にしてイスに腰かける

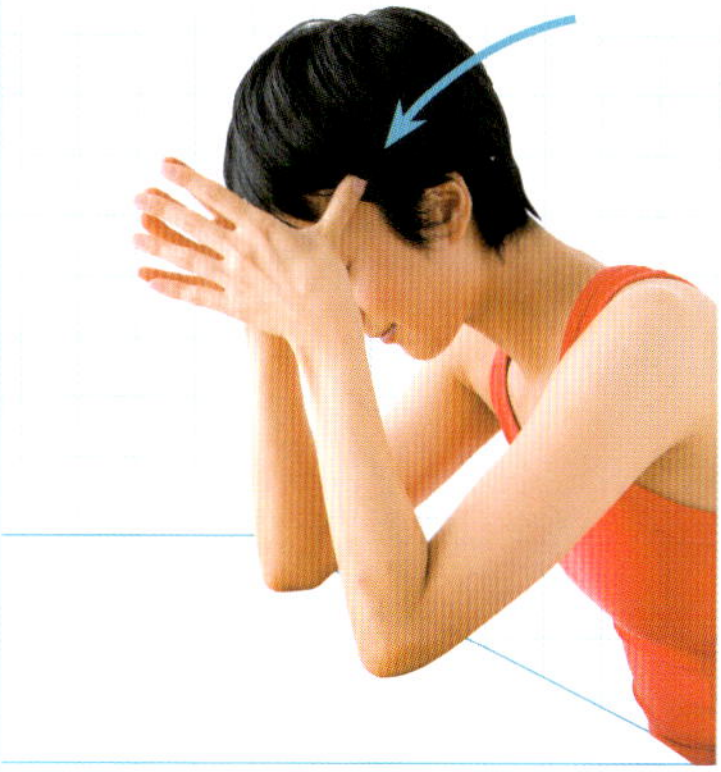

1 こめかみに指を当てる

机に両ひじをついて、左右のこめかみに親指を当てる

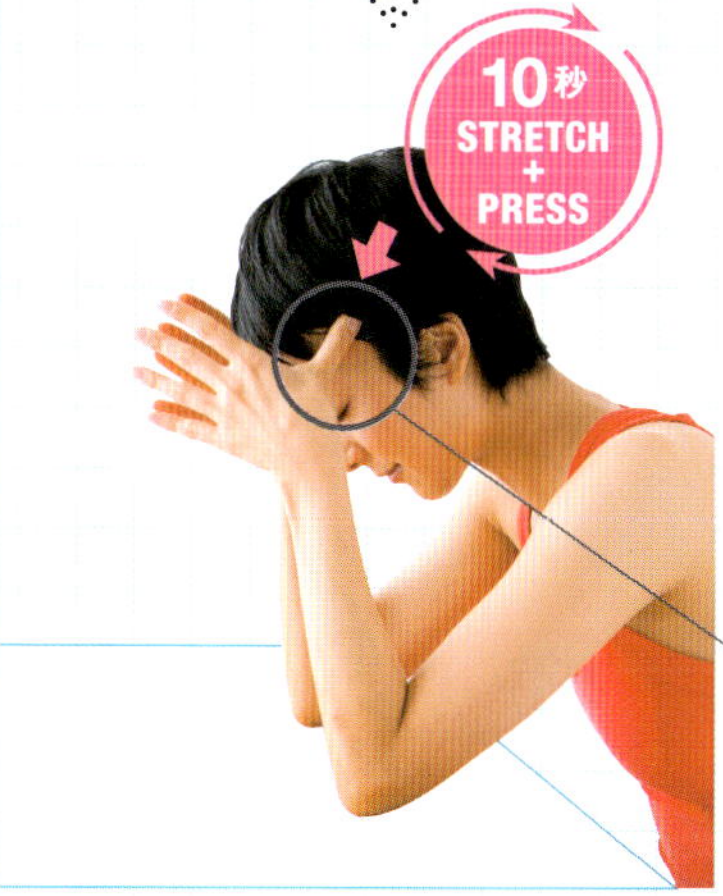

2 側頭筋の筋膜を押し伸ばす

親指をこめかみに押しつけたまま、頭を少し下げてリリース。目尻の皮膚がピーンとつっぱった感じがあればOK

NG

痛みがあるとついもみ込みたくなるが、もんではいけない。もんだ部分の軟部組織が損傷してしまいかねない

1か所
10秒程度
×
2セット

使用アイテム

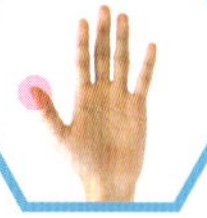

症状別
2

後頭部の痛み
［頭半棘筋《とうはんきょくきん》］

頭の後ろ側が痛いときは、頭半棘筋周辺の筋膜にトラブルの疑いあり。後頭部は多くの細かい筋肉が付着しているので、顔の向きを少しずつ変えながら、広範囲をまんべんなく刺激するのが効果的です。最も首に伸びを感じる角度を見つけて入念にリリースするのが、硬縮の強い部分をうまくほぐすコツです。

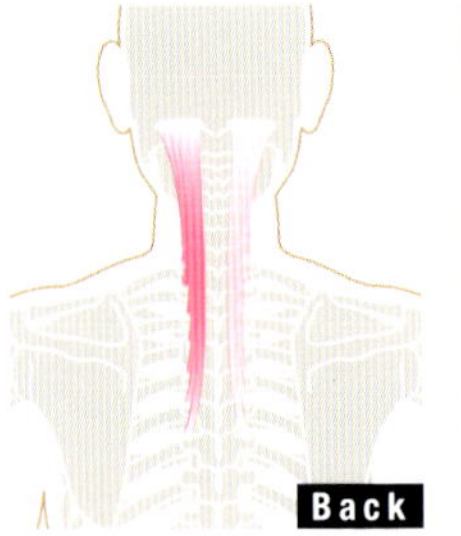

STAND BY

床に座り、体の後ろに巻きタオルを横向きに置く

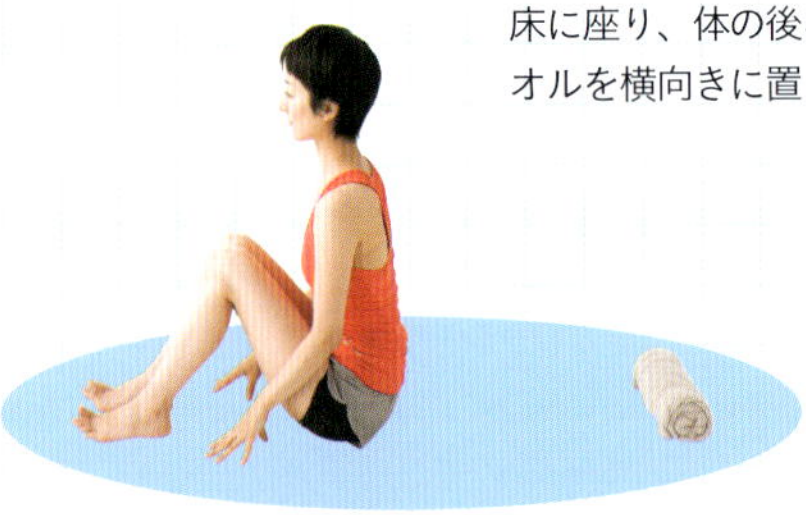

1 首と頭の境目に指を置く

首の裏側の頭との境目、ちょうど骨が盛り上がる位置に左右の手の指をそれぞれ置いて、頭を前に倒す

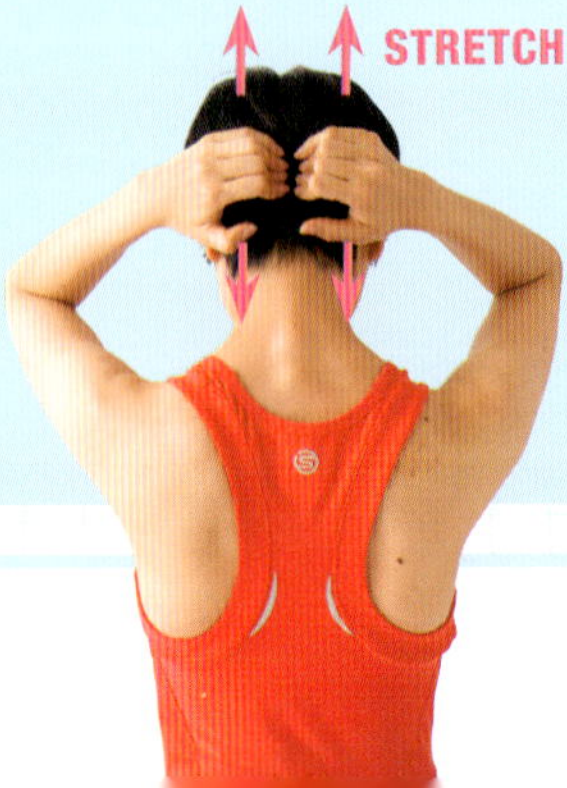

もっと効かせたい人は

STAND BY

背すじを伸ばして立つ

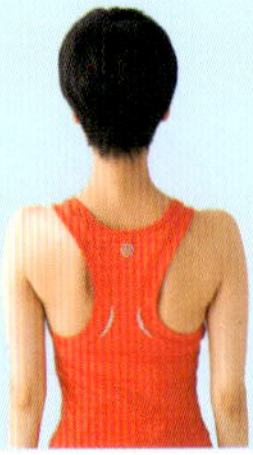

1か所
10秒程度
×
2セット

使用アイテム
巻きタオル

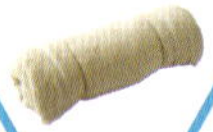

1 巻きタオルに首のつけ根を乗せる

首のつけ根あたりに巻きタオルを当てる。ひざを立てると頭の重みが首にかかりやすい

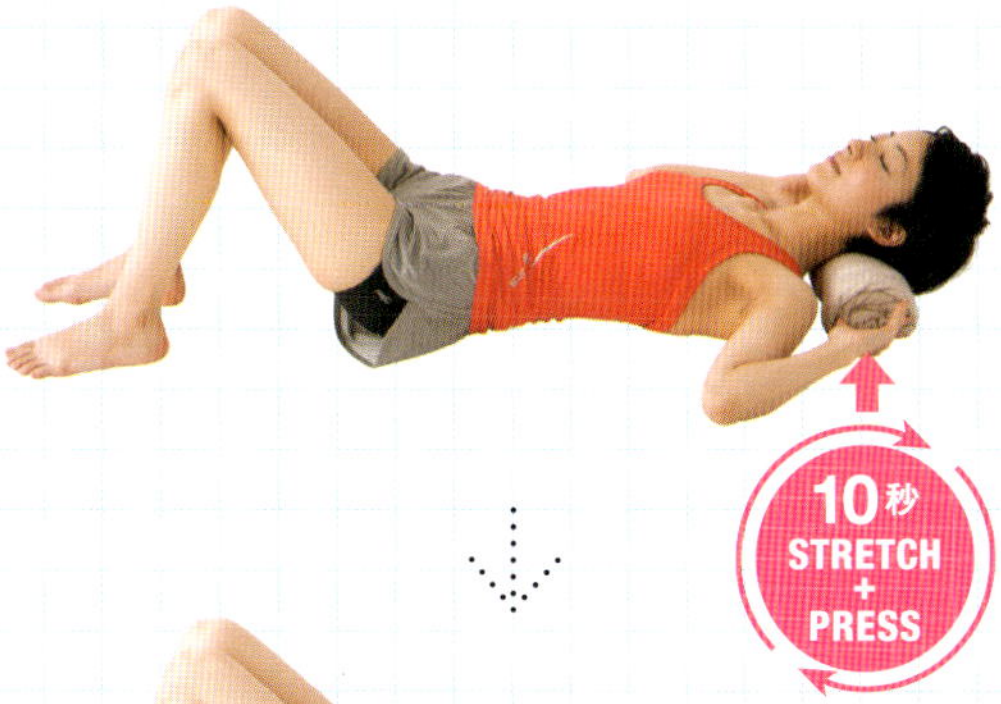

2 首のつけ根の筋膜を押し伸ばす

あごを上げたり首を左右に振ったりして、それぞれ10秒リリース。気持ちよく感じられる部分を重点的におこなう

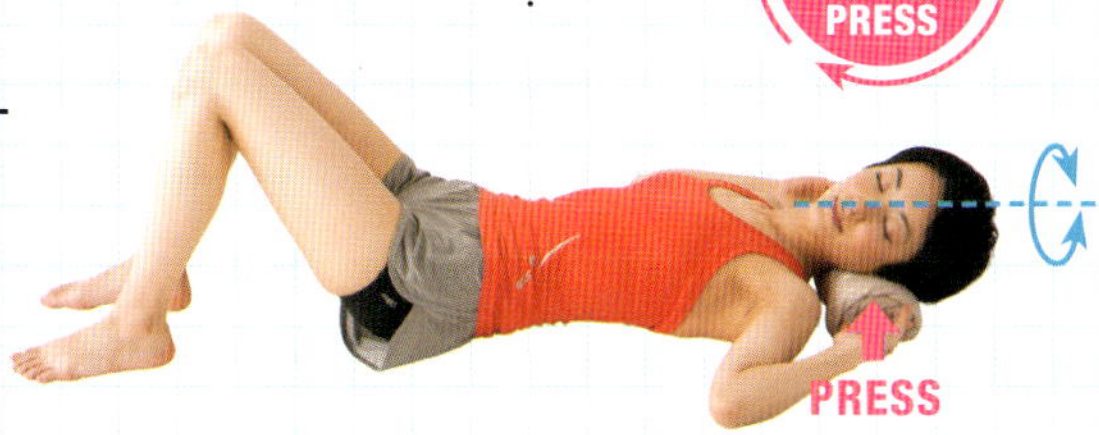

3 首と頭の境目あたりも押し伸ばす

巻きタオルを1本ぶん上にずらし、1～2をおこなう

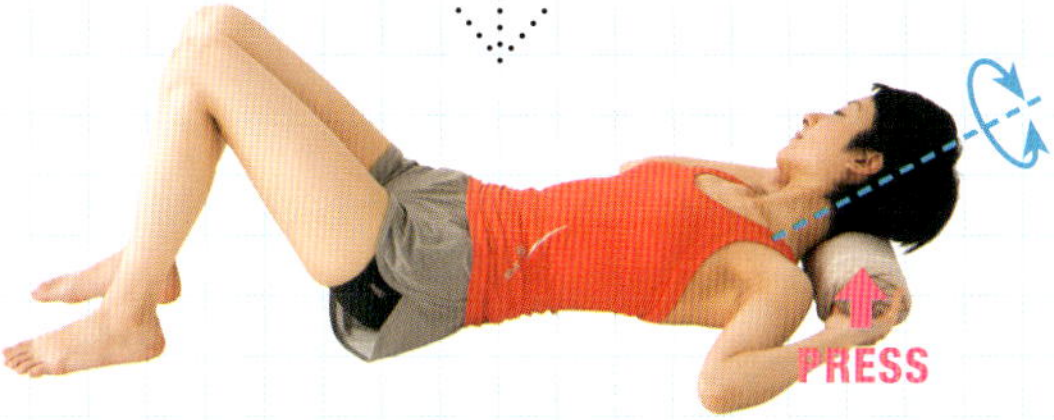

2 首と頭の境目にある筋膜を押し伸ばす

顔を右45°に向ける。首の裏側を伸ばしながら、指で骨を下から引っかけるイメージで押す

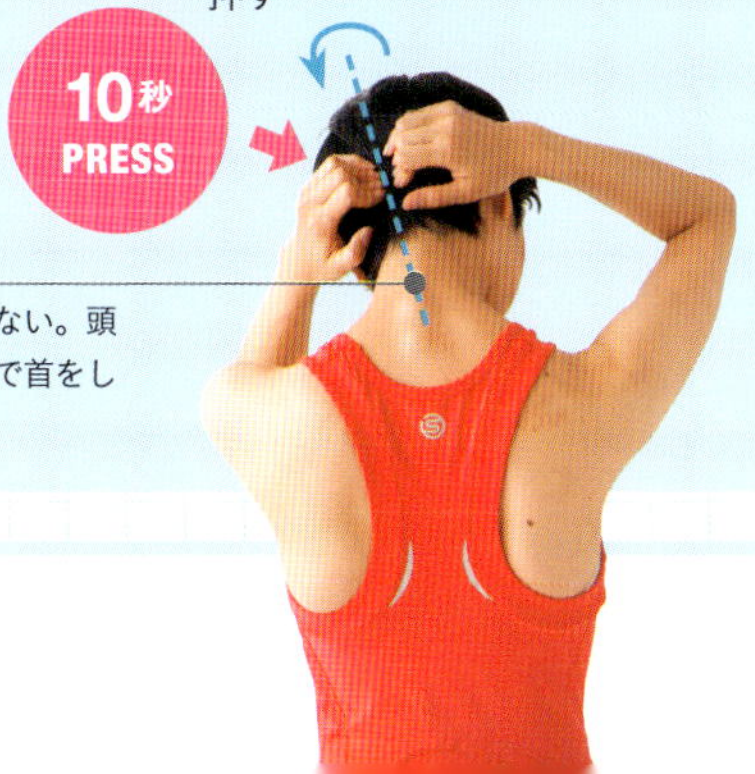

✕ NG

上体ごと前傾させない。頭だけを下げる意識で首をしっかり伸ばす

3 さらに広範囲に押し伸ばす

さらに、首を正面に倒したり回したり、顔の向きを少しずつ変えながら、伸びる実感の得られる部位を念入りにおこなう。反対側も同様に

症状別
3

目の疲れからくる頭痛

［眼輪筋《がんりんきん》］

目の奥から頭に痛みがくる人は、眼輪筋を中心にリリースしましょう。電子機器の使用や読書などで目を酷使《こくし》したことによる硬縮が隣り合う筋膜に伝わり、それが頭痛につながるケースも多々あります。また、疲れ目に悩む人や「老眼かも…」と不安に思う人も一度、お試しを。驚くほど視界がクリアになる効果を期待できます。

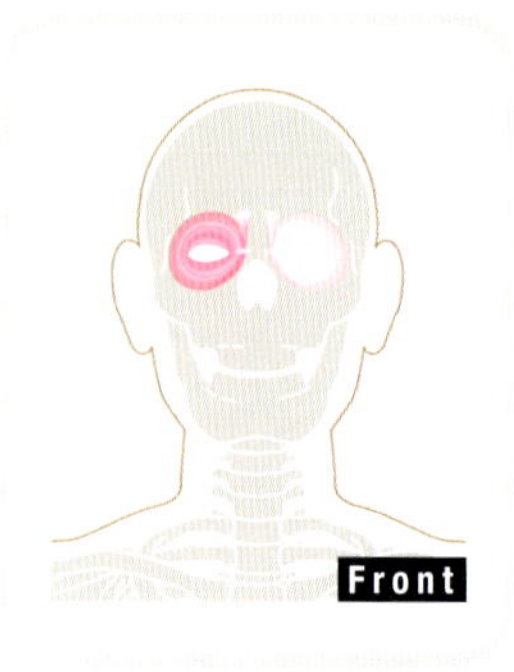

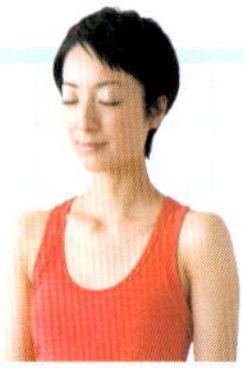

STAND BY

両目を閉じる

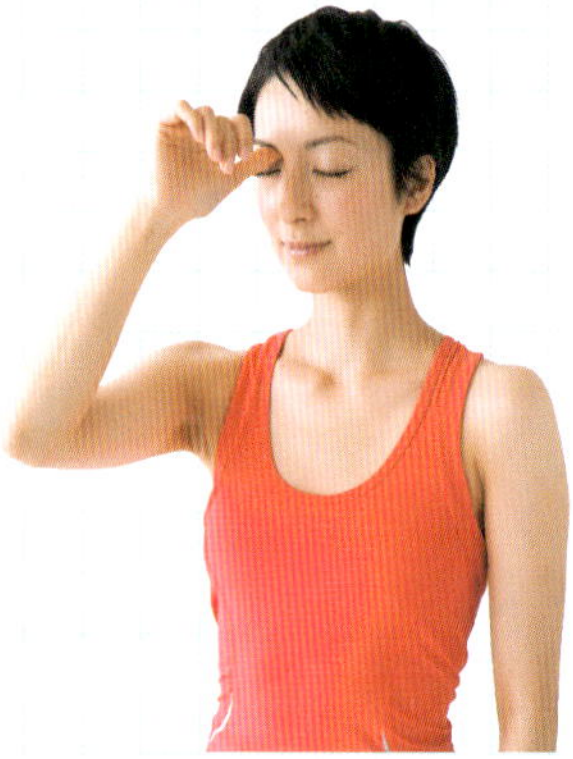

1 骨に沿わせて指を当てる

右親指の腹を右の目頭側の眼《がん》窩《か》の骨の下側に当てる

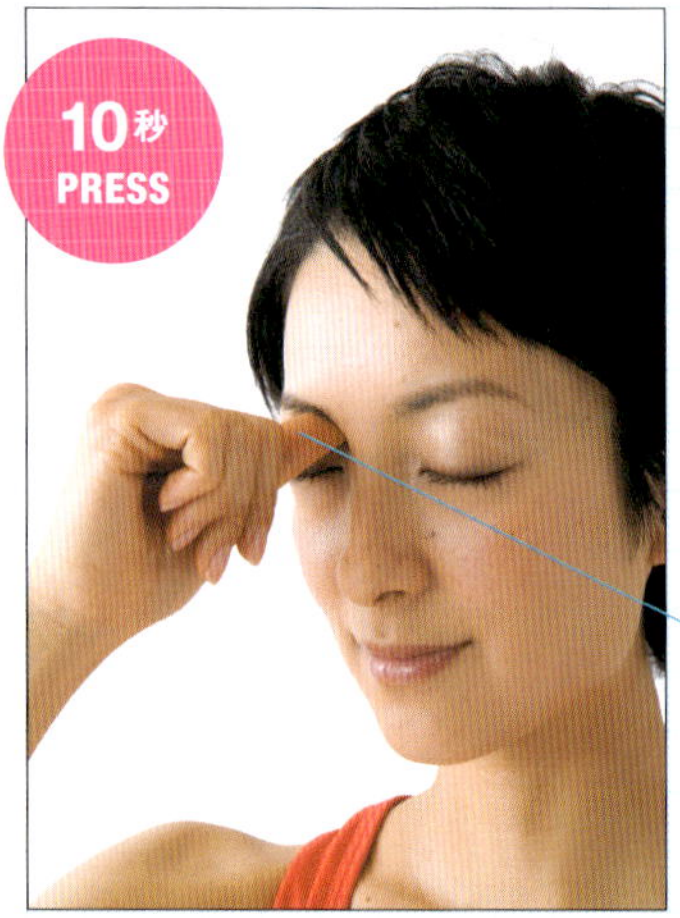

2 眼輪筋の筋膜を押し伸ばす

骨の内側に指をスライドさせて押し込む。目頭から黒目の真上あたりまで、指をずらしながらそれぞれの位置で10秒ずつリリース。左右おこなう

POINT

眼球と骨のあいだに指を入れるように押し込む。筋肉がストレッチされつつ、押す刺激が加わる

1か所
10秒程度
×
2セット

使用アイテム

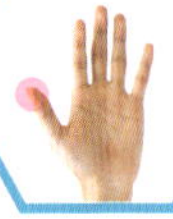

chapter **3**

各部位の
痛みから解放される
筋膜リリースプログラム

MYO FASCIA RELEASE METHOD
for ache and feel stiff

chapter 3

部位別筋膜リリースプログラム

首の痛み

首に集まっている筋肉は一つひとつが小さく
細かい動きが得意な半面、重さには弱いという弱点があります。
重い頭を支え、姿勢にも関与するため硬縮しやすいのですが
筋膜を押し伸ばせば、頭が軽くなってスッキリします。

小さな筋肉を総動員し 重い頭を支え続けている

首は、体に占める割合こそ少ないものの、頭を支えるという重要な役割を担う部位。いろいろな方向に視線を向けられるよう、たくさんの筋肉が協力しはたらき続けています。

首を構成する筋肉は、一つひとつが小さいため細かい動きは得意ですが、そのぶん重さには弱いという弱点があります。にもかかわらず体重の10％もの重さを誇る頭を支えながら動かしているのですから、筋膜がねじれたり固まったりしやすいのも当然と言えるでしょう。

しかも首の筋肉をくまなく動かす

✚痛みの原因となる筋膜があるのは…

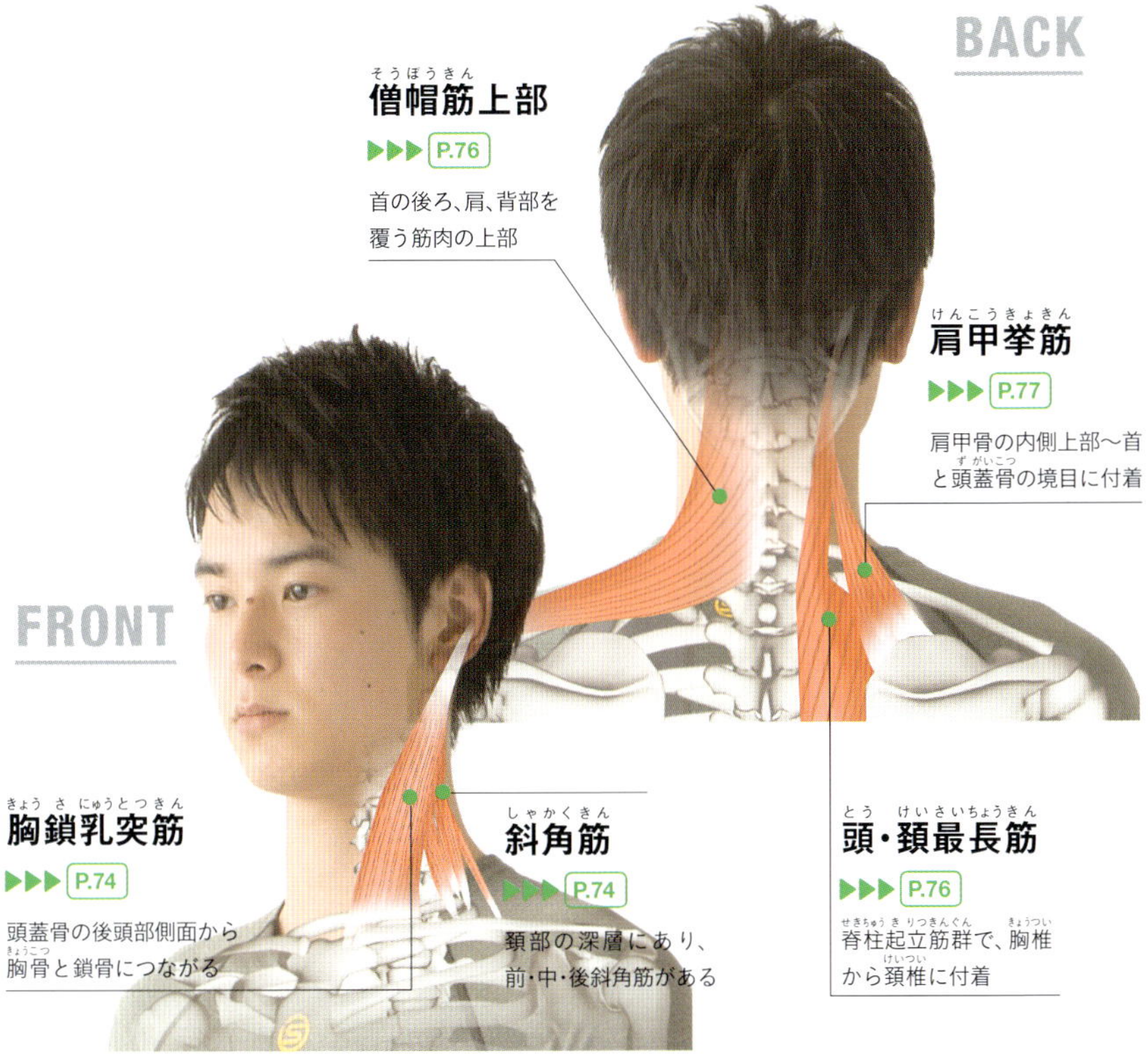

機会は、意外と少ないのです。

筋膜をリリースすれば頭もクリアになる

私たちは手元を見るために下を向く機会が多いですし、頭が前に出る猫背の人の首は、懸命に頭の重みを支え続けています。だから首背面の筋膜は張りっぱなしで、肩こりを併発する人が非常に多いのです。

筋膜が硬縮し首の血流が妨げられると、頭にも栄養や酸素がスムーズに行き渡りません。結果、思考力の低下や立ちくらみ、頭痛、めまいを起こす人も。筋膜リリースで首を押し伸ばせば酸素と栄養がしっかり届き、頭もスッキリします。

症状別
1

首側面の痛み

【斜角筋《しゃかくきん》、胸鎖乳突筋《きょうさにゅうとつきん》】

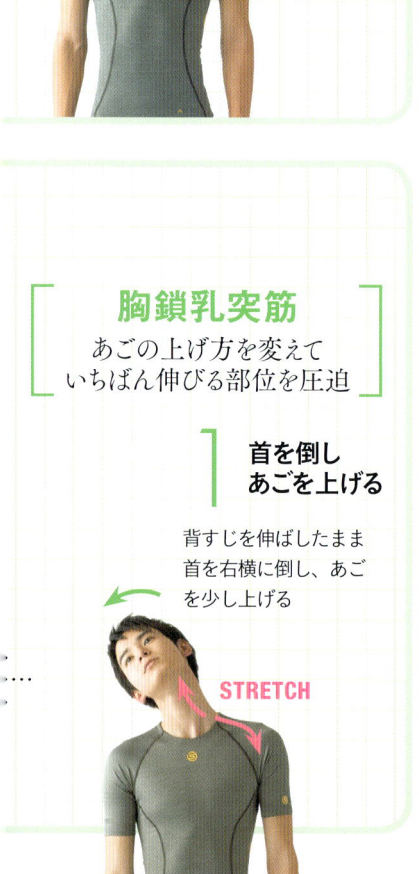

斜角筋は深部にある筋肉で、ほぐすと呼吸がラクになります。押し伸ばすと側頭部に響く痛みを感じる人もいますが、それはリリース成功のサイン。胸鎖乳突筋は、首を横に倒したときに浮き出る表層の筋肉です。どちらのリリースも首を倒したときに後頭部が痛むなら、僧帽筋《そうぼうきん》（P64参照）や頭板状筋（P66参照）を先にやりましょう。

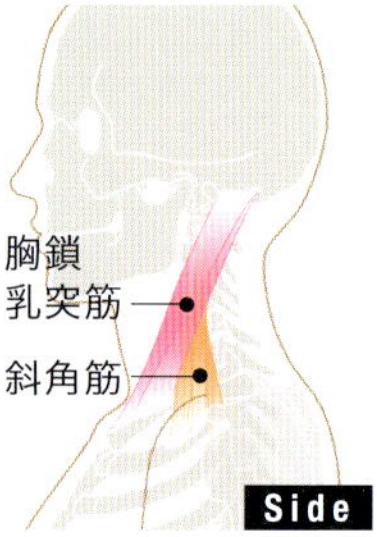

1か所
10秒程度
×
2セット

使用アイテム

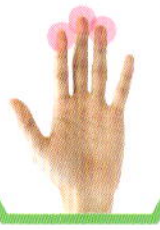

斜角筋

圧迫時に痛むほど
こっている人も多い

1 首を横に倒す

背すじを伸ばしたまま首を右横に倒す

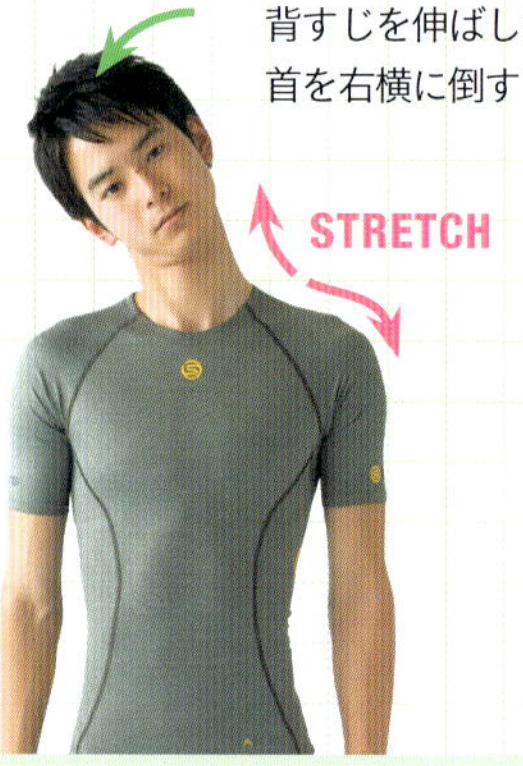

胸鎖乳突筋

あごの上げ方を変えて
いちばん伸びる部位を圧迫

1 首を倒しあごを上げる

背すじを伸ばしたまま首を右横に倒し、あごを少し上げる

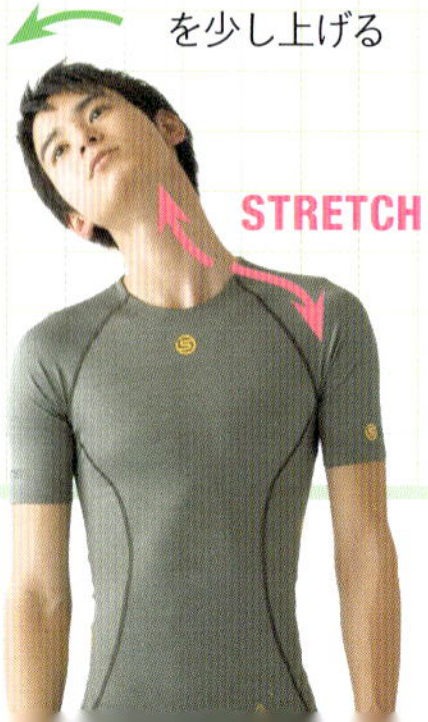

2 斜角筋を押さえる

左耳の下、頭蓋骨《ずがいこつ》のふちあたりに右手の人さし指、中指、薬指の腹を当てる

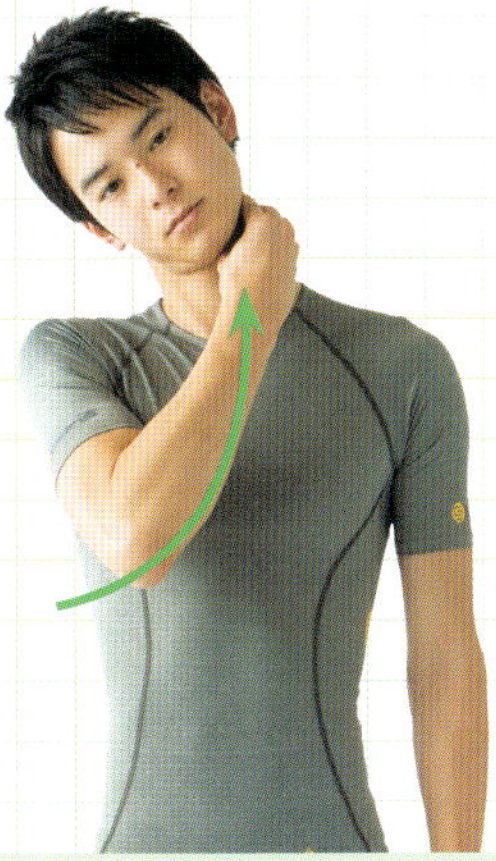

3 斜角筋の筋膜を押し伸ばす

首の伸びをいちばん感じられる位置に指を当て、圧迫しながらリリース

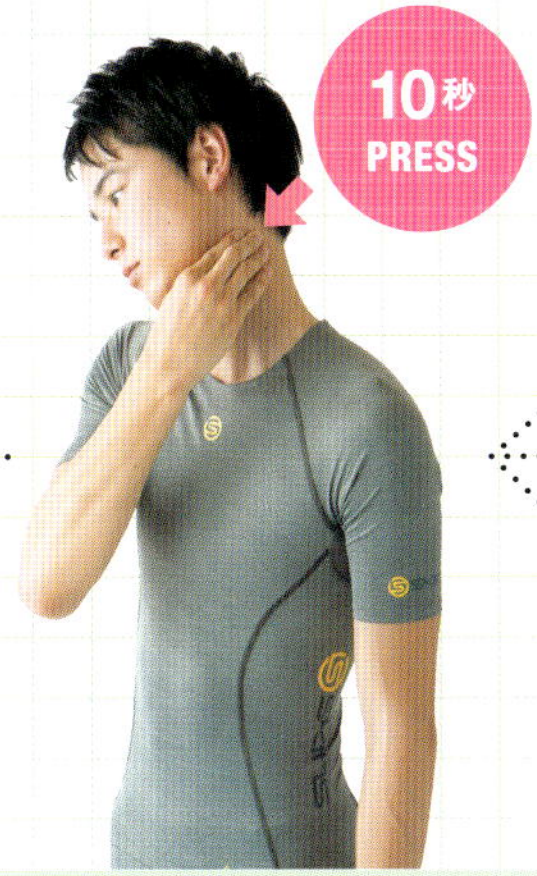

4 さらに下の筋膜を押し伸ばす

首のまんなか、鎖骨の上のふちあたり、と指の位置をずらし斜角筋全体を圧迫する。反対側も同様に

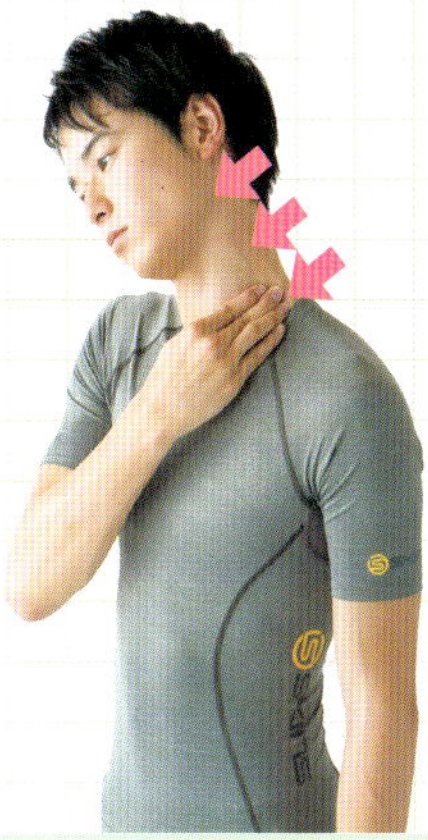

2 胸鎖乳突筋を押さえる

左耳の下、頭蓋骨のふちあたりに、右手の人さし指、中指、薬指の腹を当てる

POINT
首を横に倒すと斜角筋、あごを少々上げると胸鎖乳突筋エリアの筋膜をリリースできる

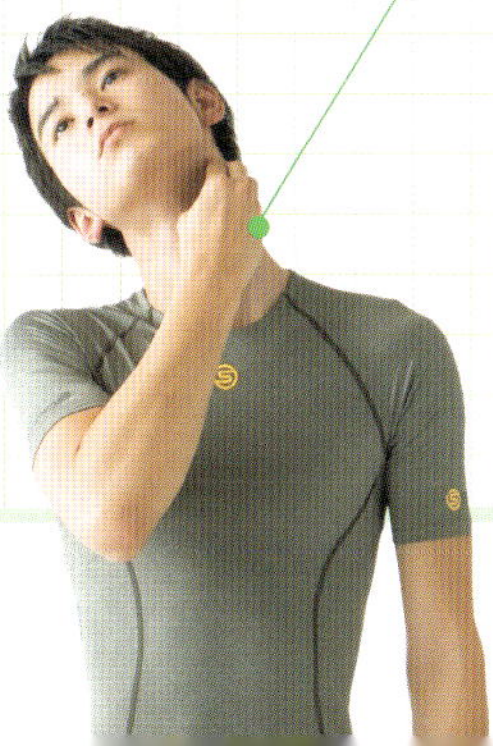

3 首の斜め前の筋膜を押し伸ばす

2より下、首の伸びをいちばん感じるところに指を当てて圧迫し、リリースする

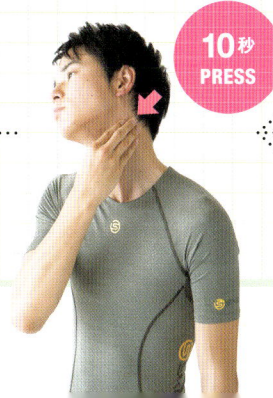

4 さらに下の筋膜を押し伸ばす

首のまんなか、鎖骨の上のふちあたり、と全体を圧迫しリリースする。反対側も同様に

POINT
肩にある僧帽筋の筋膜が硬い人はそちらの伸びを感じられることも。先にそこを押し伸ばすと、よりしっかりリリースできる

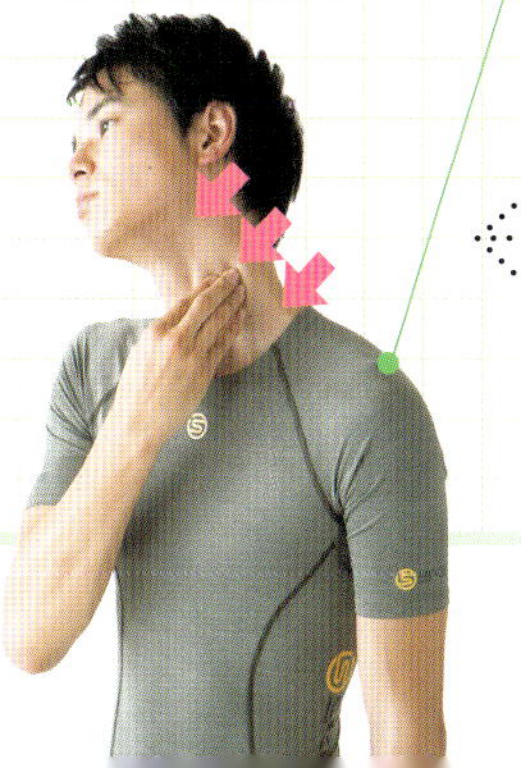

症状別
2

首背面の痛み

【頭《とう》・頸《けい》最長筋《さいちょうきん》、僧帽筋《そうぼうきん》上部】

首の背面を、表層部の僧帽筋からじわじわとリリースするのが効果的です。頭・頸最長筋は脊柱起《せきちゅうき》立筋群《りっきんぐん》のひとつで、首から背中のまんなかに位置。背骨を立てる、曲げる、回す動きではたらき、姿勢の維持でも筋膜に負担がかかるため、こりや痛みの原因に。頭と首の境目、首の中心部に響く痛みが出ると、よくほぐれます。

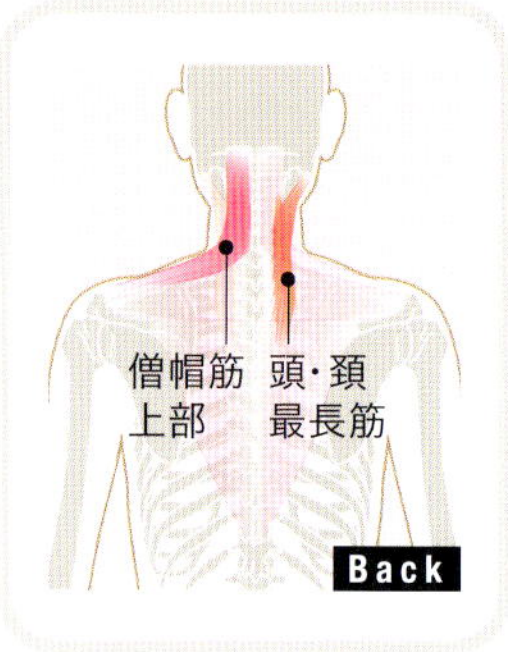

POINT

連結テニスボールを使う場合、頸椎をはさむように当てて 1 〜 3 をおこなう

1 首の後ろの筋膜を押し伸ばす

あお向けになり、両ひざは立てる。巻きタオルを、肩には当たらず天井を向くとあごが上がる位置に置いて頭の重みを乗せる

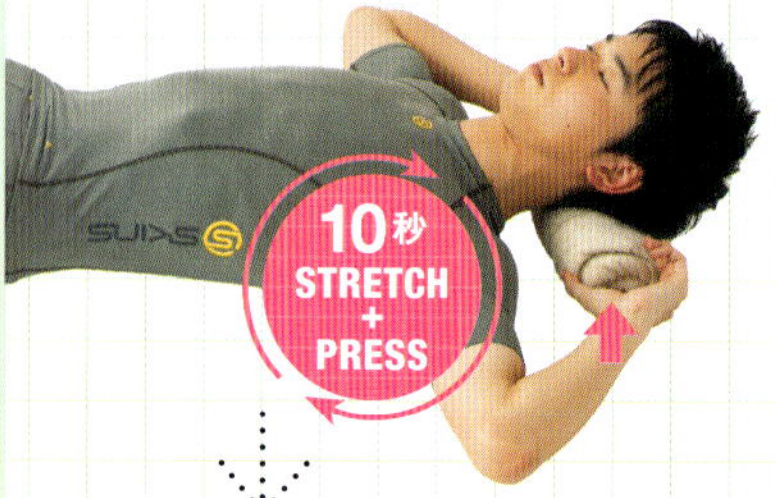

2 さらに広範囲に筋膜を押し伸ばす

顔を左右 45° に振り、伸びを感じるところで頭の重みをタオルに乗せてリリース

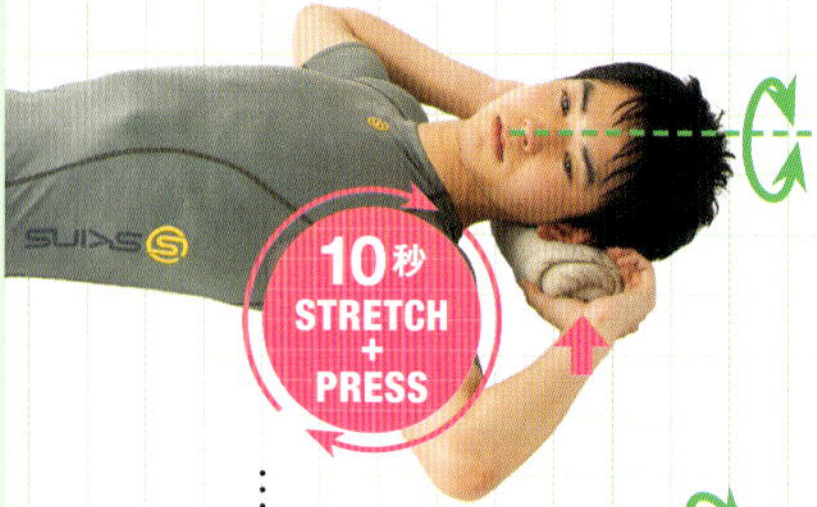

3 少し上の筋膜を押し伸ばす

巻きタオルを上にずらしながら、頭と首の境目まで 1 〜 2 をおこなう

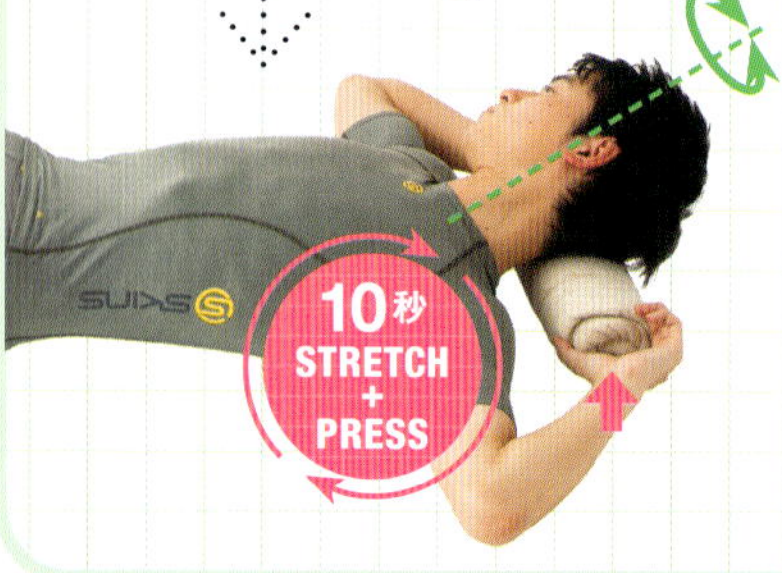

1か所
10秒程度
×
2セット

使用アイテム
巻きタオル
（連結テニスボール）

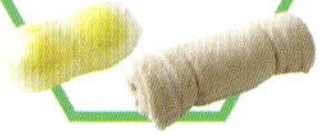

症状別
3

寝違えやすい

［肩甲挙筋《けんこうきょきん》］

突然、首から肩に激痛が走り動かせなくなるこの症状の場合、首から肩甲骨を覆う肩甲挙筋あたりの筋膜にトラブルが発生します。肩甲骨をできるだけ左右に開き、首と肩甲骨の間隔を引き離すことでしっかり押し伸ばしましょう。トリガーポイントをうまく刺激できると、こめかみに響く痛みを感じられ、よくほぐれます。

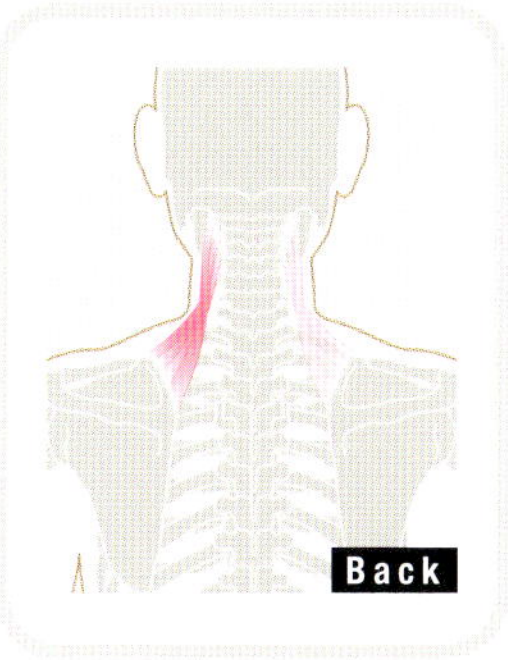

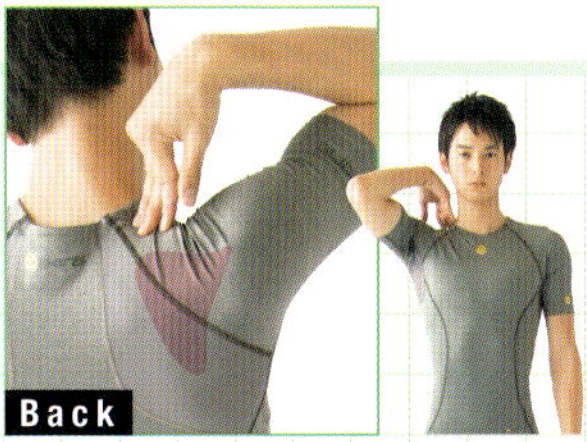

STAND BY

右腕を上げて肩甲骨の内上角を指で押さえる

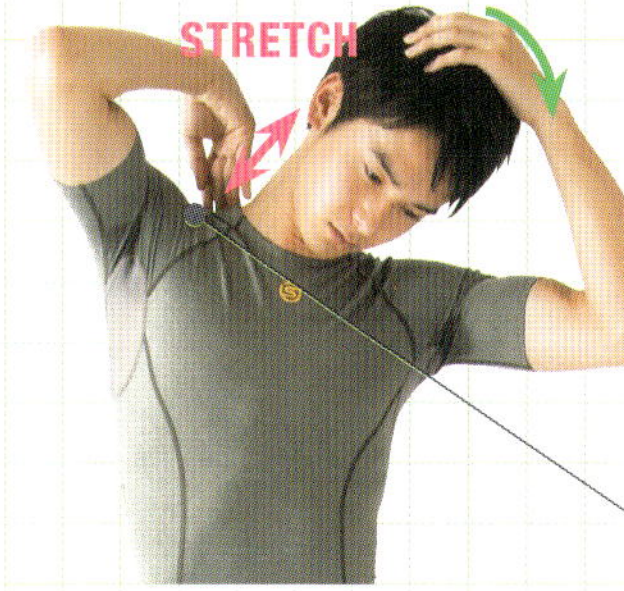

1 首の斜め後ろを伸ばす

姿勢を正したまま、左手で頭を押さえて前に倒す

✕ NG

ひじが下がらないように。下がると肩甲骨を押さえられない

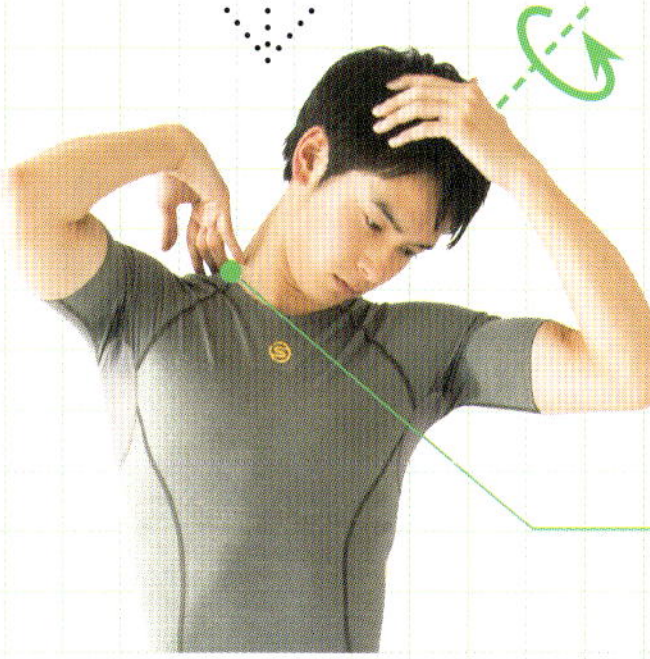

2 肩甲挙筋の筋膜を伸ばす

口を左肩に近づけるように顔を左側にひねる

POINT

首の角度を少しずつ変え、いちばん伸びるポイントを探る。最後にもう一度、肩甲骨を押し込むと効果的

3 反対側も同様に

1か所
10秒程度
×
2セット

使用アイテム

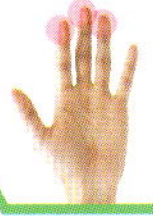

chapter 3

部位別筋膜リリースプログラム

腕・手首の痛み

腕はもともとストレスに強い特性があり
多少、酷使し続けても、痛みは出にくい傾向があります。
腕や手首だけでなく、肩甲骨周囲の筋膜もリリースし
しびれやだるさ、四十肩などを解消しましょう。

ストレスに強い腕は痛みが比較的出にくい

物を持つ、扉を押す、引き出しを引く、あるいは洗濯物を干したり体を洗ったりと、腕は誰もが毎日あらゆるシーンで使っています。それに耐えうるだけの特性があり、酷使《こくし》し続けても痛みは出にくい部位と言えるでしょう。

とはいえ日々の疲労を溜めすぎると、ほかの部位に悪影響が及びます。筋膜リリースで、気持ちよく痛みを予防していきましょう。

ここでは、腕や手首の筋膜のほか、腕の動きに関わる肩甲骨周囲の筋膜もリリースします。ふだんから上が

痛みの原因となる筋膜があるのは…

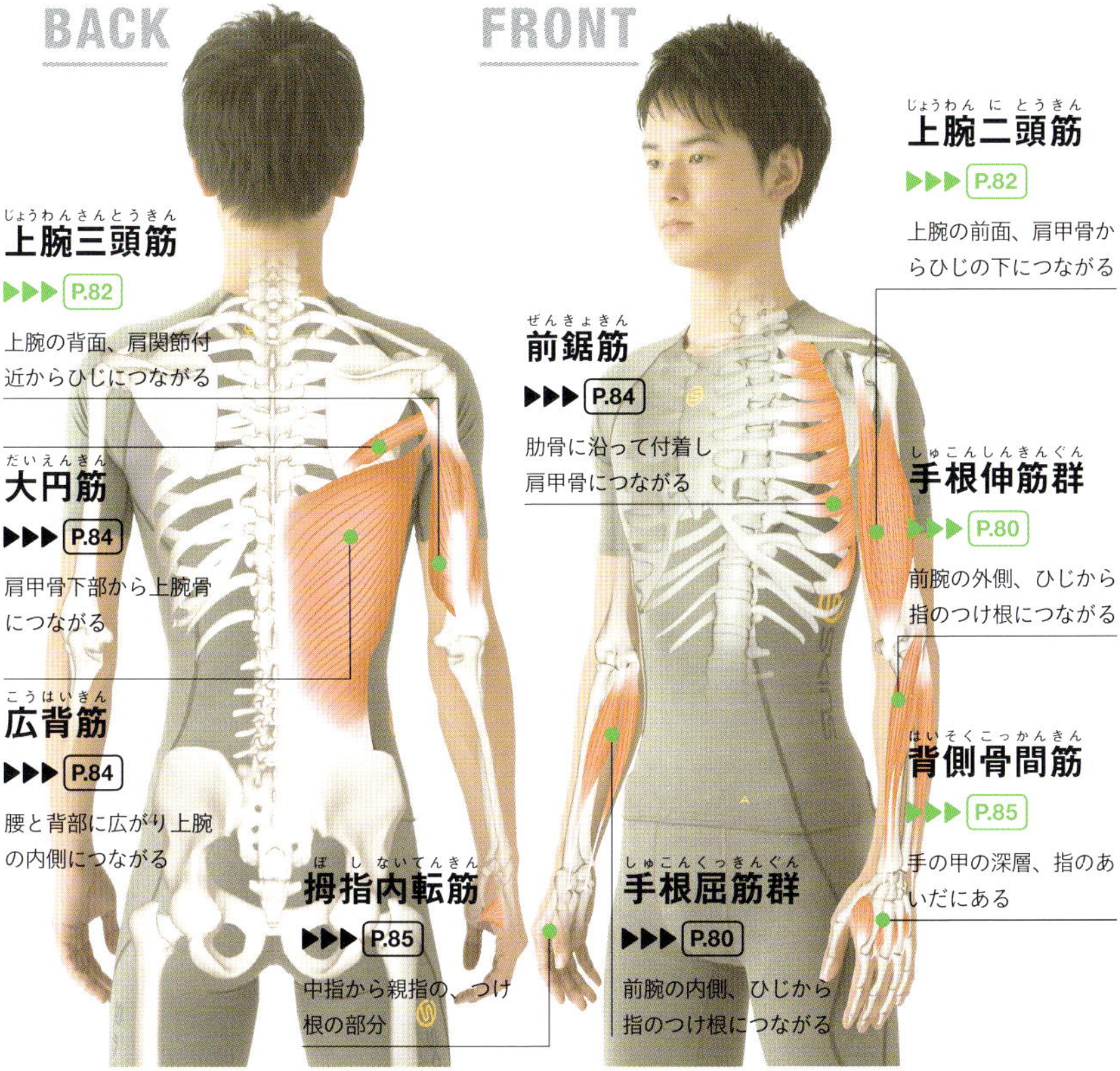

りにくいと感じていた腕も、肩まわりから軽くなり、動きにくさを軽減できるでしょう。

デスクワークで負担大の手首もリリースを

手首の構造は、腕よりも細かい筋肉、靱帯《じんたい》、関節が集まり、複雑で繊細。重だるさを感じがちなら、筋膜リリースをおこなうと不快感の軽減と痛みの予防に役立ちます。

しびれやだるさの原因には、筋膜にできたトリガーポイントのほか、神経性のものもあります。腕にかぎらず神経が傷むと筋肉の委縮や筋力の低下をともなうので、その場合は整形外科などを受診してください。

症状別
1

手首が痛い、前腕がだるい

【手根屈筋群《しゅこんくっきんぐん》、手根伸筋群《しゅこんしんきんぐん》】

1か所
10秒程度
×
2セット

使用アイテム
スプレー缶

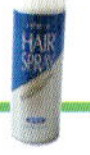

手首や前腕が、なんとなく重い・だるいと感じたら、ひじから指に付着する手根筋群の筋膜をリリースするのが効果的。重いカバンを提げて歩く人、長時間パソコン操作をする人、手先を使う裁縫など細かい作業をおこなう人は、このあたりの筋膜がねじれ固まりやすい傾向があります。痛みに発展する前にケアしましょう。

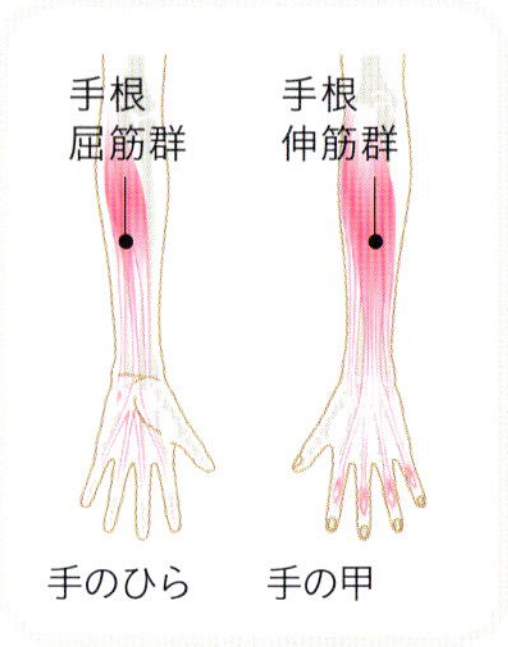

手根屈筋群

スプレー缶による圧迫で
心地よく刺激する

STAND BY

手の甲を上に向けて左腕を前に伸ばし、机と腕のあいだにスプレー缶を差し込む

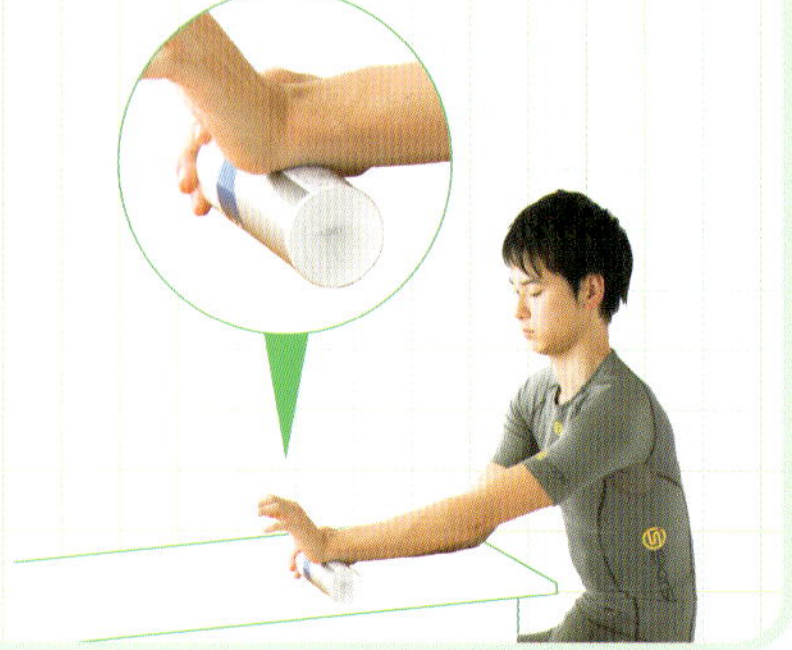

手根伸筋群

筋膜リリースとともに
ツボも刺激できる

STAND BY

左手の甲を下に向けて腕を前に伸ばし、机と腕のあいだにスプレー缶を差し込む

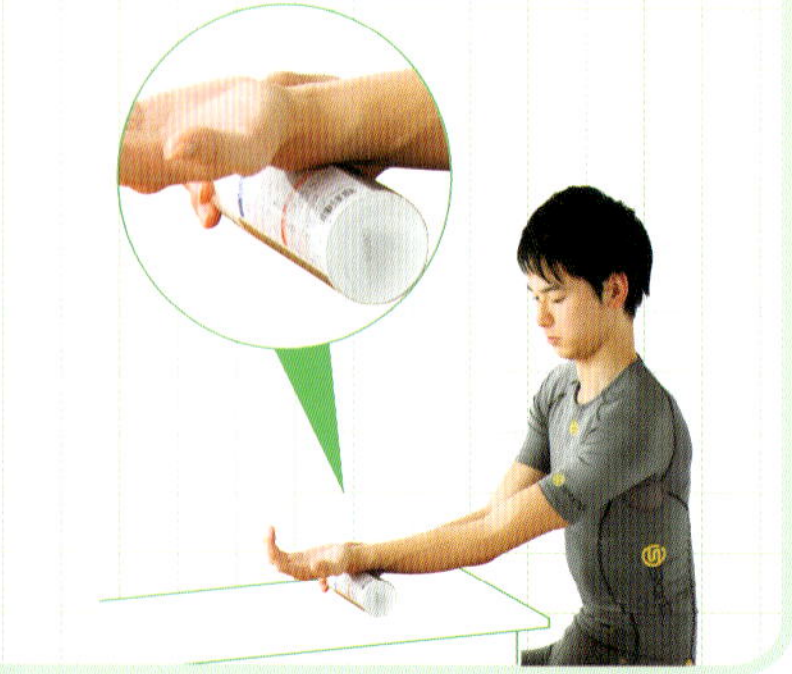

1 前腕の内側を伸ばす

右手で左手の指をつかみ、手前に引き寄せて前腕の内側を伸ばす

2 前腕の内側の筋膜を押し伸ばす

腕の重みを乗せてゆっくり缶を転がし、手首からひじにかけての筋膜をリリースする

3 もう一方の腕も同様に

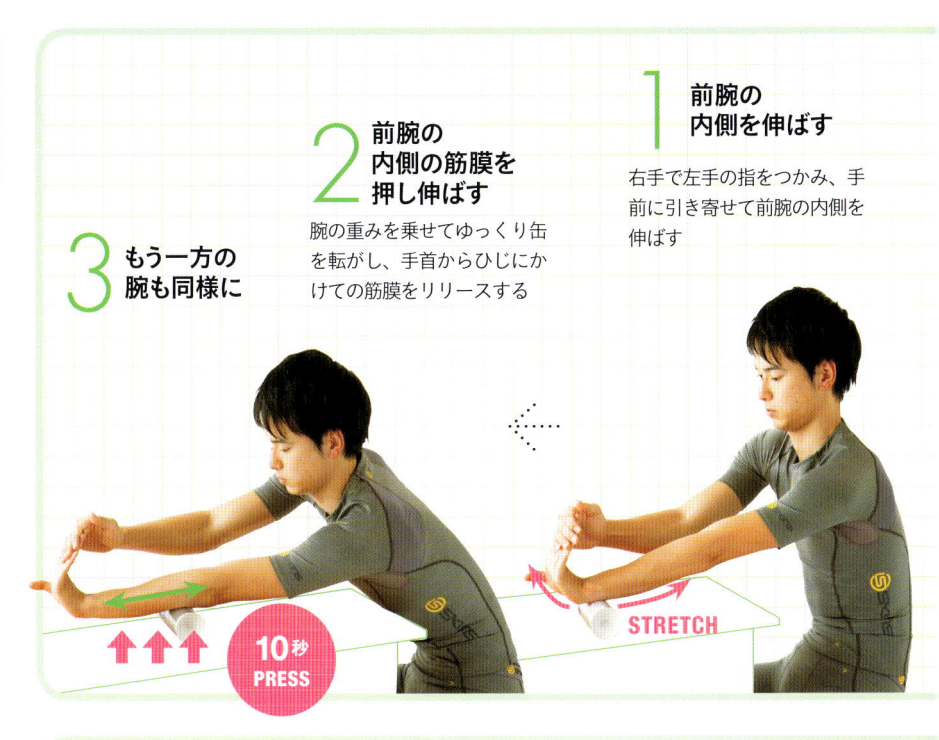

1 前腕の外側を伸ばす

右手で左手の指をつかみ、手前に引き寄せて前腕の外側を伸ばす

2 前腕の外側の筋膜を押し伸ばす

腕の重みを乗せてゆっくり缶を転がし、手首からひじにかけての筋膜をリリースする

3 もう一方の腕も同様に

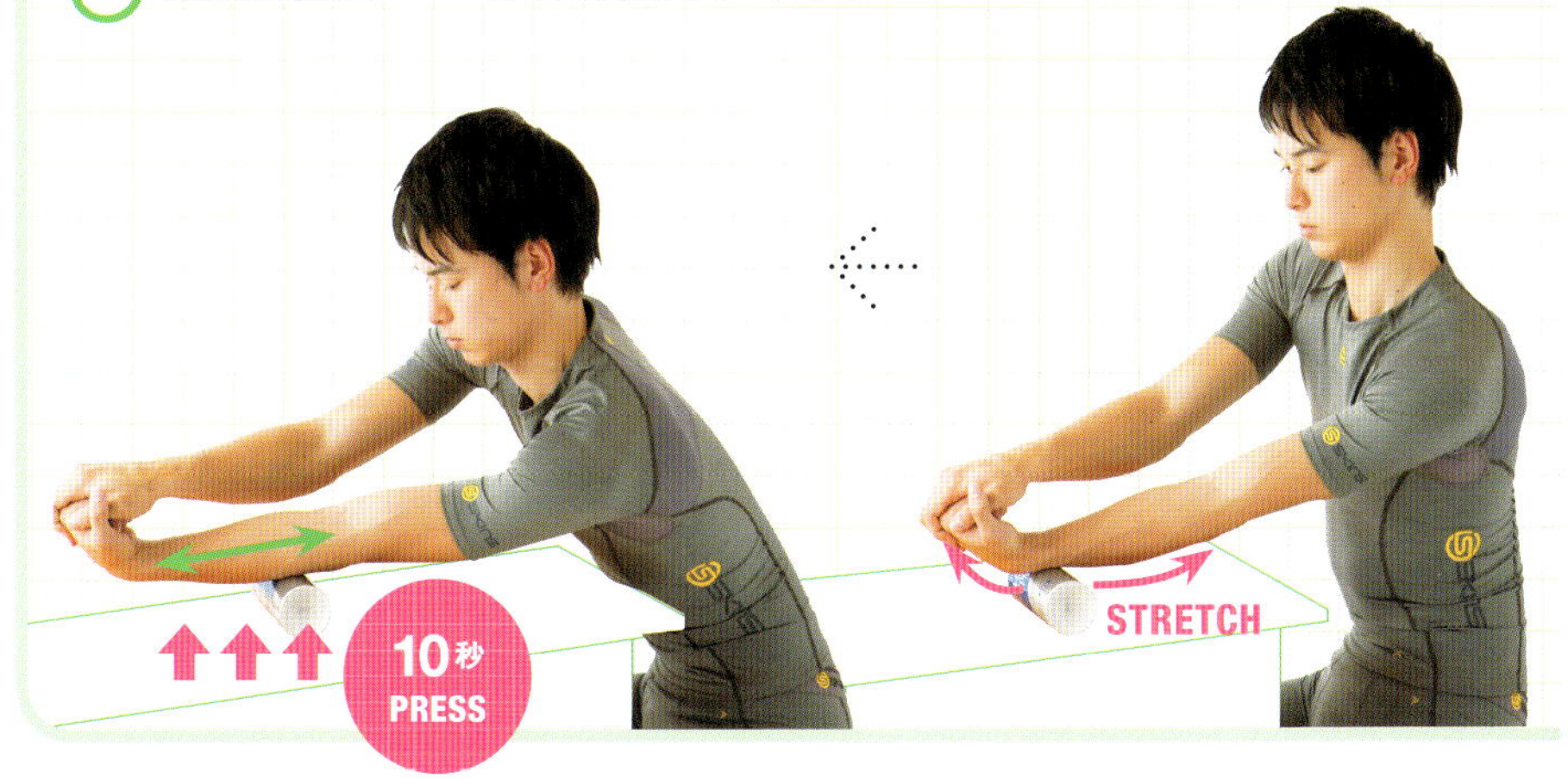

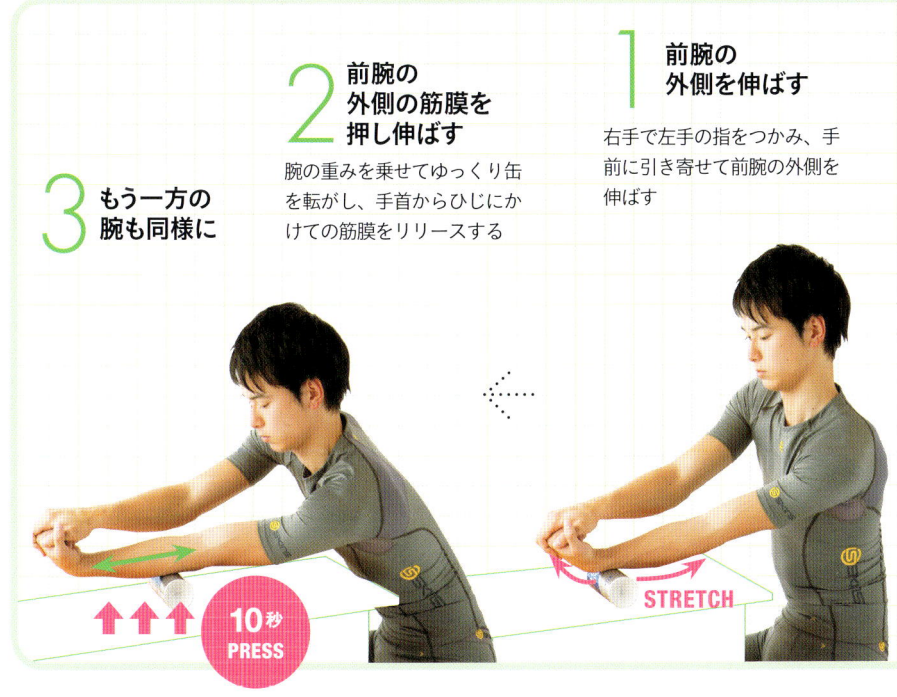

症状別 2

腕がしびれる・だるい①

[上腕《じょうわん》二頭筋《にとうきん》、上腕三頭筋《じょうわんさんとうきん》]

二の腕にある上腕二頭筋と三頭筋は、重い物を持ち上げる、子どもを抱き上げるときなどに活躍する、力強い筋肉です。それだけに酷使《こくし》もしがちで、局所的な筋膜の異常を起こしやすいため、しっかり押し伸ばしましょう。筋膜の硬縮が進んでいる人ほど、リリース時に中指や薬指までビーンとつるような感覚があります。

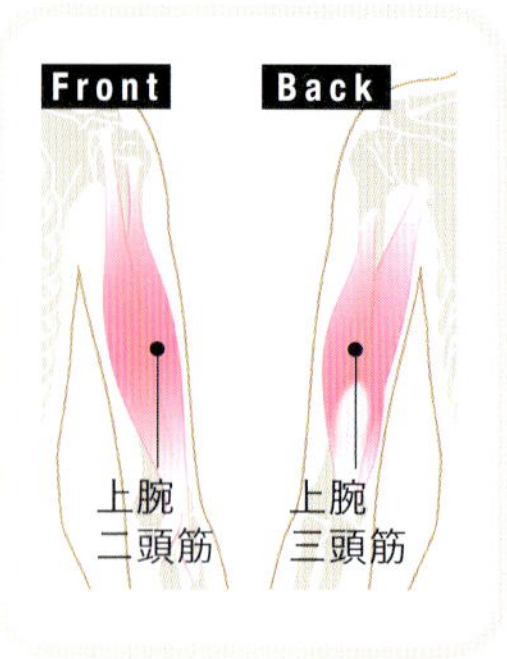

上腕二頭筋

腕を前に押し出すようにして筋膜をしっかり伸ばす

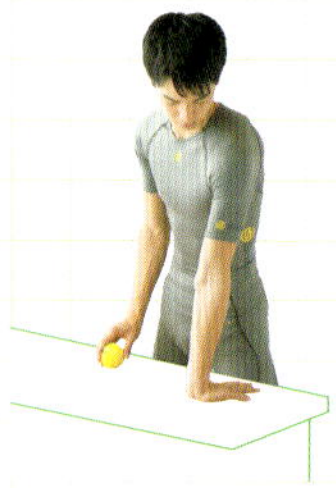

STAND BY

左腕を伸ばしたまま、手のひらを机につく

1 上腕二頭筋を伸ばす

左腕の、力こぶのできる部分(上腕二頭筋)を伸ばす

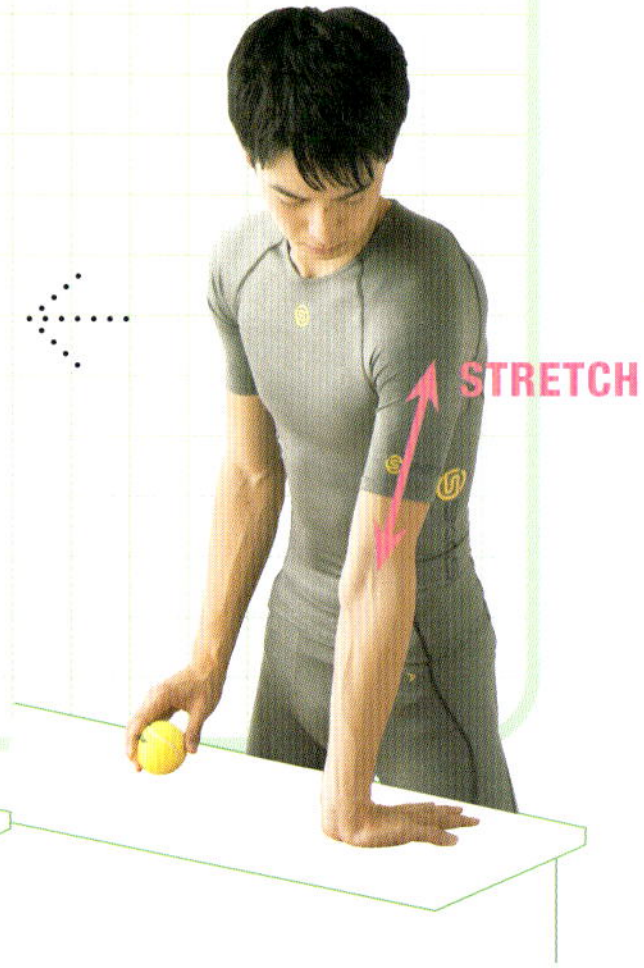

2 上腕二頭筋の筋膜を押し伸ばす

左腕の内側にテニスボールを当てる。ひじの高さから腕のつけ根まで、ボールを押しつけながらゆっくり転がして筋膜をリリースする

10秒 PRESS

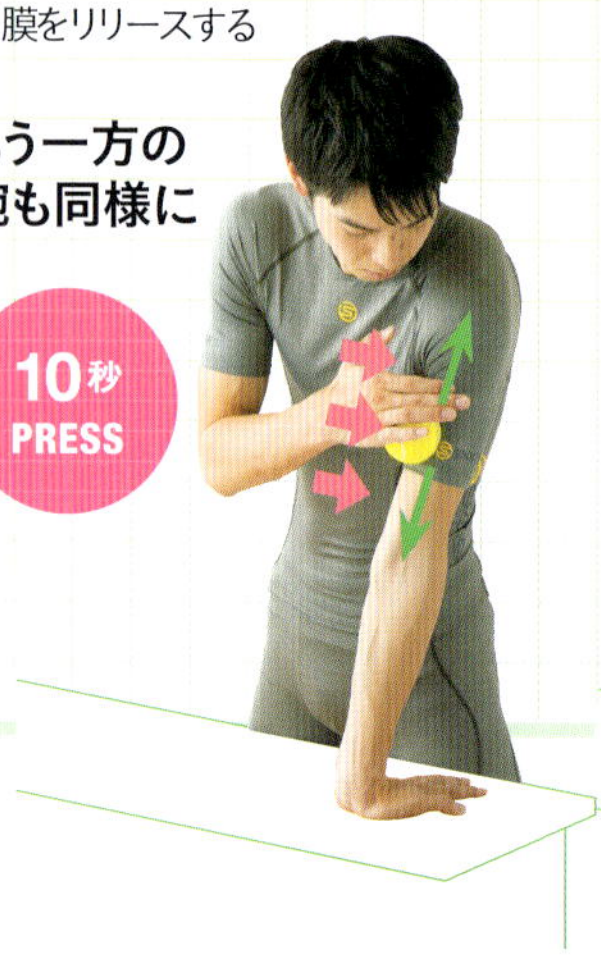

3 もう一方の腕も同様に

1か所
10秒程度
×
2セット

使用アイテム
テニスボール
+
スプレー缶

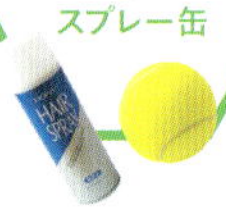

上腕三頭筋

意外とこっているので
気持ちよくリリースを！

STAND BY

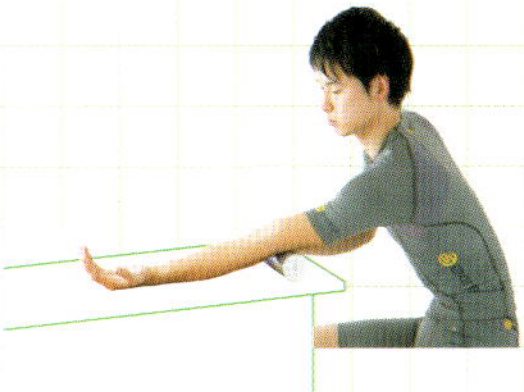

手のひらを上に向け、机の上で左腕を前に伸ばす。机と二の腕のあいだにスプレー缶を差し込む

1 上腕三頭筋の筋膜を押し伸ばす

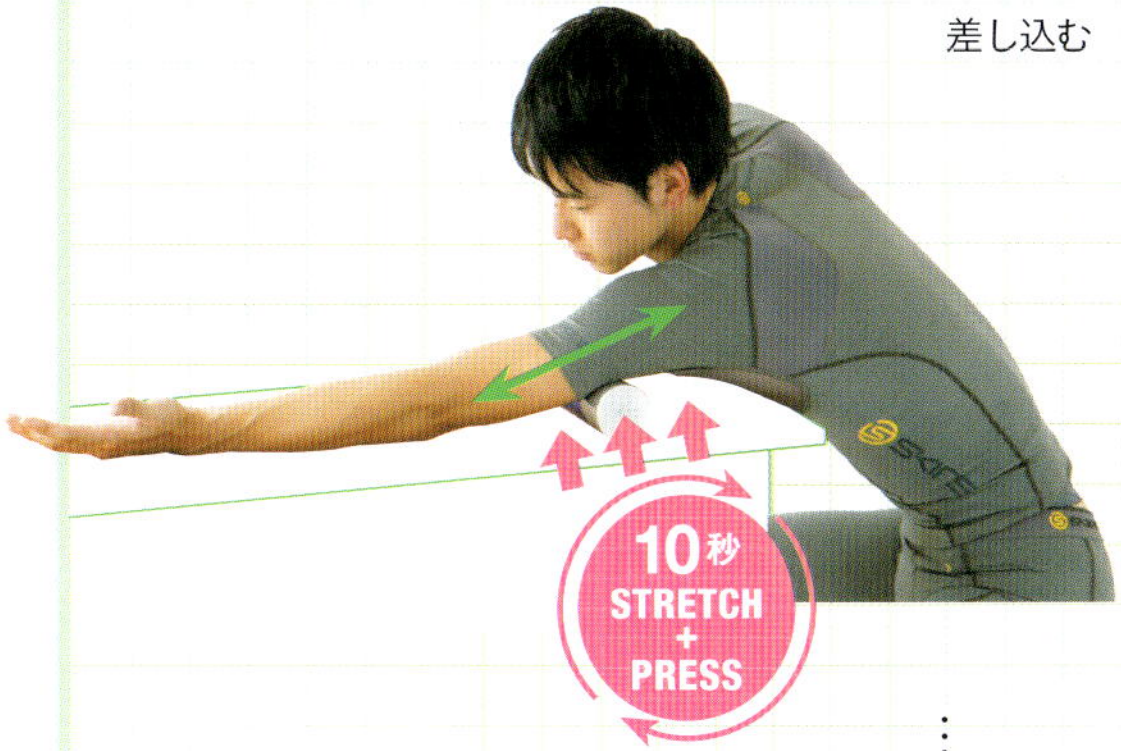

腕の重みを乗せてゆっくりと缶を転がし、わきの下からひじにかけての筋膜をリリースする

2 より広範囲の筋膜を押し伸ばす

POINT
筋膜にトラブルが生じていると、手首を回したときに中指や薬指まで響く感覚がある

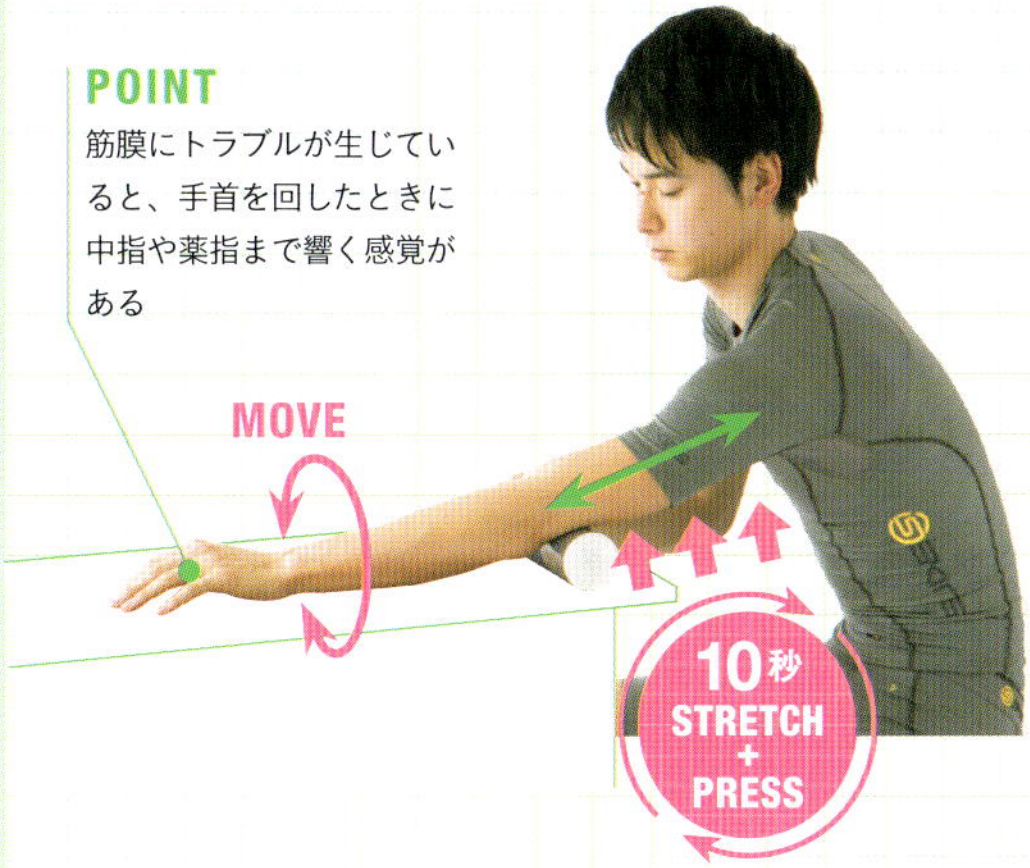

手首を左右に回旋させ、それぞれ1と同様の範囲をリリースする

3 もう一方の腕も同様に

症状別
2

腕がしびれる・だるい②

【広背筋《こうはいきん》、前鋸筋《ぜんきょきん》、大円筋《だいえんきん》】

腕を大きく動かす習慣がないと、肩甲骨の周辺や肩の血流が減ってこりにつながり、筋膜で隣接する二の腕にも影響が広がります。肩甲骨の動きに関わる、広背筋、前鋸筋、大円筋などが付着する背面の筋膜をリリースしましょう。上腕《じょうわん》二頭筋《にとうきん》と三頭筋《さんとうきん》（P82参照）をセットでおこなうと、腕の疲れが驚くほど軽くなるはずです。

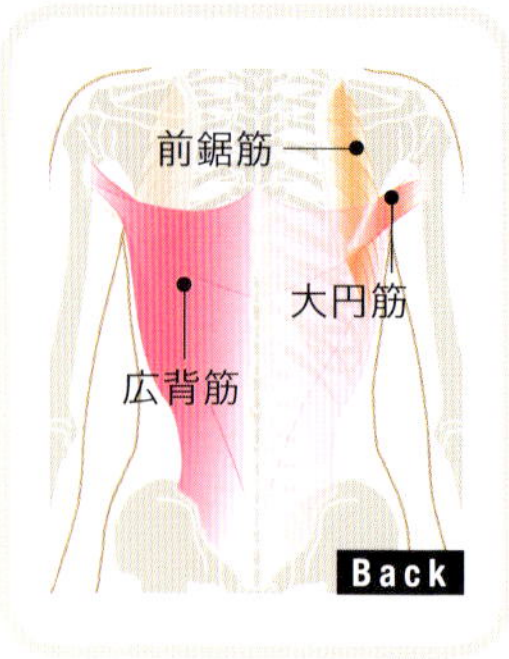

1か所
10秒程度
×
2セット

使用アイテム

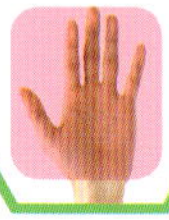

1 高い位置に手をつく

壁を横にして立ち、左腕を上げて壁に手をつく

2 体の側面を押さえる

伸びている実感のある肋骨周辺を、右手のひらで押さえる

3 体の側面の筋膜を押し伸ばす

壁に寄りかかり、腕からわきを伸ばして全体の筋膜をリリース。反対側も同様に

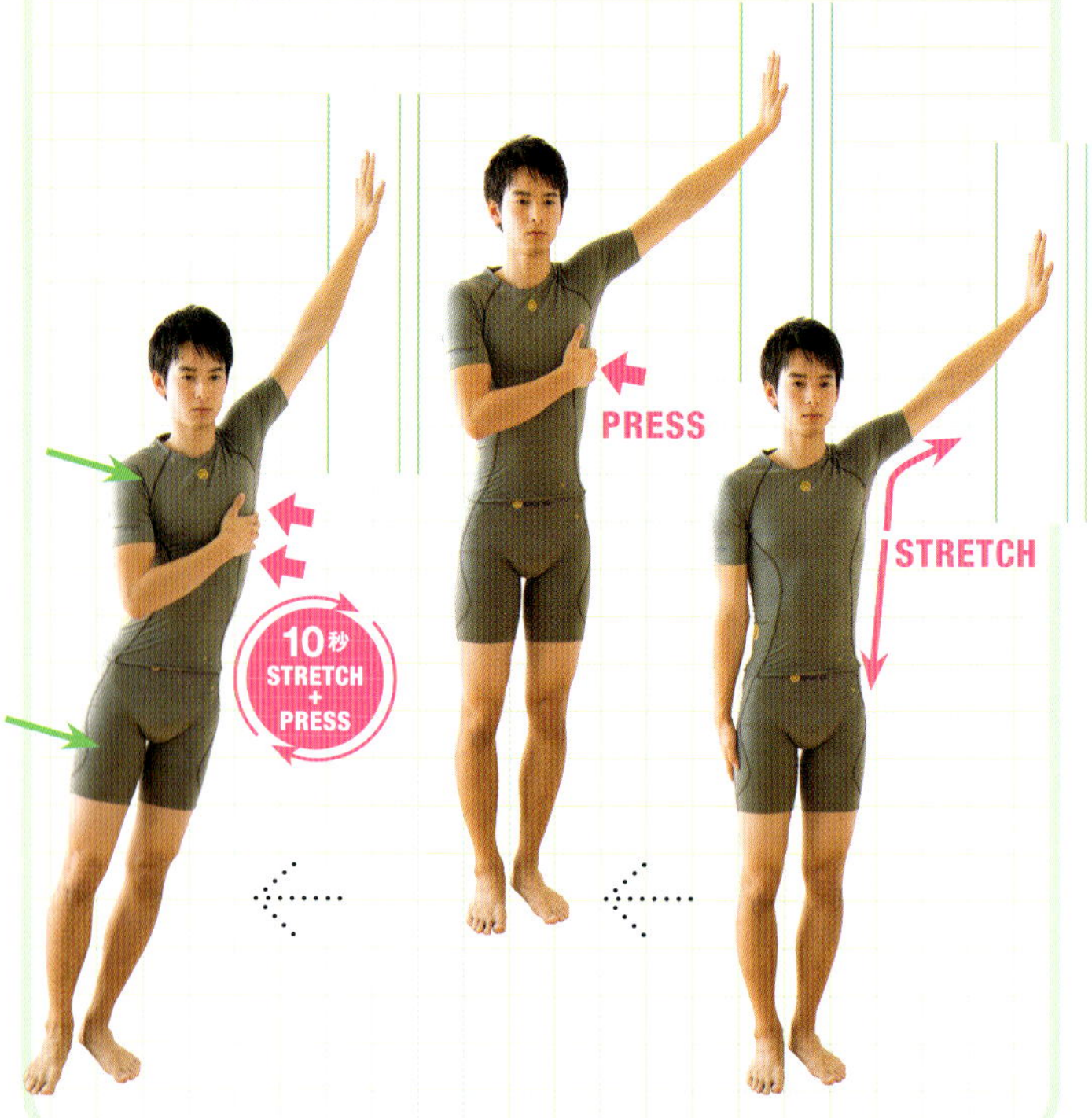

症状別 3

指の痛み、指の腱鞘炎

［背側骨間筋《はいそくこっかんきん》、拇指内転筋《ぼしないてんきん》］

40代や50代の女性に多い「ばね指」とも呼ばれる、この症状。炊事や洗濯など、水仕事による冷えが原因とも考えられています。手の甲や手のひらにある骨のあいだの筋膜を押し伸ばし、血流を効率よくスムーズにしてトリガーポイントを解消しましょう。ツボ押し棒を使うと、力の弱い人でも適度に刺激できます。

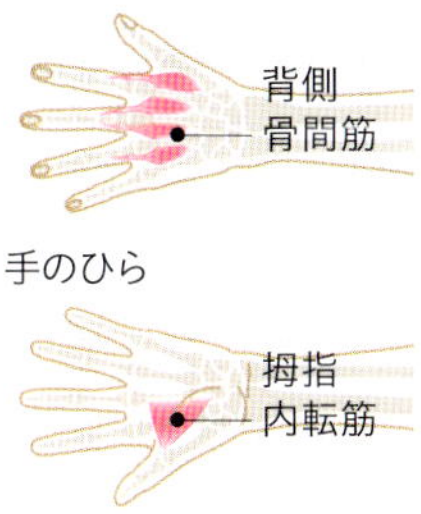

1か所
10秒程度
×
2セット

使用アイテム
テニスボール

背側骨間筋

指のあいだの筋膜は
指の腹でていねいにリリース

STAND BY

左手のひらを机につく

1 指骨間の筋膜を押し伸ばす

指の骨と骨のあいだに指先を入れ骨に沿って軽く押していく。指の骨のあいだの４か所すべてを押しさする

2 もう一方の手も同様に

NG つめの跡がつくほど強く押すと、皮膚に傷がつく

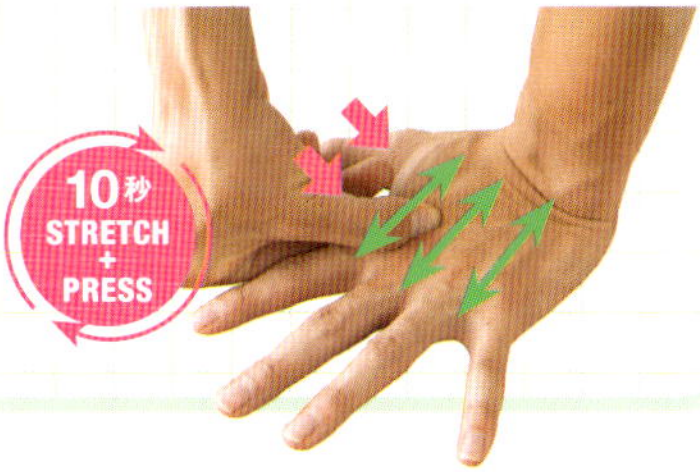

拇指内転筋

拇指球のふくらみを
ボールでじんわりほぐす

1 親指のつけ根あたりの筋膜を押し伸ばす

左腕を伸ばし、親指のつけ根をボールに乗せて体重をかける。ボールをゆっくり転がしながら、手のひら全体の筋膜をリリースする

2 もう一方の手も同様に

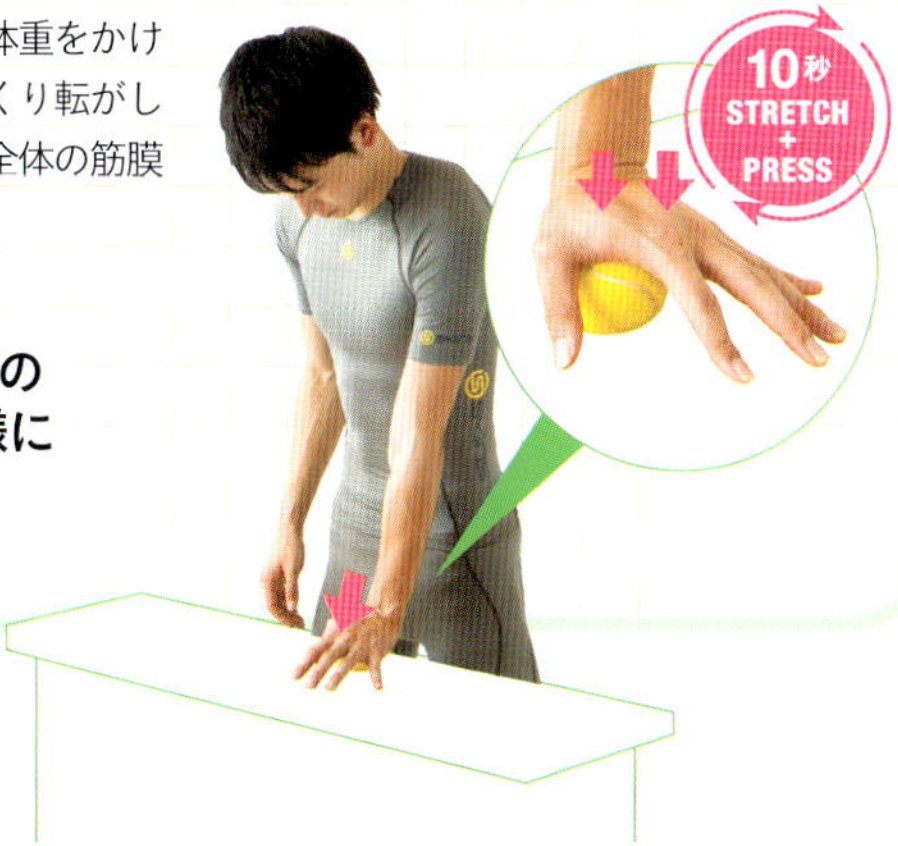

chapter 3

部位別筋膜リリースプログラム

胸・背中の痛み

腕や首の動きに関わる大きな筋肉に覆われた胸や背中は
多くの関節を筋肉がまたぎ、腕や首を動かすたびに伸縮します。
どちらの部位も特定の動きをくり返すので
負担が集中しやすく筋膜も硬縮しがちです。

腕や首を動かすたびに筋膜にも負担がかかる

胸や背中の痛みに関わるのは、体幹部でも上のほうのエリア。腕や首の動きに関与する、大きな筋肉に覆われています。

ここは体の中で最も大きな筋肉、僧帽筋や広背筋に覆われています。ともに体の表面近くにあり、首や肩、肩甲骨など、たくさんの関節をまたいでいます。そのため、腕や首を動かすたびに筋肉や筋膜などが伸縮。動きが多いため負担がかかりやすく、筋膜の硬縮も生じやすいのです。

しかも頭蓋骨《ずがいこつ》と首を通り、姿勢維持に関係の深い体の屋台骨、脊椎《せきつい》が

✚痛みの原因となる筋膜があるのは…

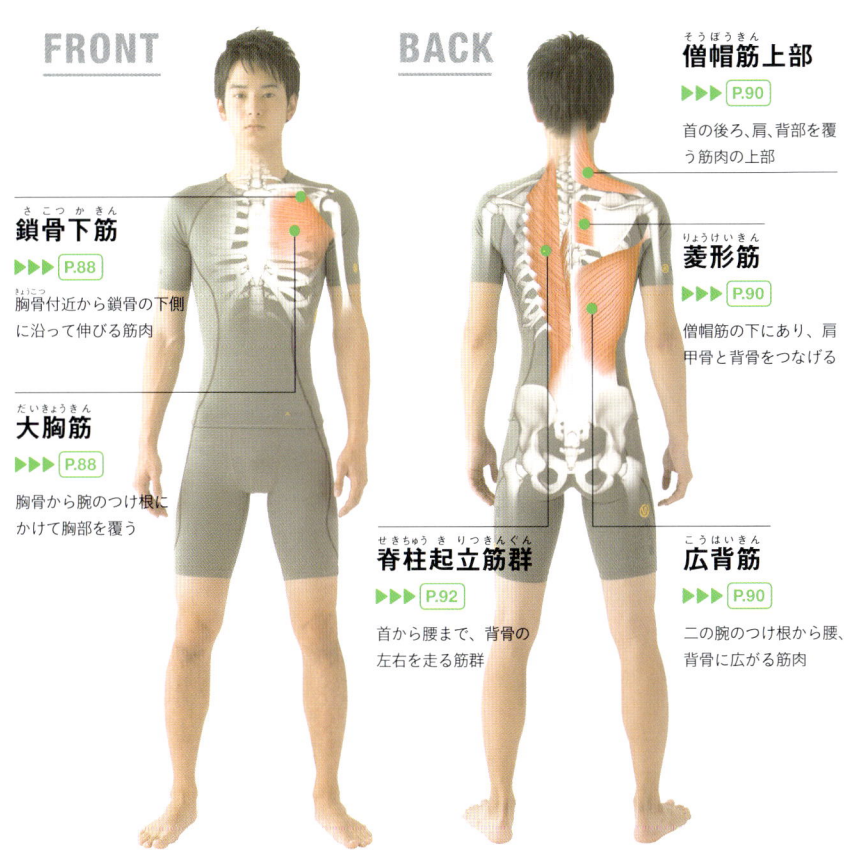

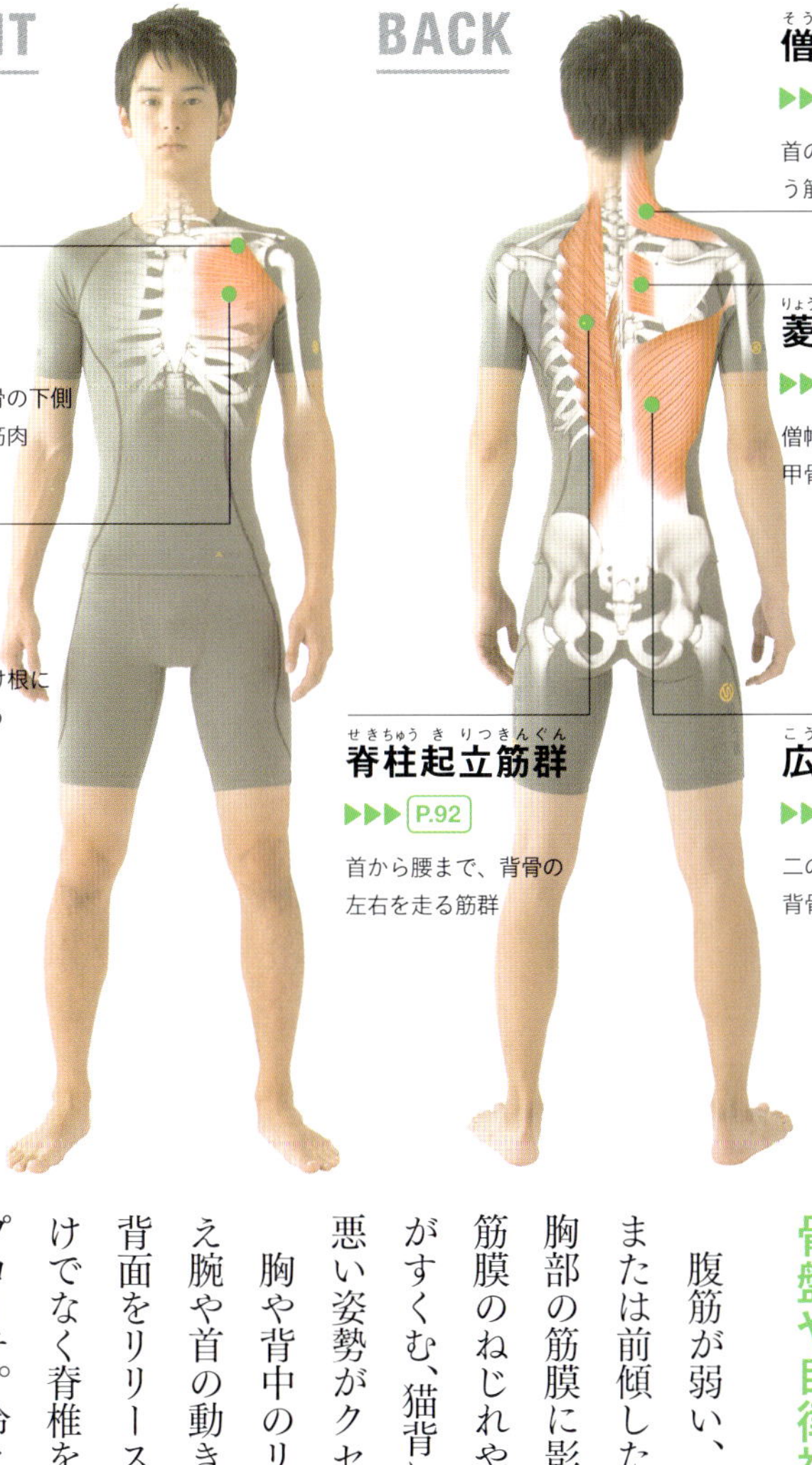

あります。

動作がスムーズになり骨盤や自律神経を整える

腹筋が弱い、あるいは骨盤が後傾または前傾した人も、脊柱《せきちゅう》を介して胸部の筋膜に影響します。その結果、筋膜のねじれや引きつれにより、肩がすくむ、猫背になる、腰が反るなど悪い姿勢がクセになります。

胸や背中のリリースは、姿勢を整え腕や首の動きを改善します。また、背面をリリースすることで、表層だけでなく脊椎を通る自律神経にもアプローチ。冷えや体の痛み、睡眠不足など、さまざまな悩みの緩和にも役立つでしょう。

症状別
1

胸のこり

【鎖骨下筋《さこつかきん》、大胸筋《だいきょうきん》】

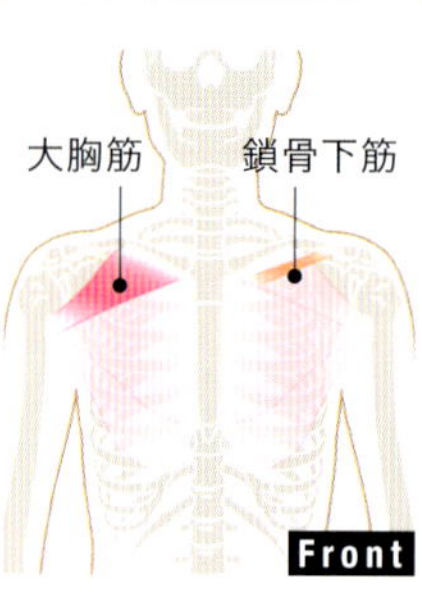

知らないうちに意外とこっているのが胸です。猫背の人は、肩甲骨が左右に広がり(外転)手前に巻き込む(挙上)のですが、このとき胸が縮まります。これが続くとこり固まって短縮性の硬縮が生じるのです。圧迫しにくい部位なので、鎖骨に近い胸骨《きょうこつ》から肩にかけてテニスボールを転がすことで押し伸ばしていきます。

1か所
10秒程度
×
2セット

使用アイテム
テニスボール

鎖骨下筋

ボールがなければ
指でさするだけでもOK

STAND BY

壁を横にして立ち
左腕を伸ばして壁に手をつく

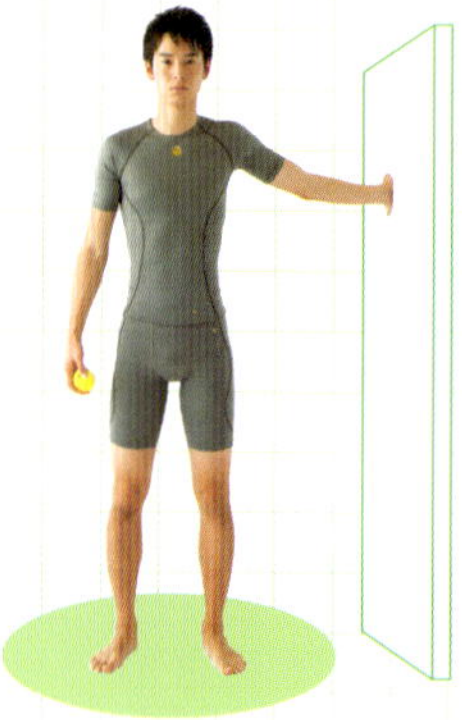

大胸筋

腕に近い部位ほど
こりやすく効果も感じやすい

STAND BY

壁を横にして立ち、腕を伸ばして壁の斜め下に手をつく

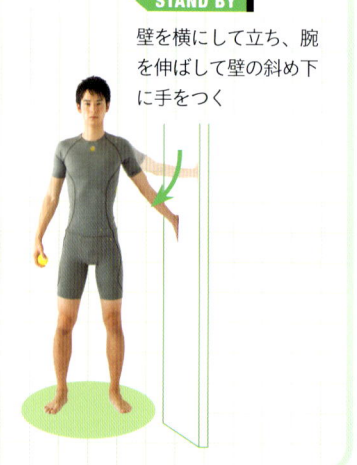

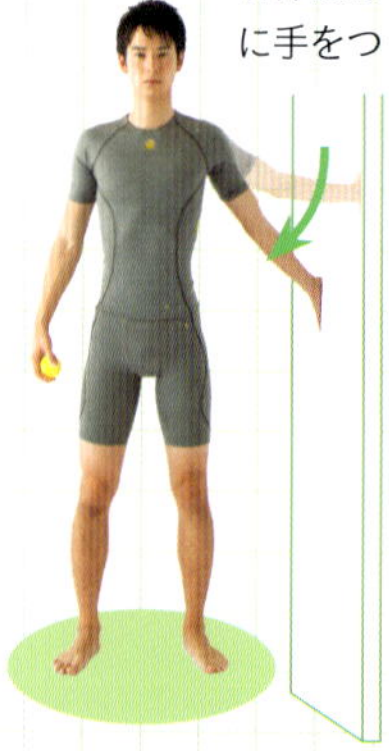

1 左胸の筋肉を伸ばす

腕の位置は変えずに上体を右にひねり、左腕のつけ根から胸までを伸ばす

2 鎖骨の下ふちにボールを当てる

左胸の上あたりが伸びているのを感じたら、左の鎖骨の下側のふちにテニスボールを押しつける

3 鎖骨下筋の筋膜を押し伸ばす

鎖骨に沿って、体の内側から外側、外側から内側へと各10秒、ボールを押し転がしてリリース。反対側も同様に

NG
体をしっかりひねらないと、腕のつけ根や胸の筋肉が伸びない

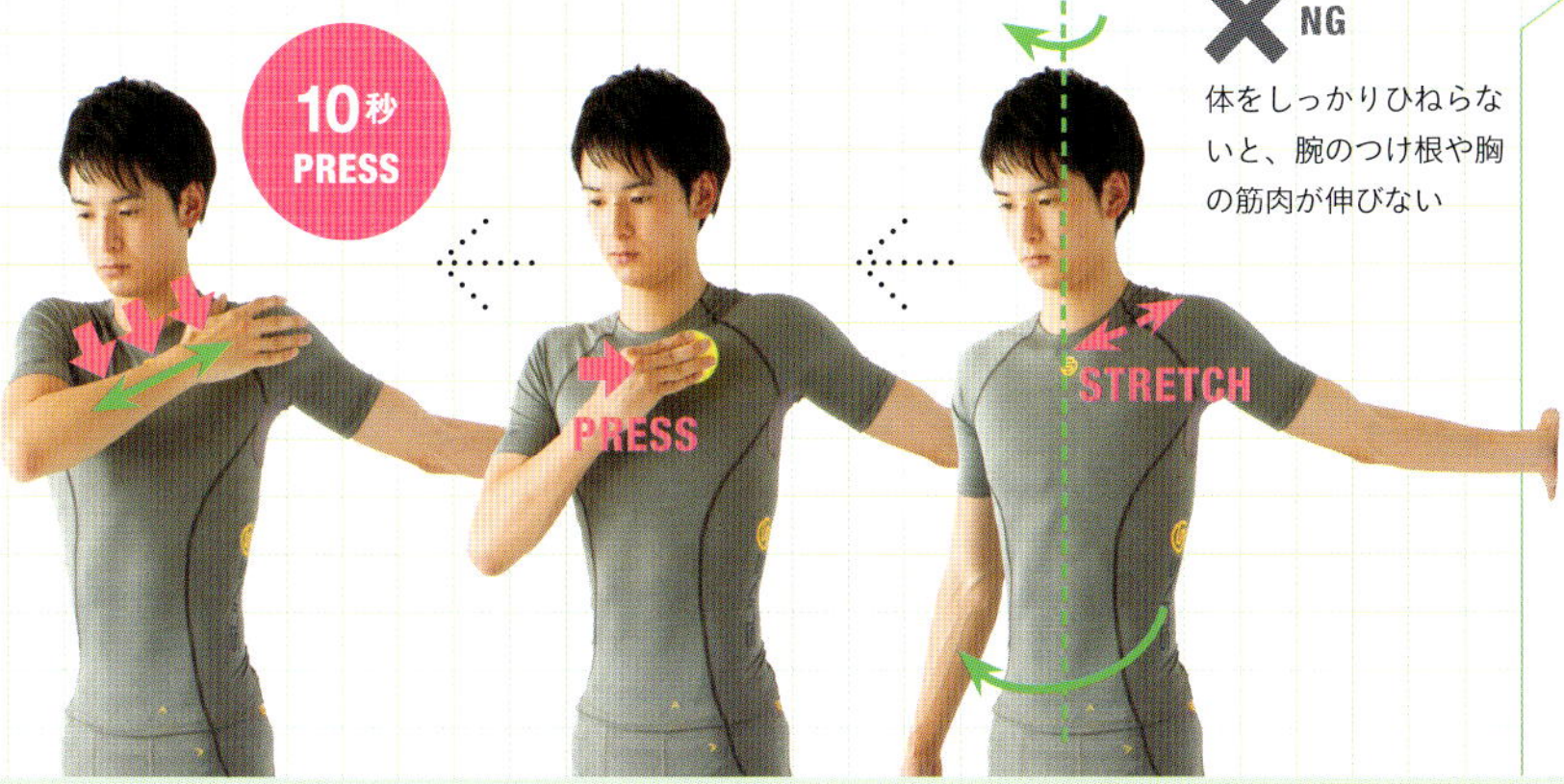

1 左胸の筋肉を伸ばす

腕の位置は変えず、上体を右にひねり左腕のつけ根から胸までを伸ばす

2 大胸筋上部にボールを当てる

左胸あたりが伸びているのを感じたら、鎖骨からボール1個ぶんほど下にボールを押しつける

3 大胸筋上部の筋膜を押し伸ばす

体の内側から外側、外側から内側と各10秒、ボールを押し転がしてリリース。反対側も同様に

POINT
大胸筋は上部・中部・下部に分かれている。肩こりの場合、上部の筋膜が硬く縮むため、その伸びを感じよう

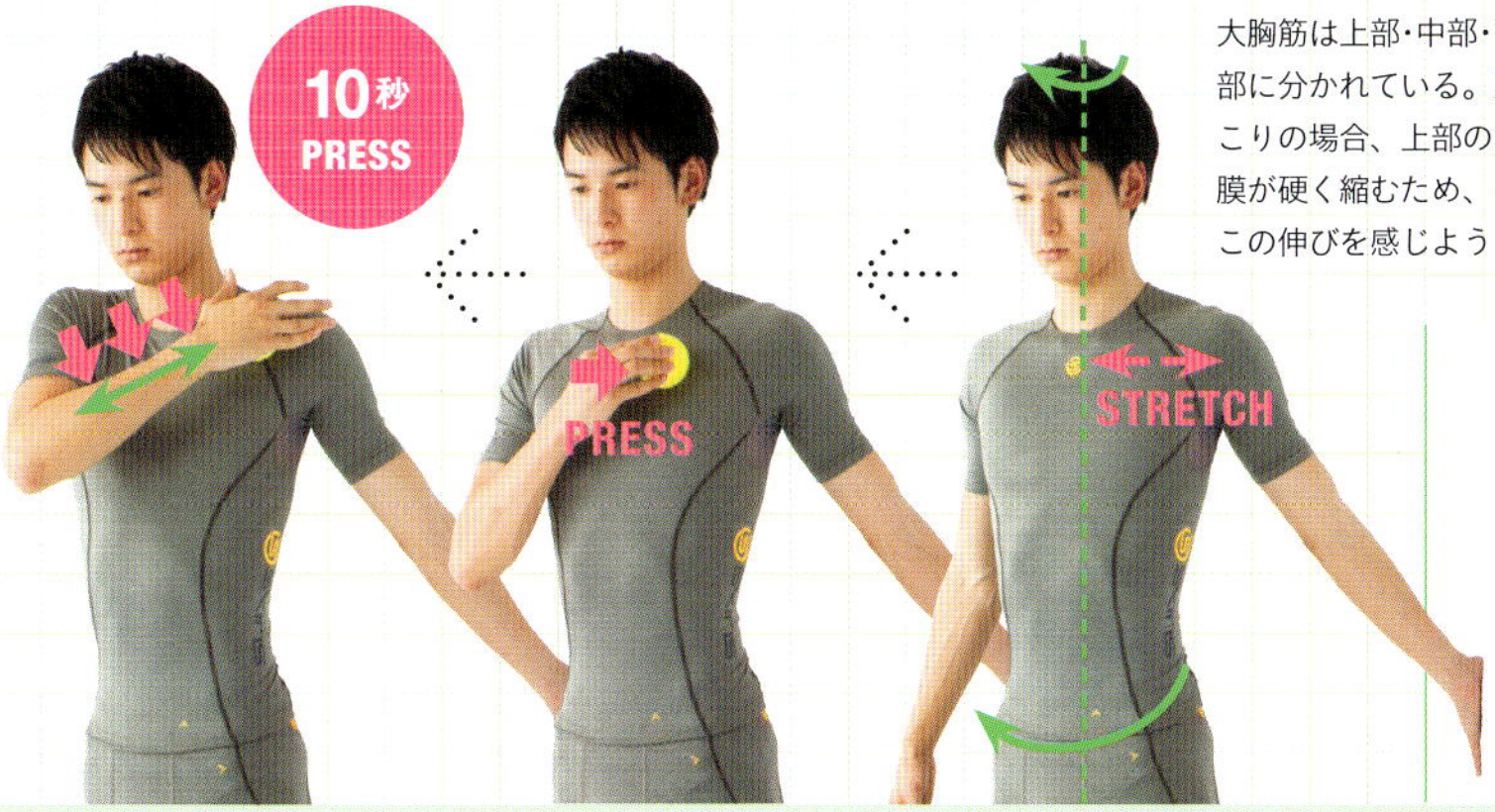

症状別
2

背中上部の痛み・こり

【僧帽筋《そうぼうきん》上部、菱形筋《りょうけいきん》、広背筋《こうはいきん》、脊柱起立筋群《せきちゅうきりつきんぐん》】

背中のこりが気になる場合、菱形筋、僧帽筋、広背筋、脊柱起立筋群を覆う上背部の筋膜をほぐします。腕を上げ胸を大きく開いて脱力を。深呼吸を続けながら、深部へ刺激を届けましょう。こりや張りが強く気持ちよさを実感できないなら、先にテニスボールでリリースを。背中の中心に広がる痛みを感じられれば、よくほぐれます。

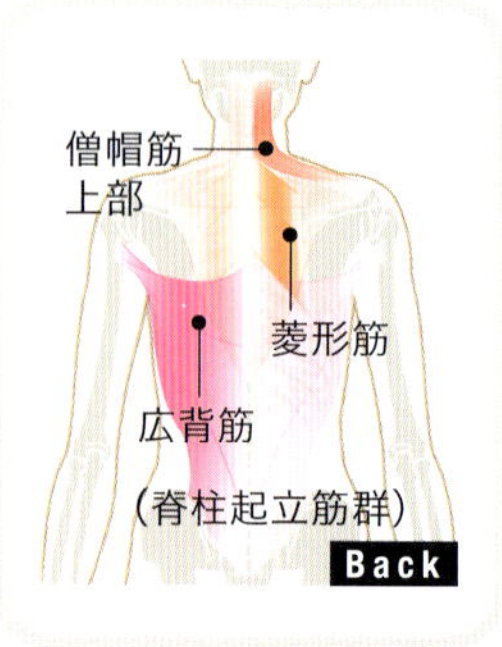

1か所
10秒程度
×
2セット

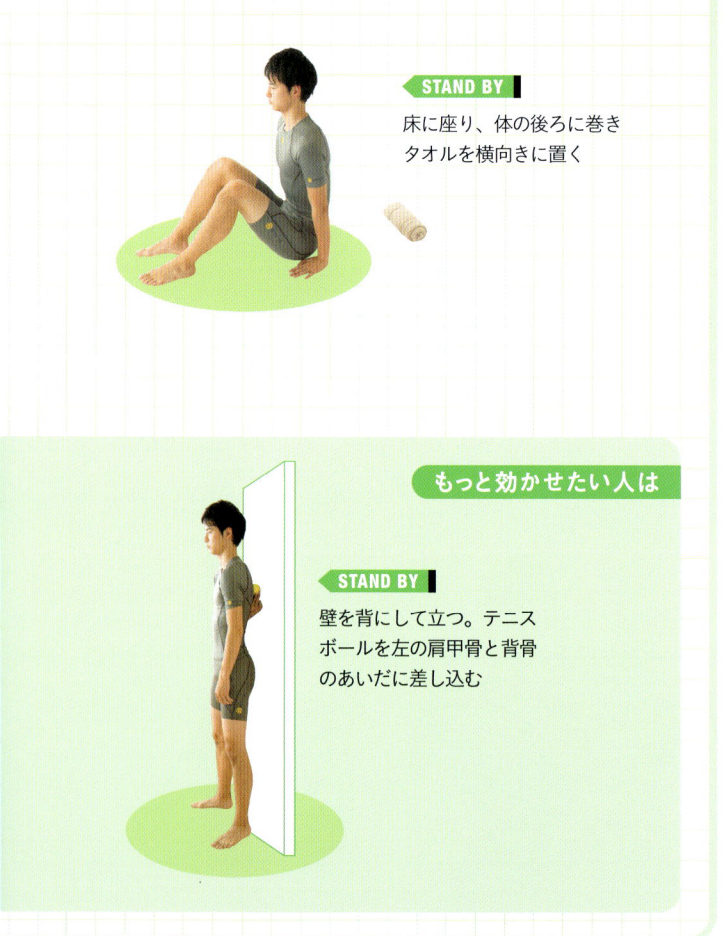

使用アイテム
テニスボール
+
巻きタオル

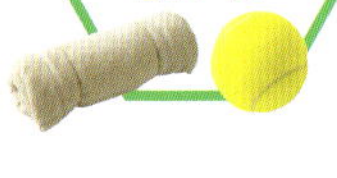

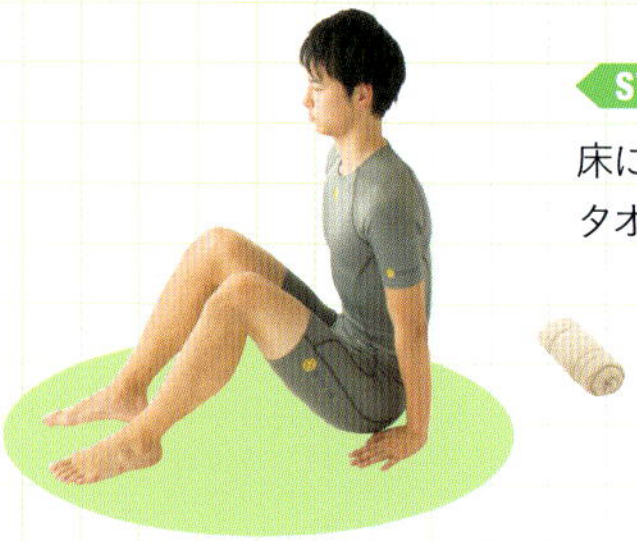

STAND BY

床に座り、体の後ろに巻きタオルを横向きに置く

もっと効かせたい人は

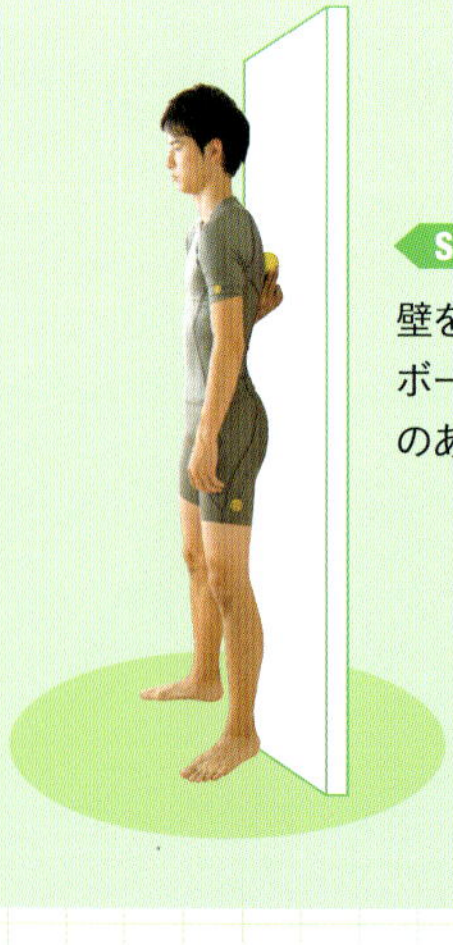

STAND BY

壁を背にして立つ。テニスボールを左の肩甲骨と背骨のあいだに差し込む

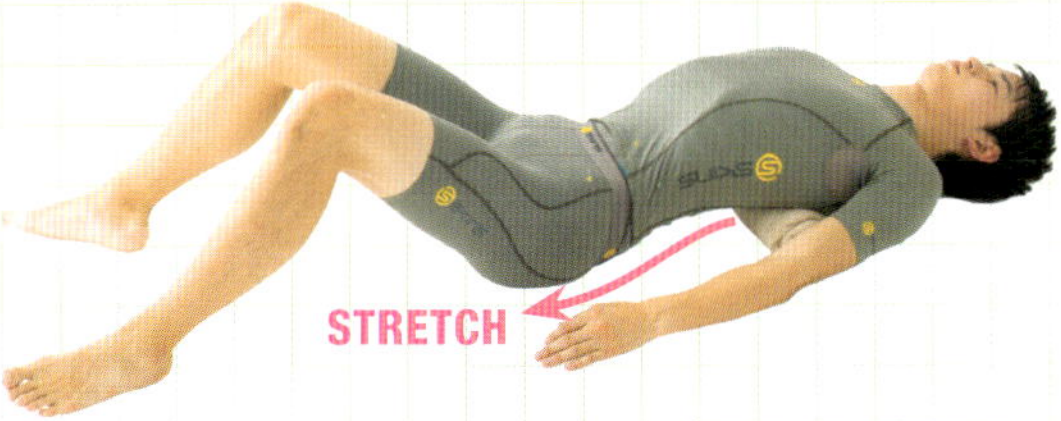

1 巻きタオルに背中を乗せる

巻きタオルが背中のまんなかあたり（胸椎12番）に当たるように、あお向けになる。ひざは曲げて背中を伸ばす

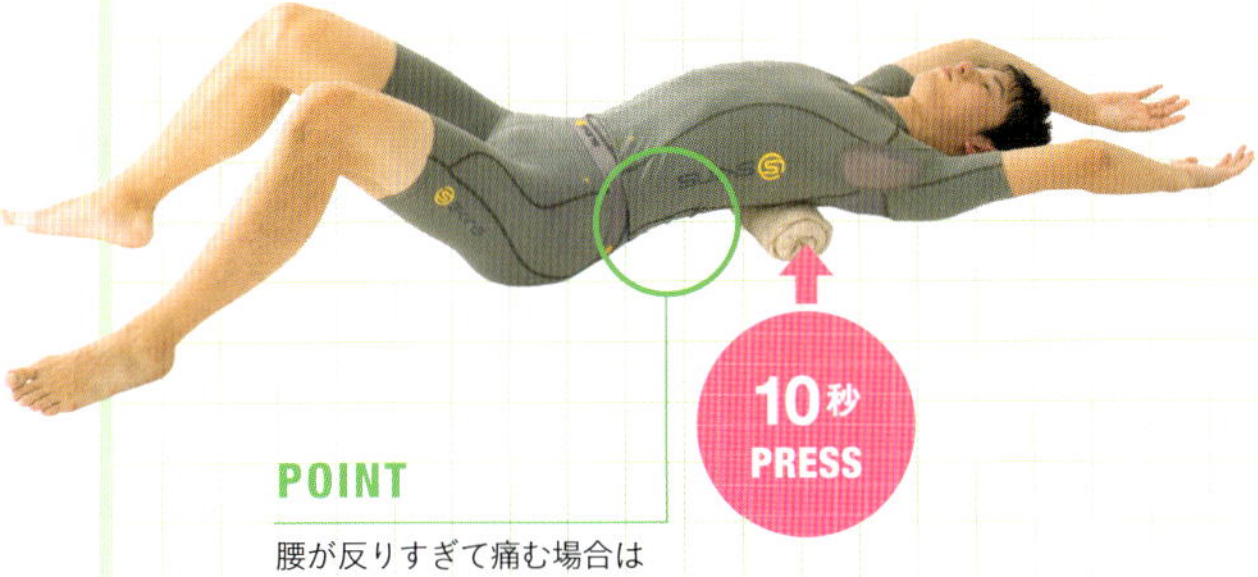

POINT

腰が反りすぎて痛む場合は腹筋に力を入れて巻きタオルにあお向けになる

2 上背部の筋膜を押し伸ばす

両腕を頭上へ伸ばし、巻きタオルに体重をかける。上背部の筋膜をリリースする

3 上背部全体を押し伸ばす

肩甲骨の上端まで2回くらいタオルの位置を変えて、上背部全体をリリースしていく

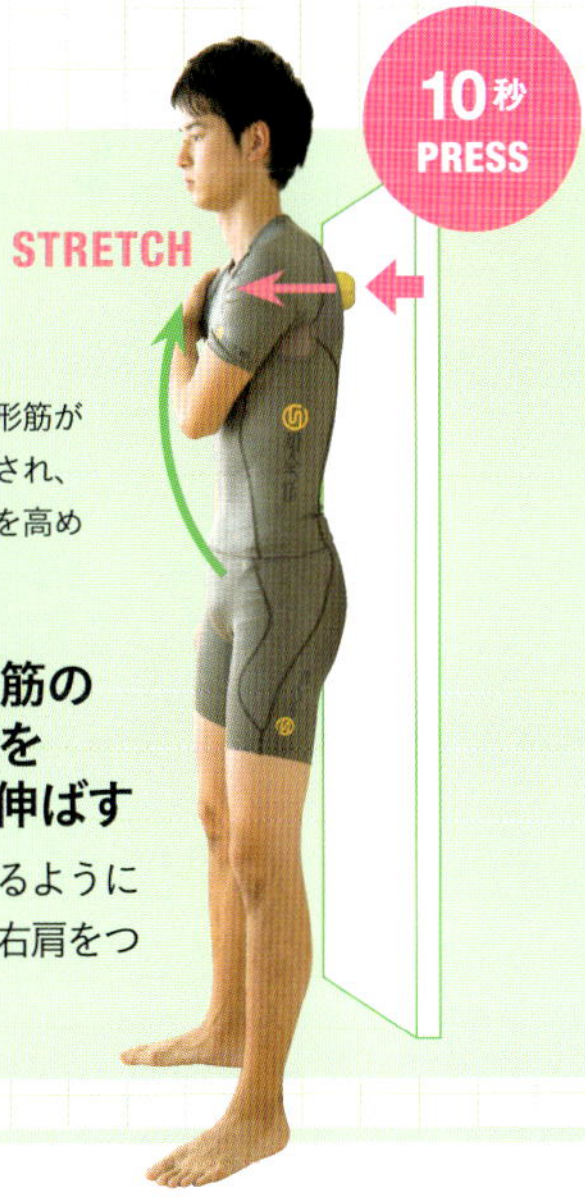

POINT

肩をつかむと菱形筋がしっかりと伸ばされ、リリースの効果を高められる

1 菱形筋の筋膜を押し伸ばす

壁に寄りかかるようにして、左手で右肩をつかむ

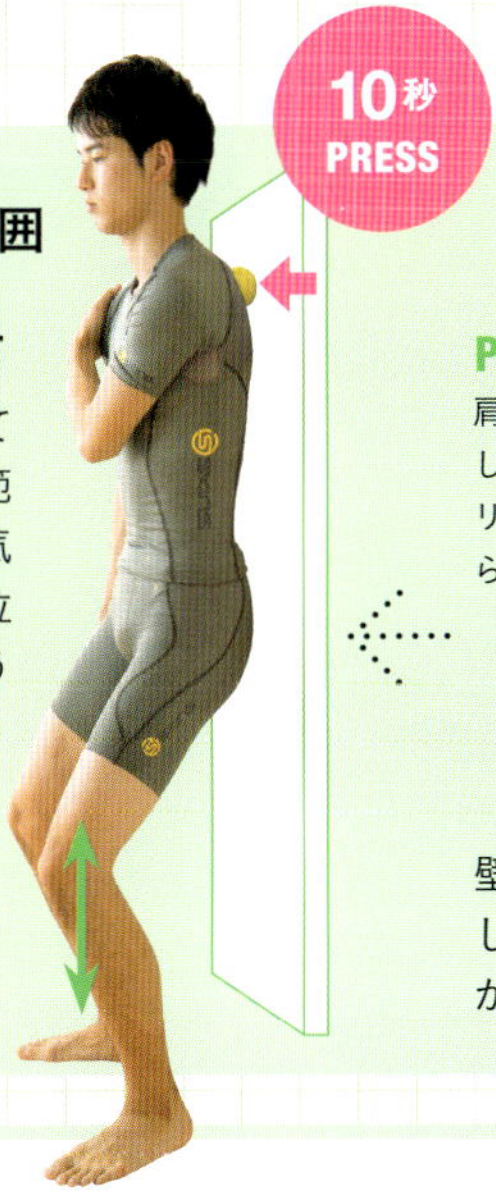

2 さらに広範囲の筋膜を押し伸ばす

ひざを少し屈伸させてリリースする筋膜の範囲を上下に広げる。気持ちいいと感じる部位を重点的におこなおう

3 反対側も同様に

症状別
3

腰背部の痛み・こり

［脊《せき》柱《ちゅう》起《き》立《りつ》筋《きん》群《ぐん》］

背中の下部に感じる痛みの多くが、骨盤の前傾や後傾による影響を受けたもの。背骨と骨盤があり上半身の土台とも言える部位なので、支える筋肉・筋膜にかかる負担も大きくなります。痛みの生じたエリアの筋膜には、かなり強い張りを感じているでしょう。デリケートな部位なので、巻きタオルで表層からじわじわゆるめます。

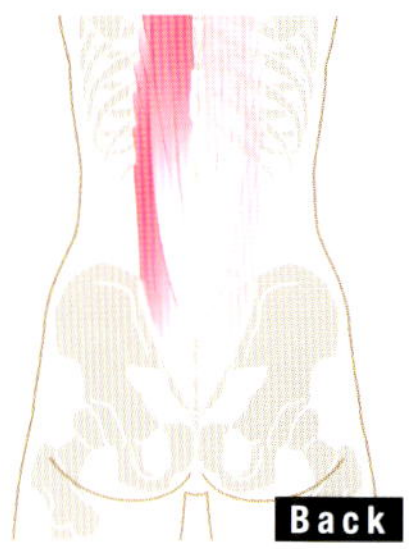

STAND BY

床に座り、体の後ろに巻きタオルを横向きに置く

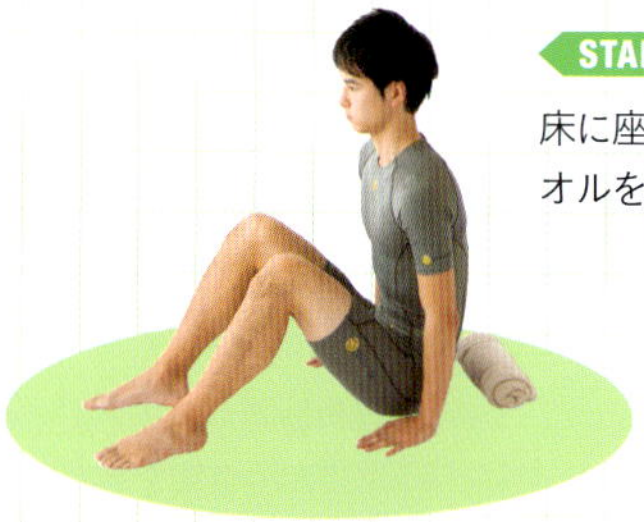

1 脊柱起立筋群を押し伸ばす

お尻の割れ目のすぐ上に巻きタオルが当たるようにして、あお向けになる

POINT

腰が反ってもかまわないが痛む場合は反りすぎ。タオルの高さを低くしよう

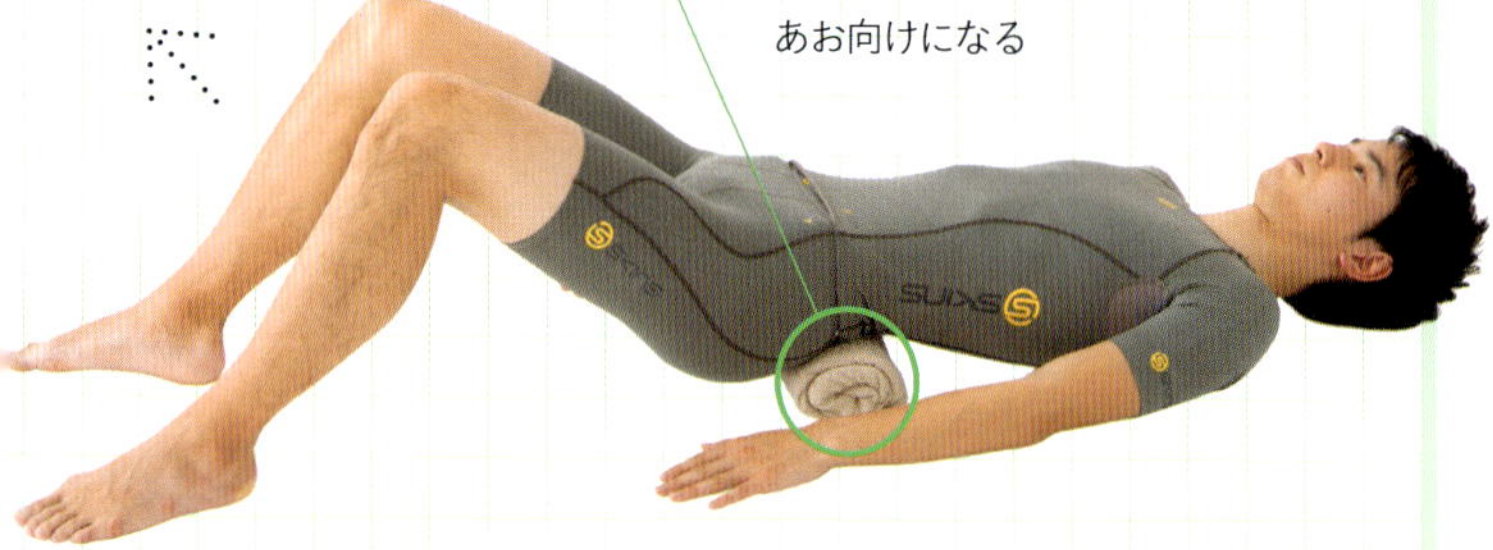

1か所
10秒程度
×
2セット

使用アイテム
巻きタオル

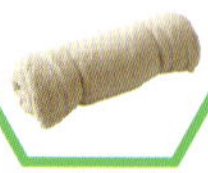

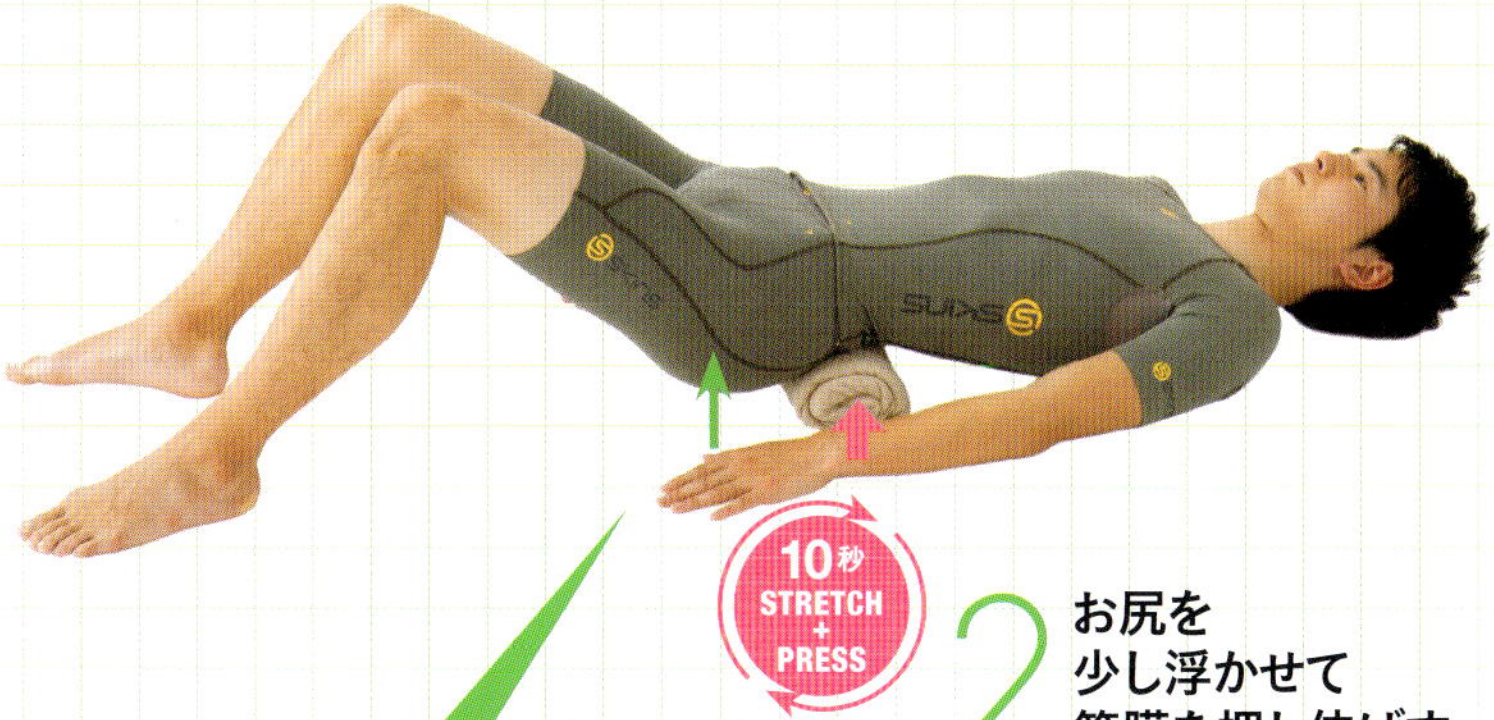

2 お尻を少し浮かせて筋膜を押し伸ばす

お尻を少し上げる。下半身の重みが巻きタオルに乗り、筋膜をより強くリリースできる

PICK UP!

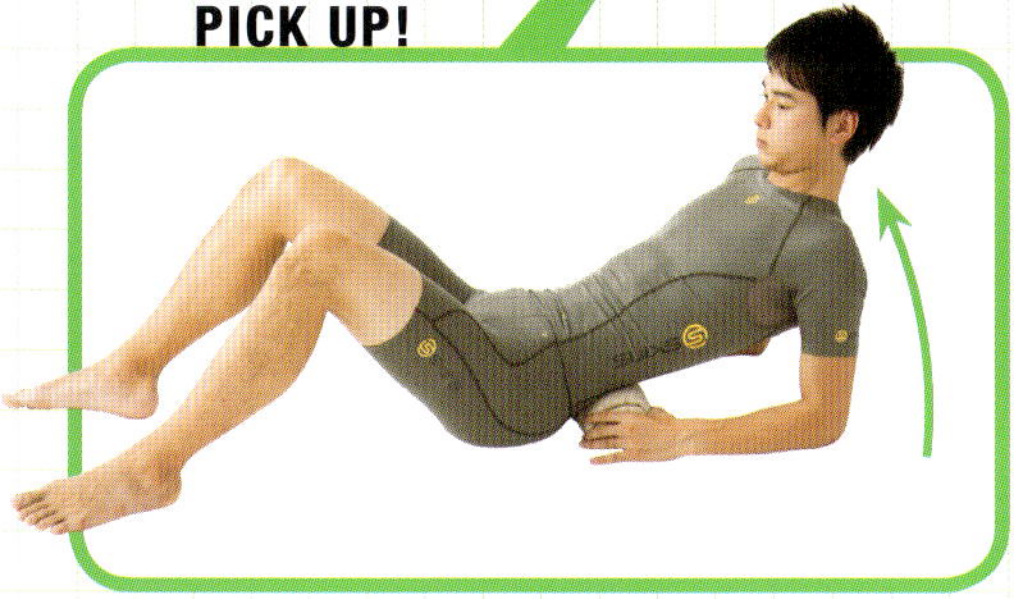

筋力は必要だが、ひじをついて腹筋に力を入れ、上体を少し起こしたほうが腰にしっかり刺激が入る。反り腰の人などは、こちらのほうが効果を実感しやすい。自分に合ったやり方を見つけよう

3 さらに上の筋膜に巻きタオルを当てる

巻きタオルを1本ぶん、上にずらし体重をかけて再びリリース。1〜2を肩甲骨の下あたりまでくり返しおこなう

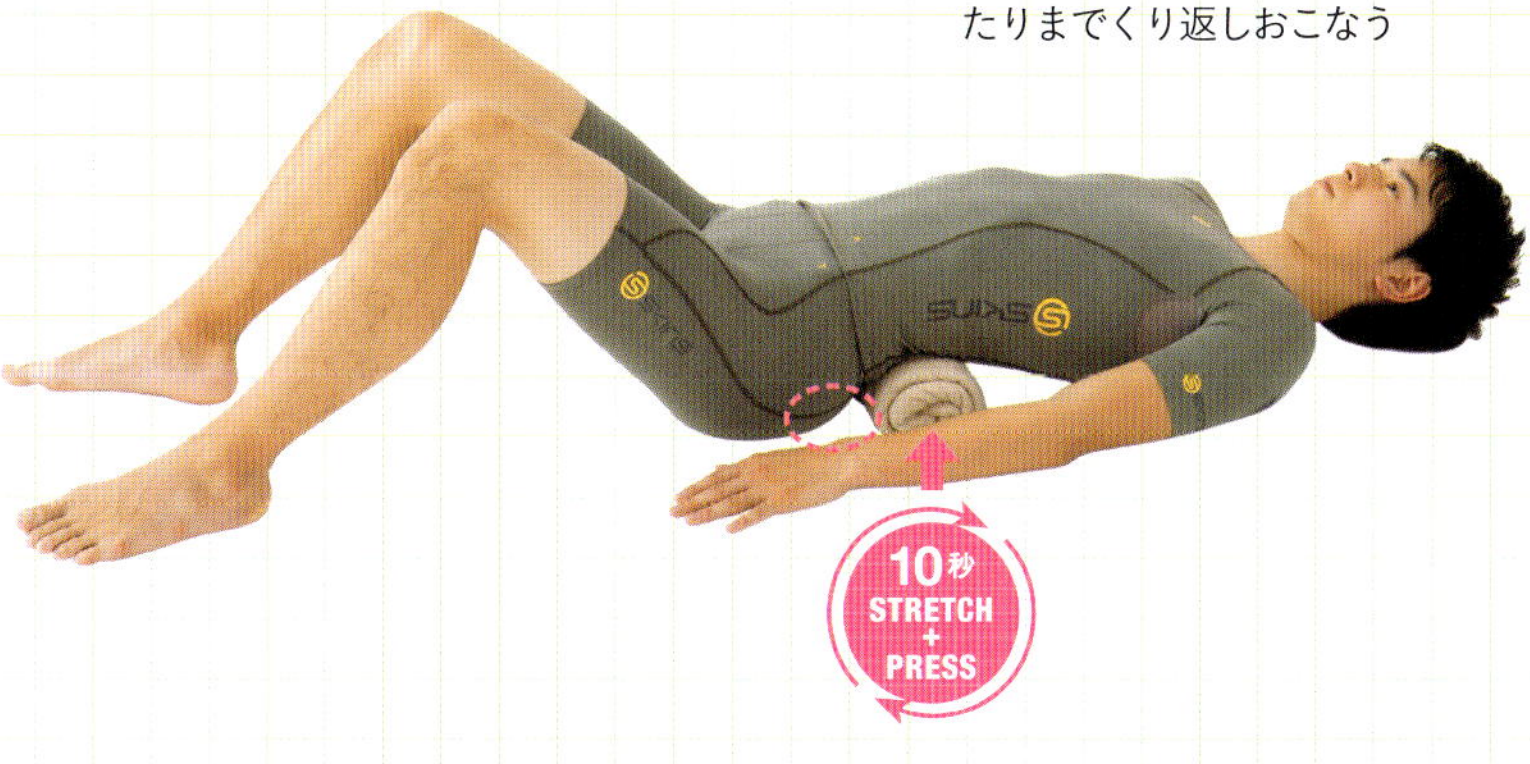

chapter 3

部位別筋膜リリースプログラム

股関節の痛み

球関節のため動きの制限が少ない股関節は
さまざまな方向に可動できるぶん、筋肉や筋膜の影響を強く受けます。
ターゲットは、骨盤や大腿骨に付着する深層部の筋膜。
お尻から太ももまで、広範囲を押し伸ばします。

可動域の広い球関節はかかるストレスも大

股関節は、半球形の関節面と、それを受ける丸くくぼんだ骨から成る球関節のひとつです。動きの制限が少なく、さまざまな方向に可動します。それだけに関節を構成する筋肉が与える影響は大きく、筋膜は重要な役割を担っています。

筋肉は深層部と表層部にありますが、関節の細かな動きや姿勢の維持に深く関与するのが深層部の筋肉です。メインターゲットは骨盤と大腿骨に付着する深層筋の筋膜。どうしても強靭《きょうじん》かつ柔軟性に富んだ表層部の筋肉にばかり目を向けてしまい

✚痛みの原因となる筋膜があるのは…

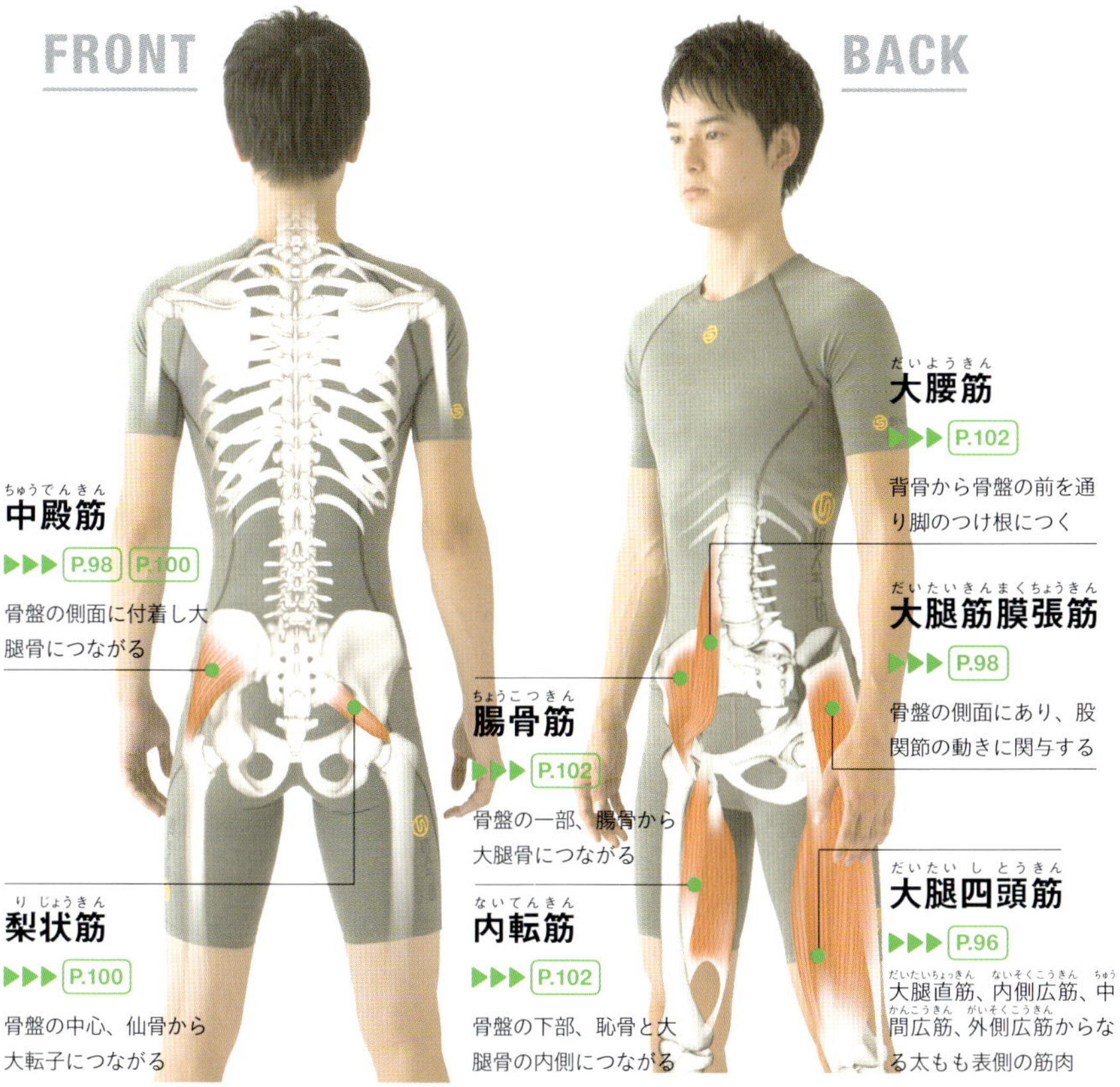

ますが、深層部の細かい部分も忘れずにリリースしましょう。

ヒール靴を常用する人は痛みを見逃さずリリースを

股関節のトラブルでよく見られるのは、お尻の筋肉が弱く、それが筋膜を伝って股関節の動きを制限し痛みが出るケース。ヒールの高い靴を常用する女性に多く、注意が必要です。

股関節は昼夜を問わず毎日、酷使《こくし》される部位。脚を上げる、着地する、曲げる、押し出す、蹴り上げるなど、下肢の複雑な動きにも対応し、さらに骨や筋肉の位置調整にも関わってきます。痛みの原因となるトリガーポイントは早めに解消しましょう。

症状別 1

股関節の痛み①

【大《たい》腿《たい》四《し》頭《とう》筋《きん》】

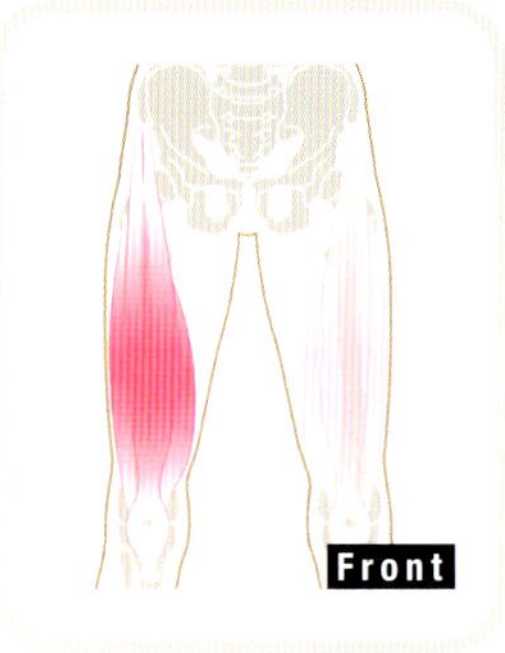

股関節に痛みを感じるときは、基本的に太ももの筋膜を全方向からリリースするのがベスト。ここでは大腿四頭筋と呼ばれる、4つの筋肉が覆う太ももの前面をリリースします。歩行時に、脚のつけ根あたりに痛みや違和感がある場合に効果的。トリガーポイントを刺激できれば、ひざのお皿まわりに響く痛みが生じてゆるみます。

STAND BY

四つんばいになり、体の下に巻きタオルを横向きに置く

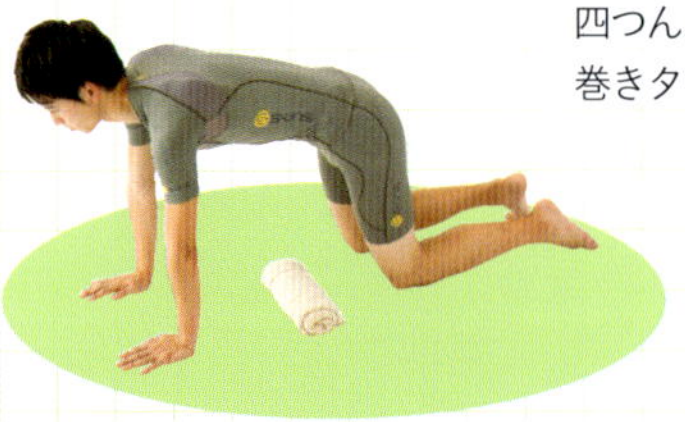

もっと効かせたい人は

2の姿勢から左脚を曲げ、右手でつま先をつかむ。雑誌やタオル、クッションなどを重ね、巻きタオルの位置を高くするとやりやすい。つま先がつかみにくければ、足首にタオルを引っかける（写真下）

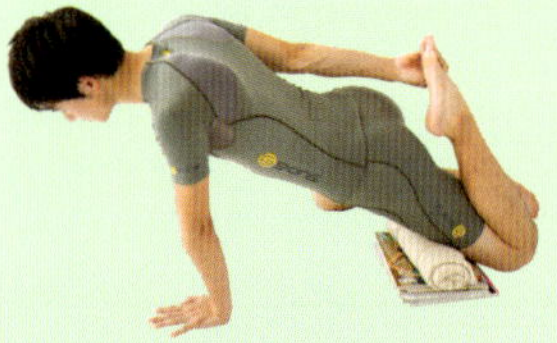

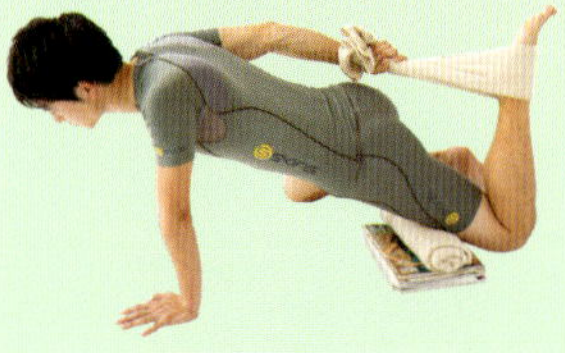

✕ NG

腰痛もちの人は腰が痛むこともあるので、反らせすぎないように

1か所
10秒程度
×
2セット

使用アイテム
巻きタオル
雑誌の束
（タオル、クッションなど）

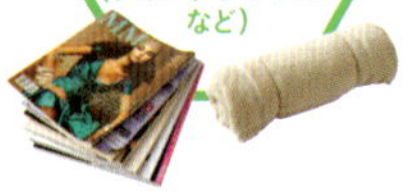

1 巻きタオルに太もも前面を乗せる

左ひざのお皿の上あたりに巻きタオルが当たるよう、うつ伏せになり、ひじで体を支える

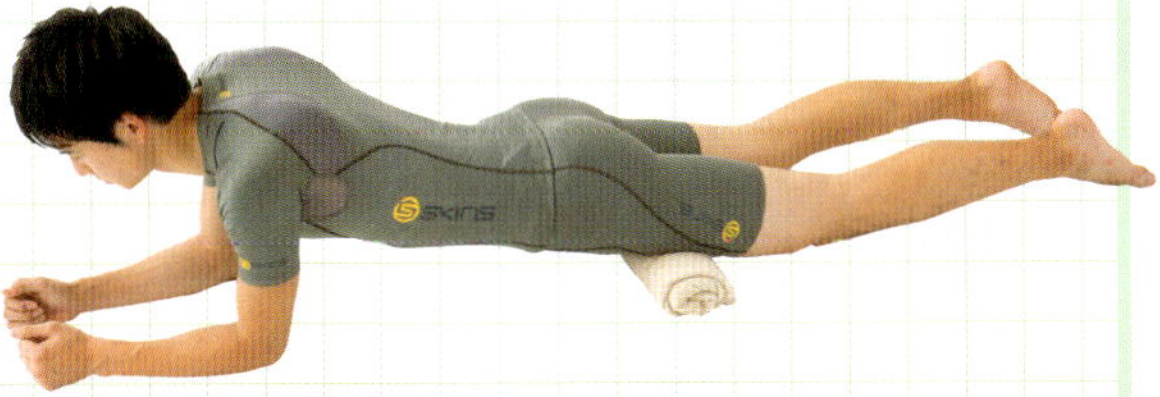

2 太もも前面下部の筋膜を押し伸ばす

右ひざを、床をすべらせるように上げる。左太ももに体重が乗るよう腕で上体を支えてリリース

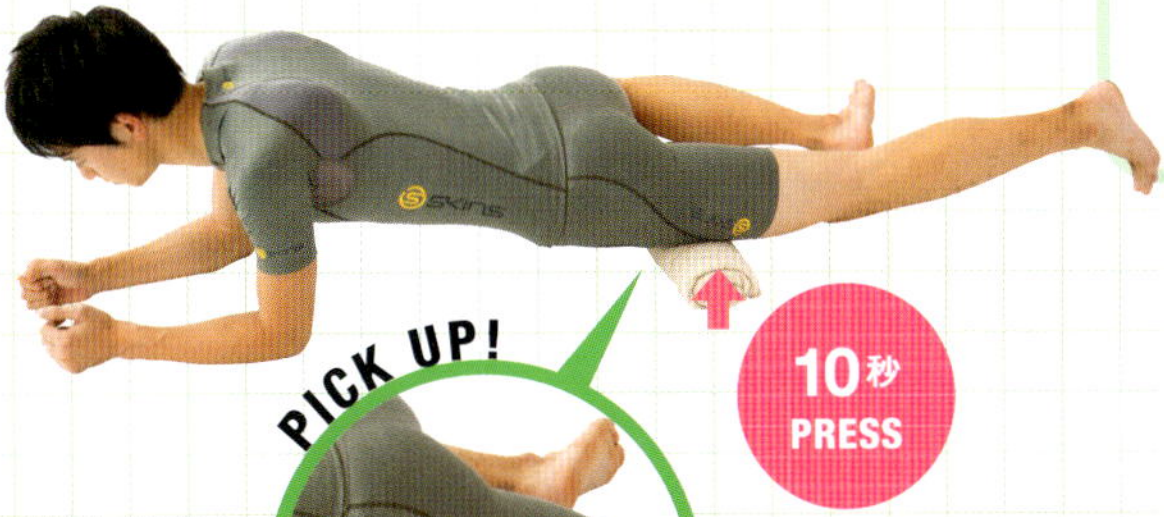

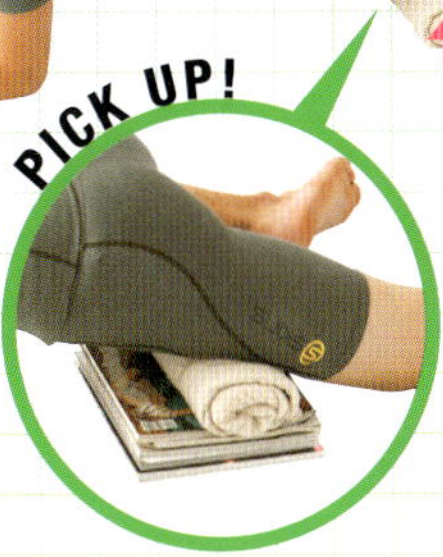

太もも前面が押し伸ばされる実感がない場合は、雑誌などを重ねて高さを出す

3 太もも斜め前面の筋膜を押し伸ばす

かかとを左右にゆっくり振り各10秒押し伸ばす。こうすると、より広い範囲の筋膜をリリースできる

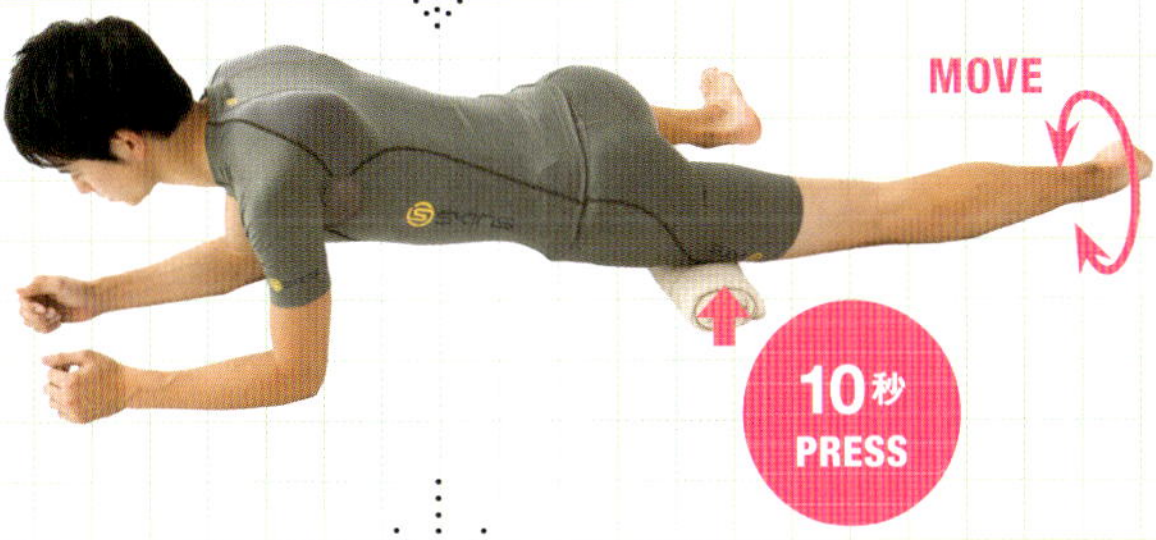

4 さらに上の筋膜を押し伸ばす

巻きタオルを1本ぶん上にずらし、1～3をおこなう

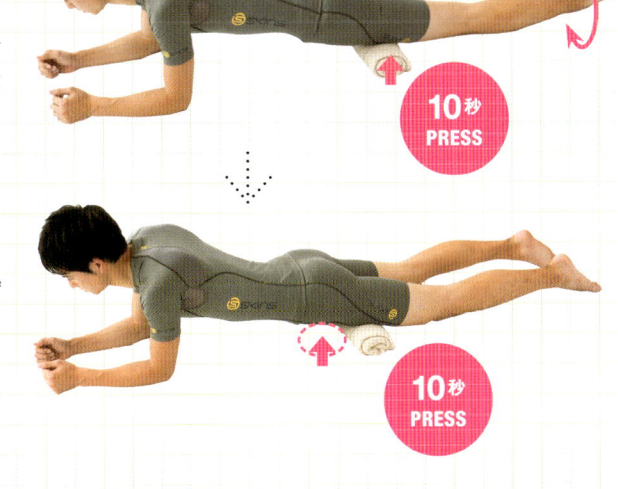

5 反対側も同様に

症状別
1

股関節の痛み②

【中殿筋《ちゅうでんきん》、大腿筋膜張筋《だいたいきんまくちょうきん》】

脚のつけ根側面にあらわれる違和感や痛みに効果的な筋膜リリースです。お尻の深層部にある中殿筋は股関節近くに付着しています。ここに変異が起きると、筋膜を伝わり股関節あたりに痛みを感じます。またX脚の原因にもなるので、まめにリリースを。同時に、中殿筋の前方にある大腿筋膜張筋のあたりも押し伸ばしましょう。

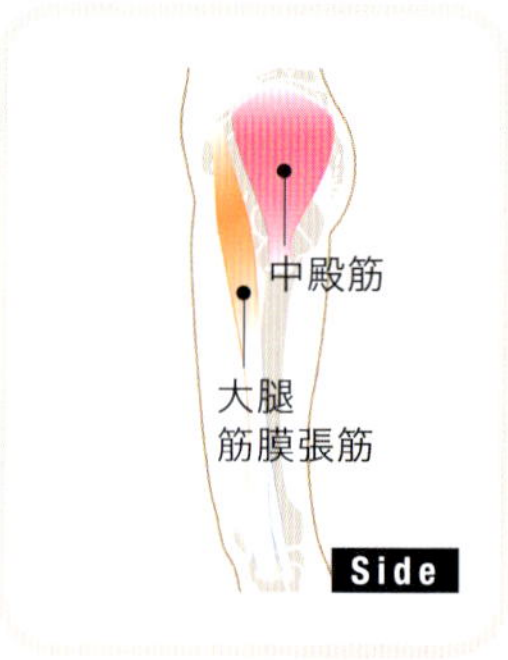

中殿筋

動かしていない人ほど
筋膜が硬くなっている

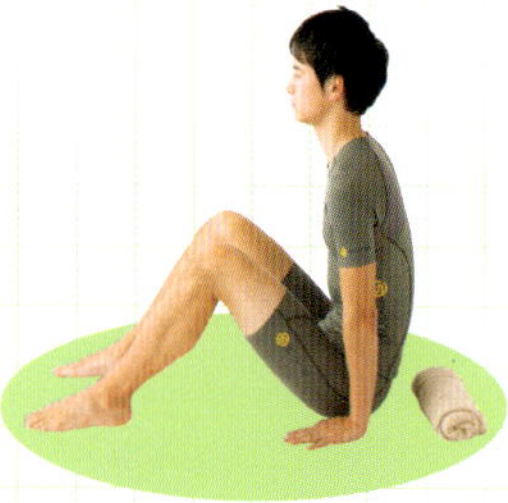

STAND BY

床に座り、体の後ろに巻きタオルを横向きに置く

大腿筋膜張筋

中殿筋と密接につながる
前面の筋膜もリリースを

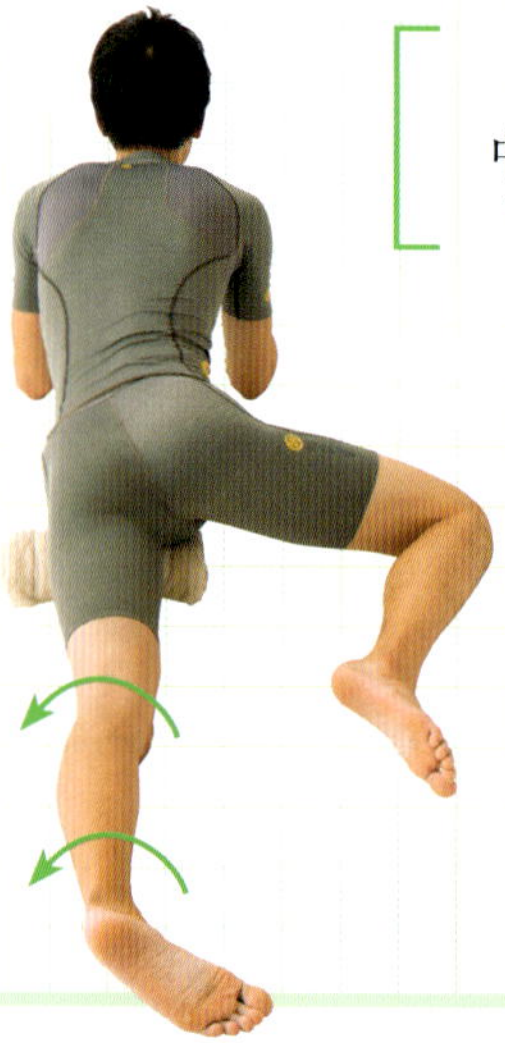

巻きタオルに左太ももの付け根を乗せて右脚を上げ、左側に体重をかける。もう一方も同様に

▶▶▶ P.114参照

1か所
10秒程度
×
2セット

使用アイテム
巻きタオル

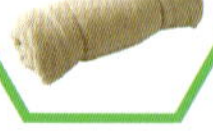

1 巻きタオルにお尻を乗せる

巻きタオルにお尻の左側を乗せ、後ろに手をつく

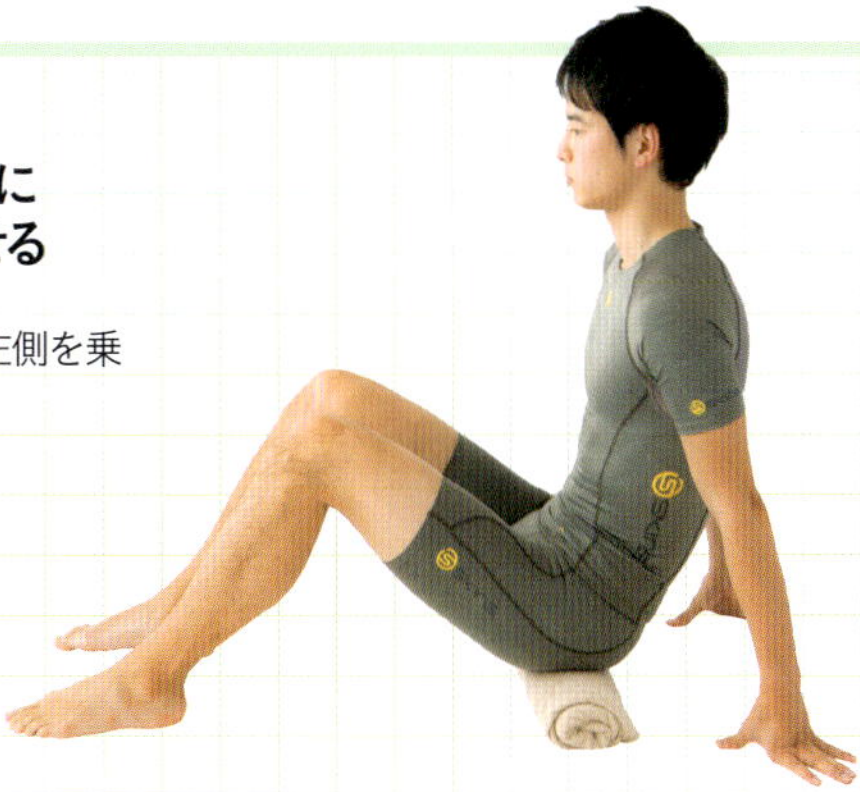

2 中殿筋を伸ばす

中殿筋を伸ばすために、左足を右ひざに乗せる

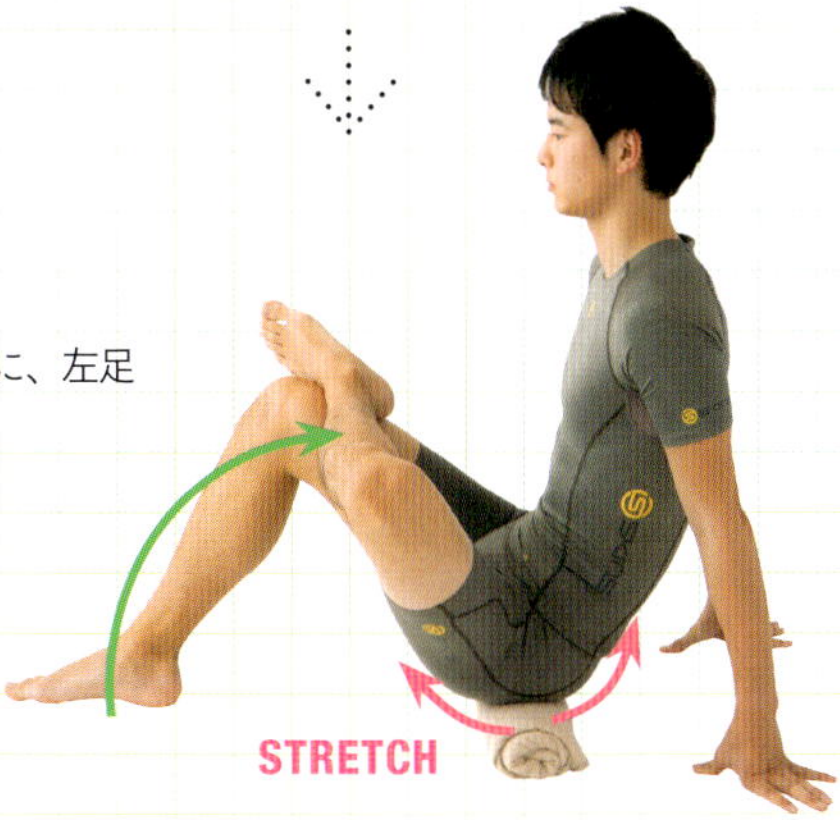

3 中殿筋の筋膜を押し伸ばす

左のお尻に、より体重がかかるよう下半身を左に傾け、腰を少し前にスライドさせてリリース

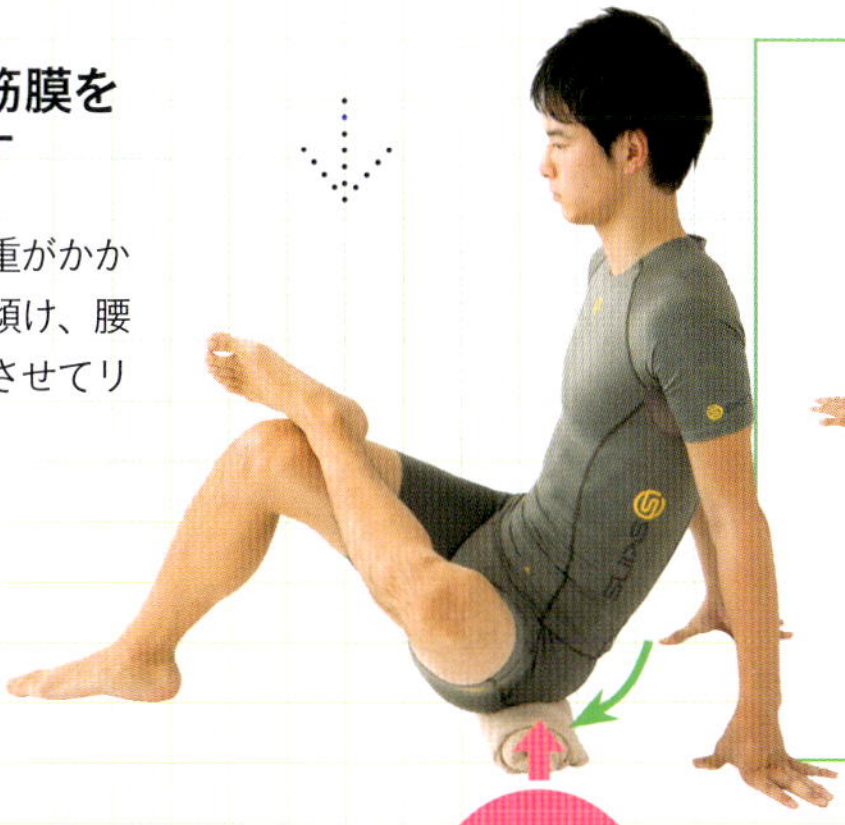

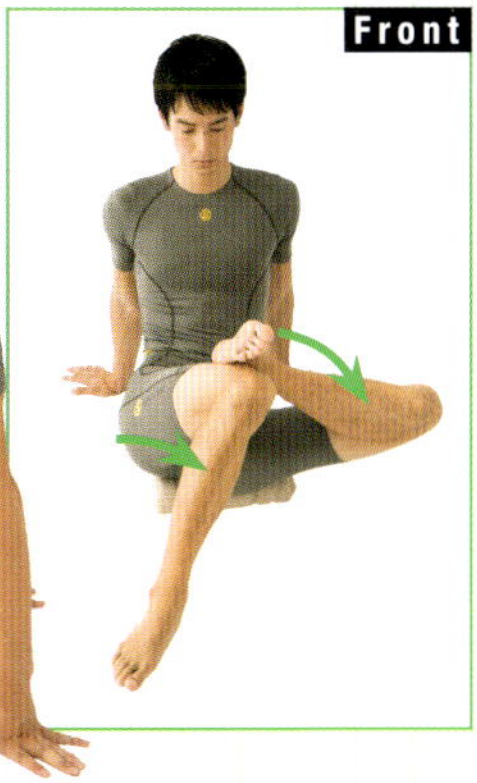

10秒
PRESS

4 反対側も同様に

症状別
2

股関節が硬い①

【梨《り》状筋《じょうきん》、中《ちゅう》殿筋《でんきん》】

股関節の硬さをゆるめるには、関節に近い深層部の筋膜へのアプローチが有効です。トリガーポイントをうまく押し伸ばせれば、下肢に突き抜けるような軽い痛みを感じられます。筋膜の硬縮を解消できれば歩行もラクに。あぐらをかいたとき、ひざの高さに左右差があって気になるという人も、ぜひ取り入れましょう。

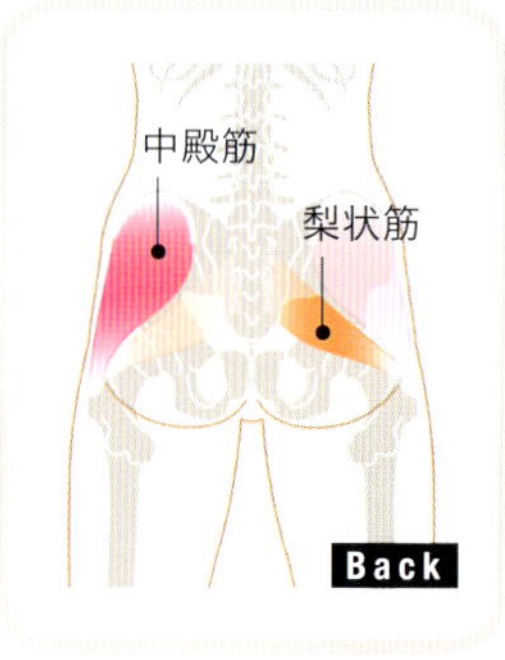

梨状筋

脚がしびれる人にも
高い効果が見込める

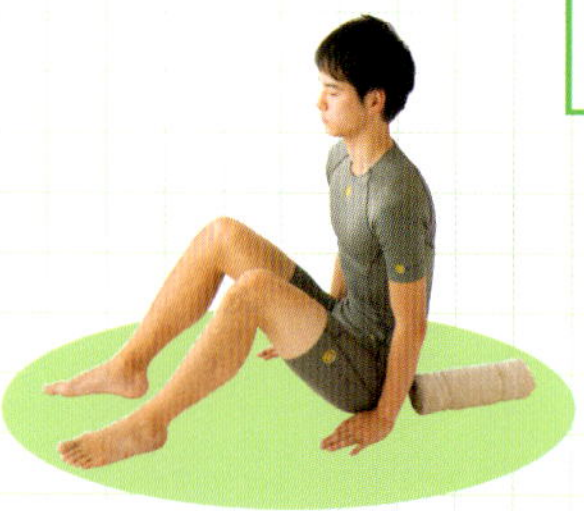

STAND BY

床に座り、体の後ろに巻き
タオルを縦向きに置く

中殿筋

開脚が苦手なら
まっさきにゆるめたい

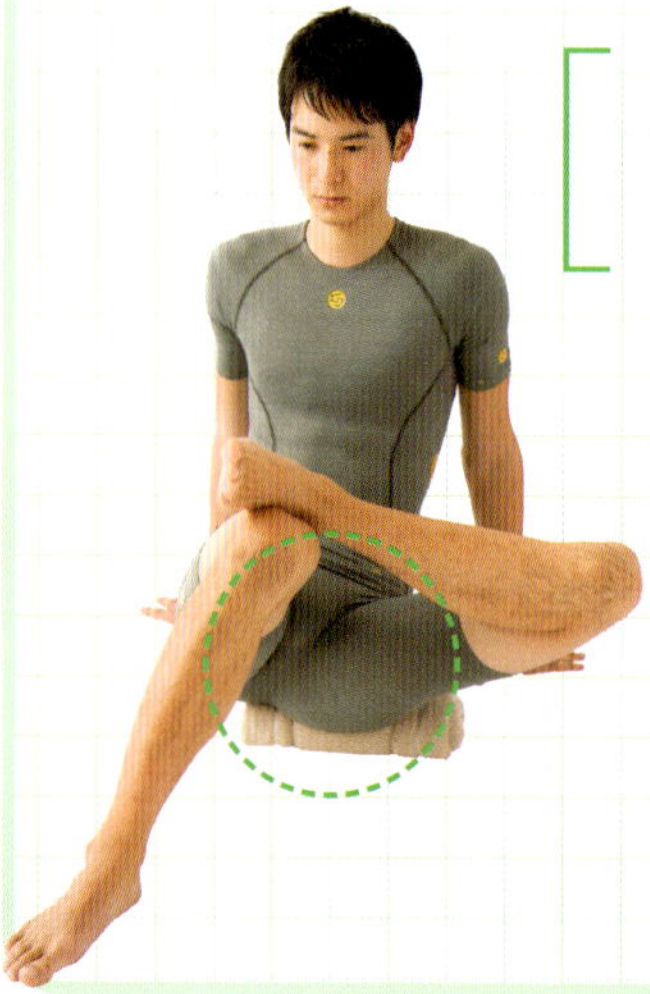

横向きに置いた巻きタオルに腰かけ、左足を右ひざに乗せる。下半身を左に傾け、腰を少し前にスライドさせる

▶▶▶ P.56参照

1か所
10秒程度
×
2セット

使用アイテム
巻きタオル

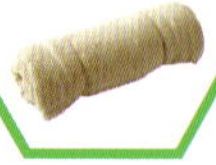

1 左のお尻の下に巻きタオルを置く

片側の坐骨《ざこつ》に当たるように巻きタオルを入れ、あお向けになる

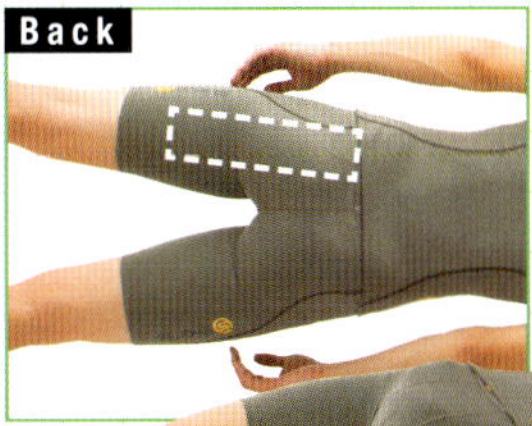

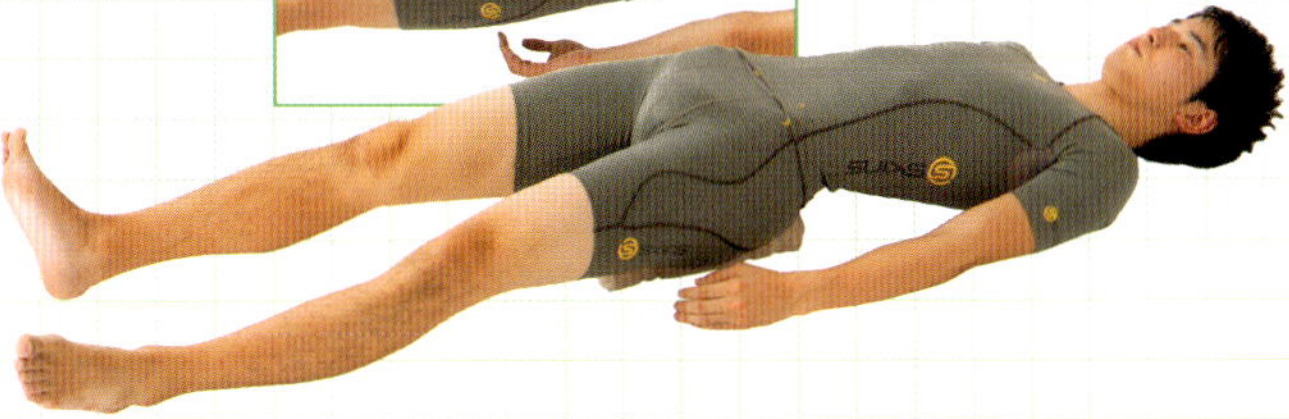

2 左脚のひざを外側に開く

左ひざを、床をすべらせるようにして上げる

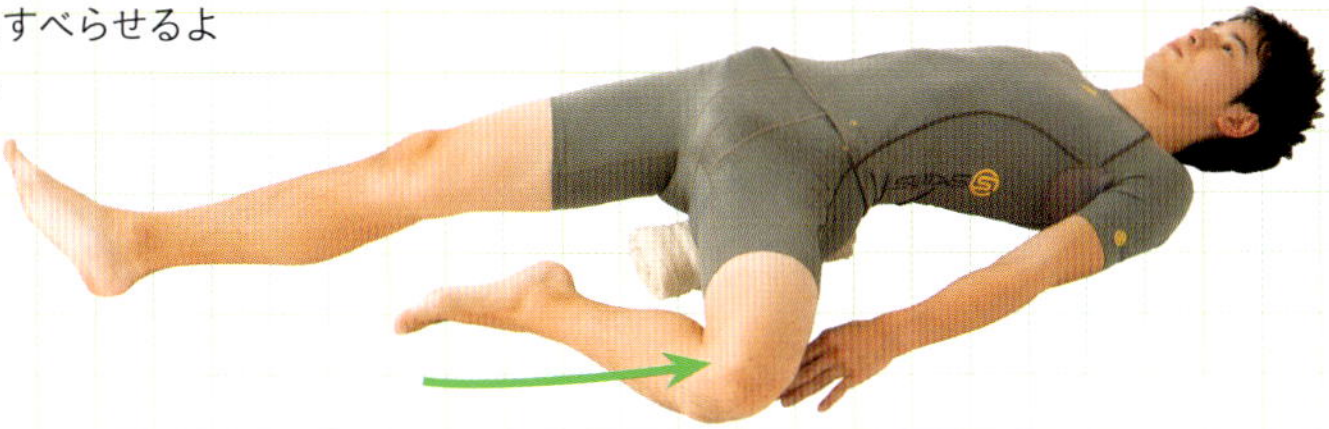

3 梨状筋の筋膜を押し伸ばす

左手で左太ももを押さえ、巻きタオルに体重を乗せて梨状筋の筋膜をリリースする

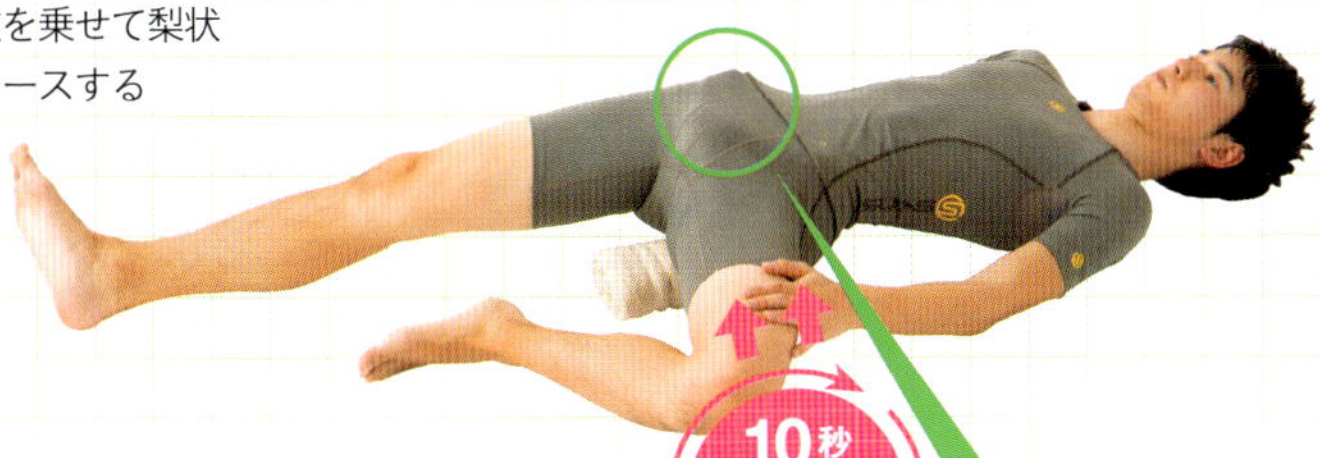

POINT

股関節の硬い人ほど逆サイドの腰が浮いてくるので、手でしっかり押さえる

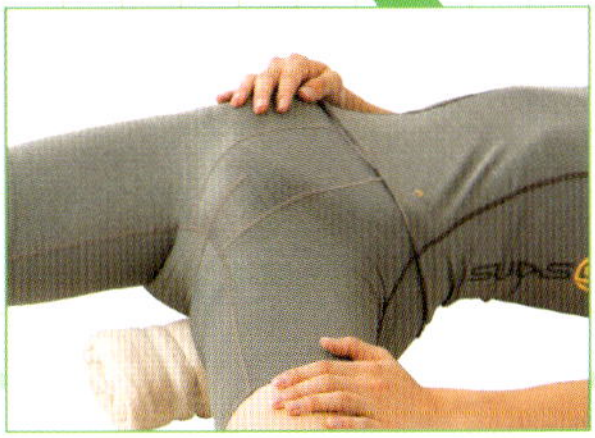

4 反対側も同様に

症状別
2

股関節が硬い②

［内転筋《ないてんきん》、大腰筋《だいようきん》、腸骨筋《ちょうこつきん》］

脚を閉じる動作に関わる内転筋と、腰背部から太ももの内側に付着する大腰筋をリリースします。ともに骨に近い深層部を押し伸ばし、筋膜の縮みや引っかかりをほどきます。トリガーポイントをしっかり押さえると、ひざの内側と脚のつけ根に響く痛みを感じられ、ゆるんでいきます。股関節に痛みを感じる人にもおすすめです。

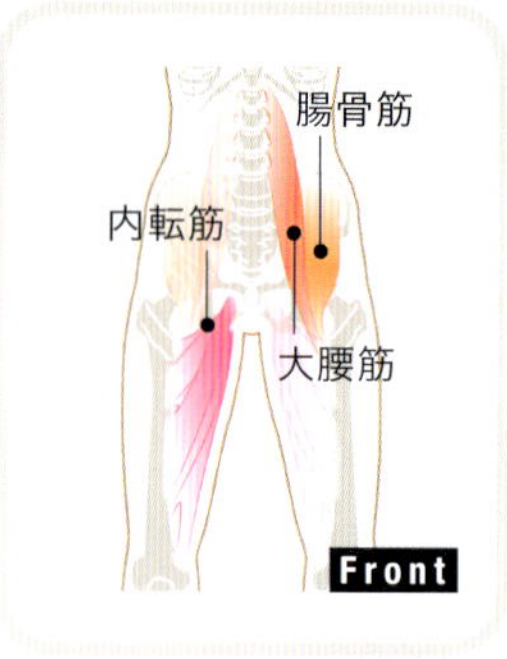

内転筋

O脚ぎみの人は
ゆるんでいるので刺激を

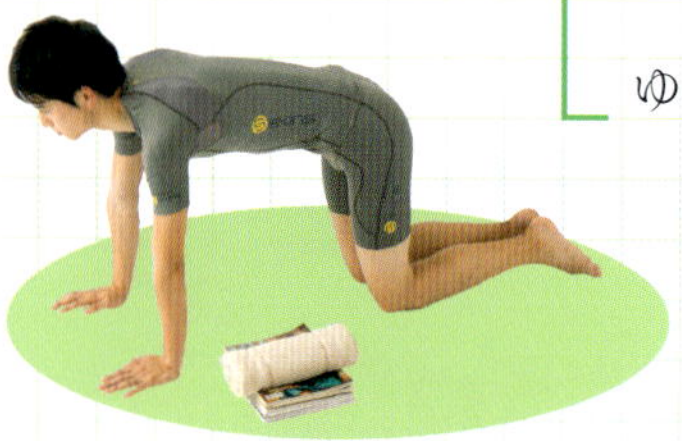

STAND BY

雑誌の束（高さの目安は15cm）などの上に巻きタオルを縦向きに置き、そのわきで四つんばいになる

大腰筋、腸骨筋

ここをリリースすると
歩くのも座るのもラクに

うつ伏せになり、巻きタオルに一方の脚のつけ根を乗せ、もう一方の脚を上げる。ひじで上体を起こしてキープ

▶▶▶ P.60参照

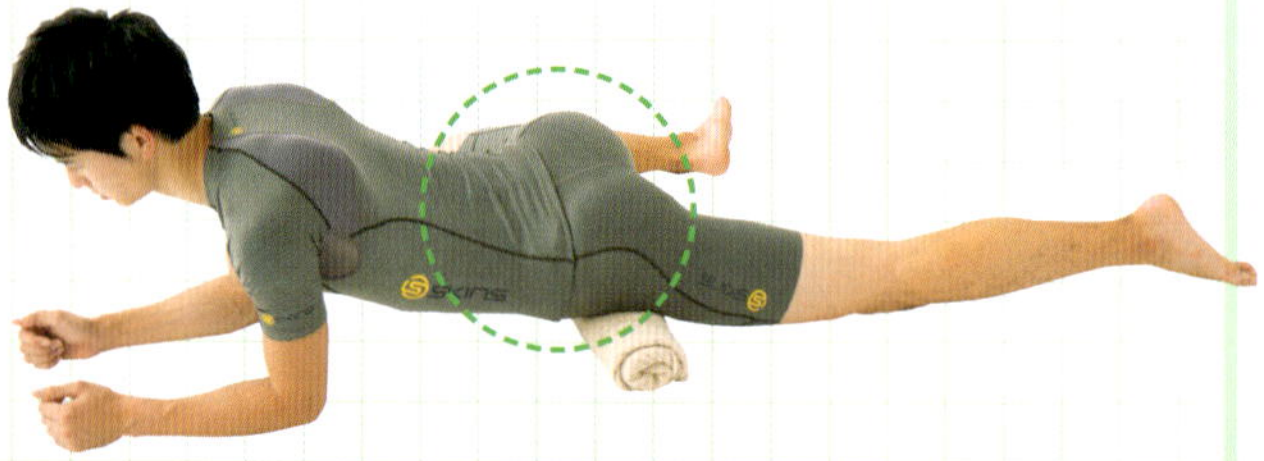

1か所
10秒程度
×
2セット

使用アイテム
巻きタオル
雑誌の束
（タオル）

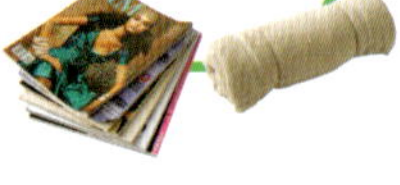

1 巻きタオルを太もも内側に当てる

左太ももの内側、左ひざのやや上あたりに巻きタオルが当たるよう脚を開いて乗る。ひじで上体を支える

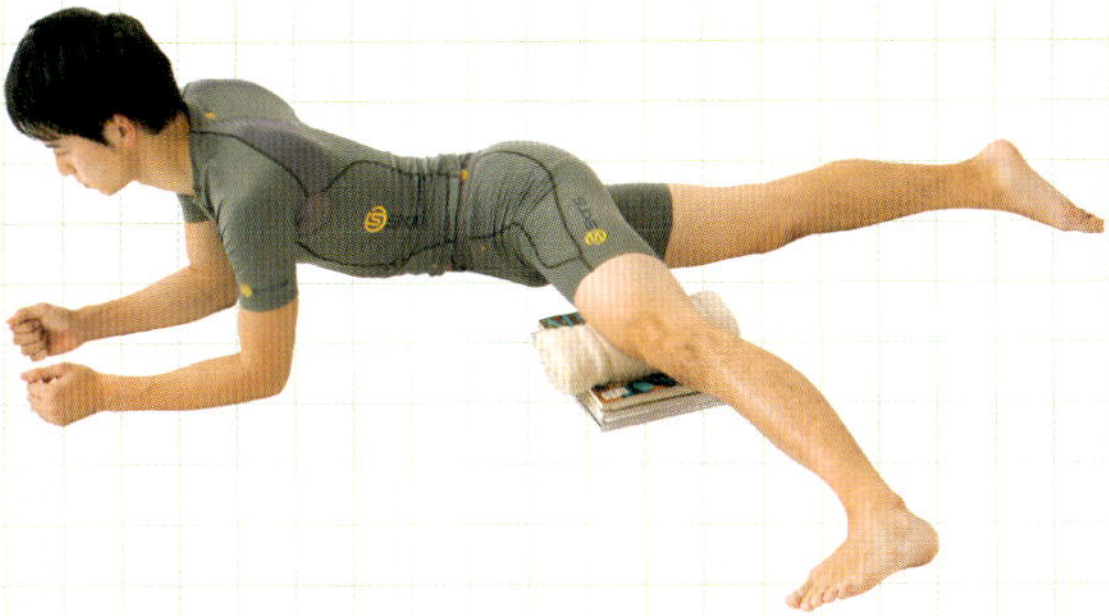

2 内転筋の筋膜を押し伸ばす

左脚に体重を乗せ、ひざを曲げたり伸ばしたりする。それぞれ10秒かけておこなう

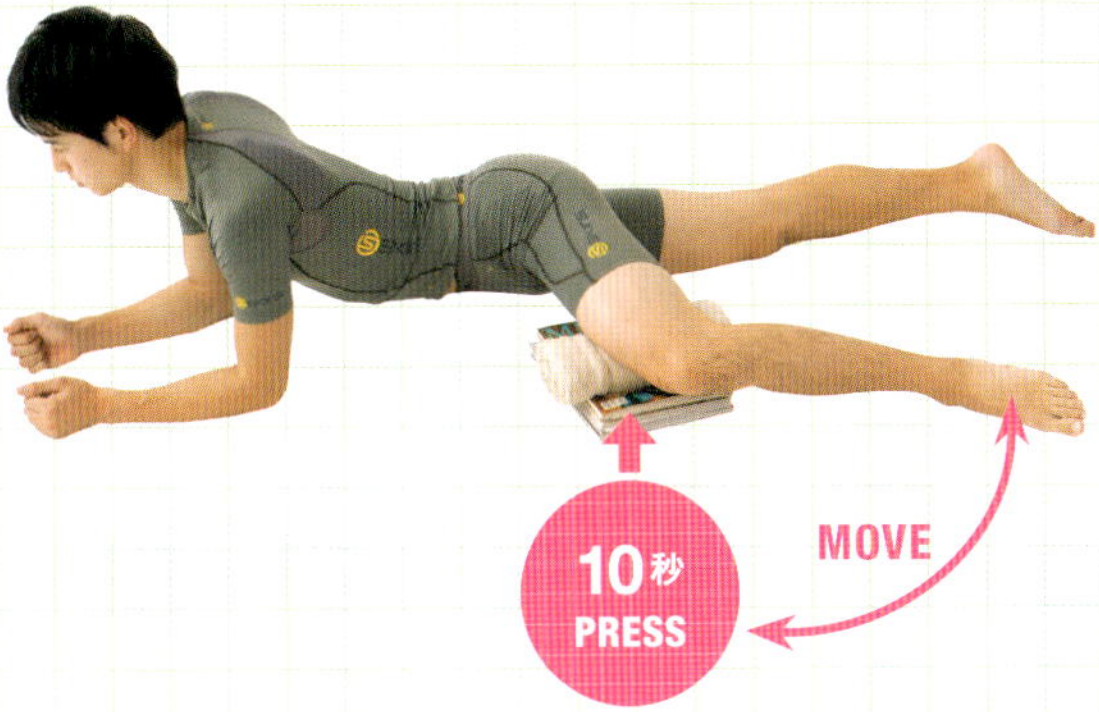

3 もう少し手前の内転筋を押し伸ばす

巻きタオルをひざ寄りに1本ぶんずらし、1～2をおこなう

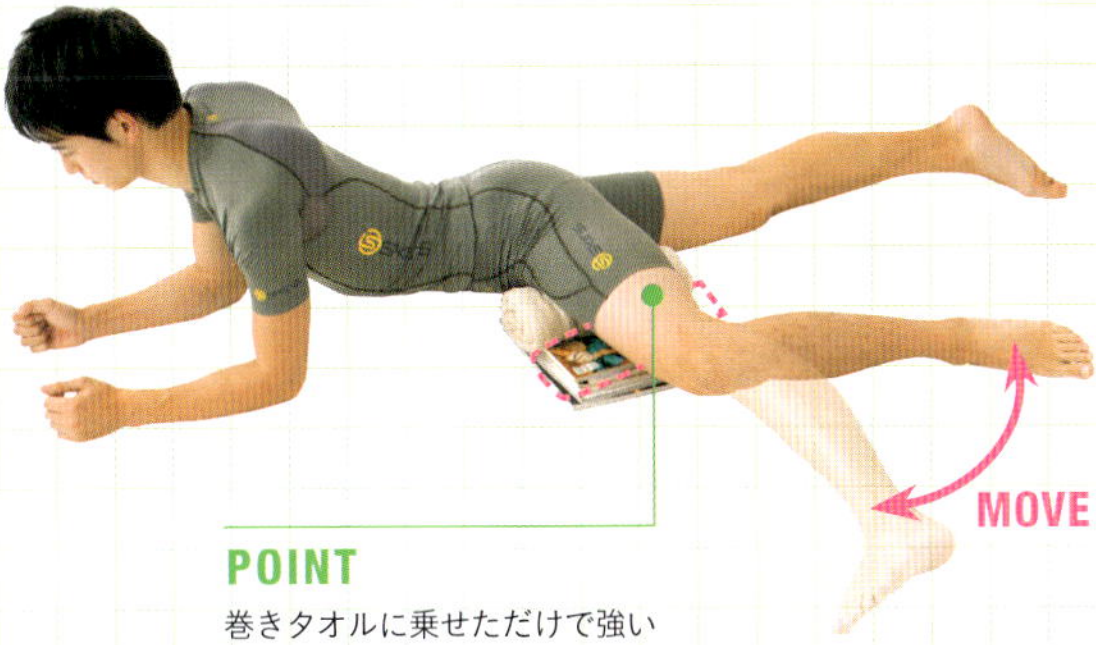

POINT

巻きタオルに乗せただけで強い刺激を感じたら、ひざの屈伸はしなくてよい。逆に押し伸ばされる感じがない場合は、さらに雑誌やタオルを重ねて、巻きタオルの位置を高くする

4 もう一方の脚も同様に

chapter 3

部位別筋膜リリースプログラム

臀部・太ももの痛み

臀部《でんぶ》や太ももの筋肉は強くて大きいものばかりですが
弱い筋肉のはたらきを補う〝代償動作〟で痛みを誘発しやすい面が。
また骨盤を支える役割も担うため、疲労が溜まりやすいので
筋膜リリースは腰痛緩和や姿勢を整える効果も見込めます。

代償動作によってトリガーポイントが発生

大きな筋肉が集中し、全身を動かす際のエンジンとなるのがここ。筋肉の一つひとつが強靭《きょうじん》なので、トラブルは比較的少ないと言えます。

強いからこそ、どこかに弱った筋肉があると、そこのはたらきを補うための〝代償動作〟をしがちでもあります。代償動作で酷使《こくし》されれば、強いはずの筋肉もやがて硬化し、付着する筋膜も硬縮が進みます。

お尻や太ももに密集する筋肉は骨盤を支えるはたらきも担うため、疲労を溜めやすい傾向も。太ももの後ろが、張ったり肉離れを起こしたり

痛みの原因となる筋膜があるのは…

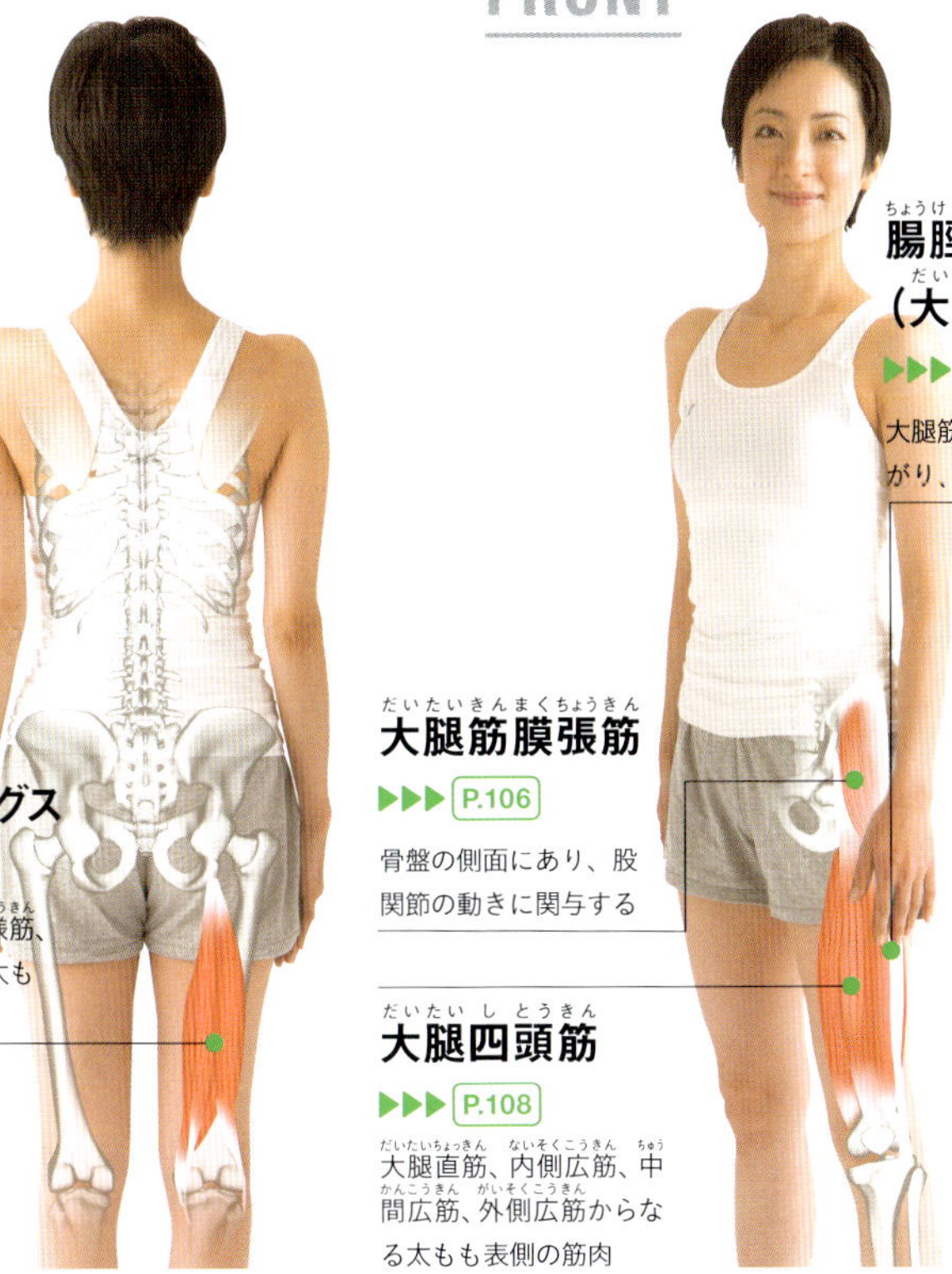

しやすい人は、代償動作で疲労が蓄積してトリガーポイントができてしまったおそれがあります。

軽微な痛みを放置すると姿勢の悪化や扁平足に

一部の筋膜・筋肉がはたらかないような姿勢を維持し、歩いたり走ったりをくり返すと、筋膜の硬縮は進むばかり。いずれは骨盤周囲だけでなく、姿勢の悪化や扁平足《へんぺいそく》などの問題に発展するので、痛みをごまかさずに筋膜を押し伸ばしましょう。

また、太もものしびれは腰からきている場合もあるので、腰腸肋筋《ようちょうろくきん》(P60参照)と多裂筋《たれつきん》(P58参照)のリリースもおこなうと効果的です。

症状別
1

太もも・お尻全体が痛む①

【大腿筋膜張筋《だいたいきんまくちょうきん》、腸脛靭帯《ちょうけいじんたい》（大腿広筋膜《だいたいこうきんまく》）】

1か所
10秒程度
×
2セット

使用アイテム
巻きタオル

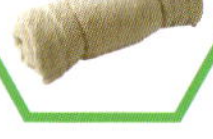

骨盤に付着する大腿筋膜張筋は腸脛靭帯につながり、ひざに付着しています。この二つは一心同体の関係です。大腿筋膜張筋はあらゆる方向へ太ももを動かすときにはたらくので、腸脛靭帯にもつねにストレスがかかり、筋膜は硬縮。痛みが生じやすくなります。運動前に筋膜をリリースしておくと、痛みの予防にも効果的です。

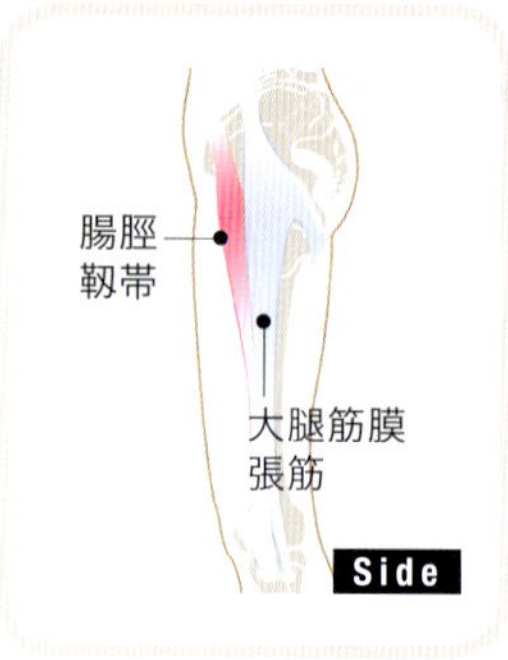

大腿筋膜張筋

体重を外側にかけて
しっかり押し伸ばす

巻きタオルに左太もものつけ根を乗せ、右脚はひざを曲げながら上げる。左側に体重をかける

▶▶▶ P.114参照

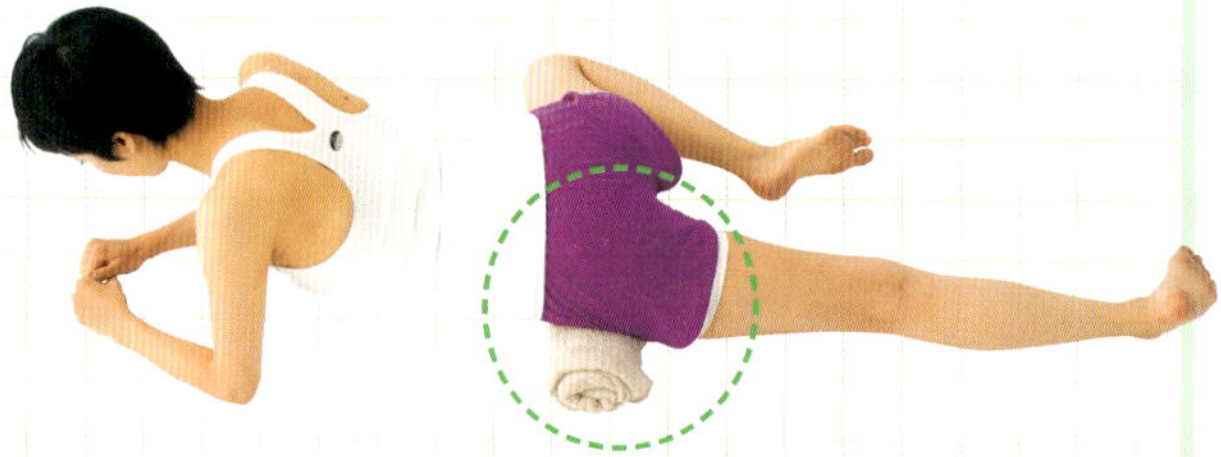

腸脛靭帯（大腿広筋膜）

体の側面を弓なりにし
体重を乗せて押し伸ばす

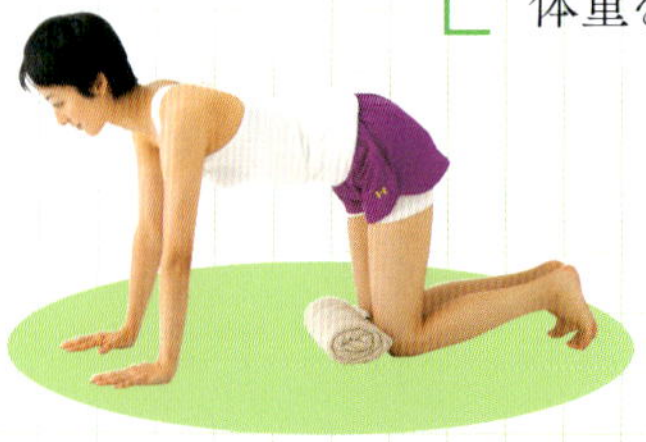

STAND BY

四つんばいになり、巻きタオルを横向きに置く

1 太もも側面を巻きタオルに乗せる

巻きタオルが、右脚のつけ根の下に当たるよう、腰を下ろす。骨の出っ張りを感じるあたりがよい

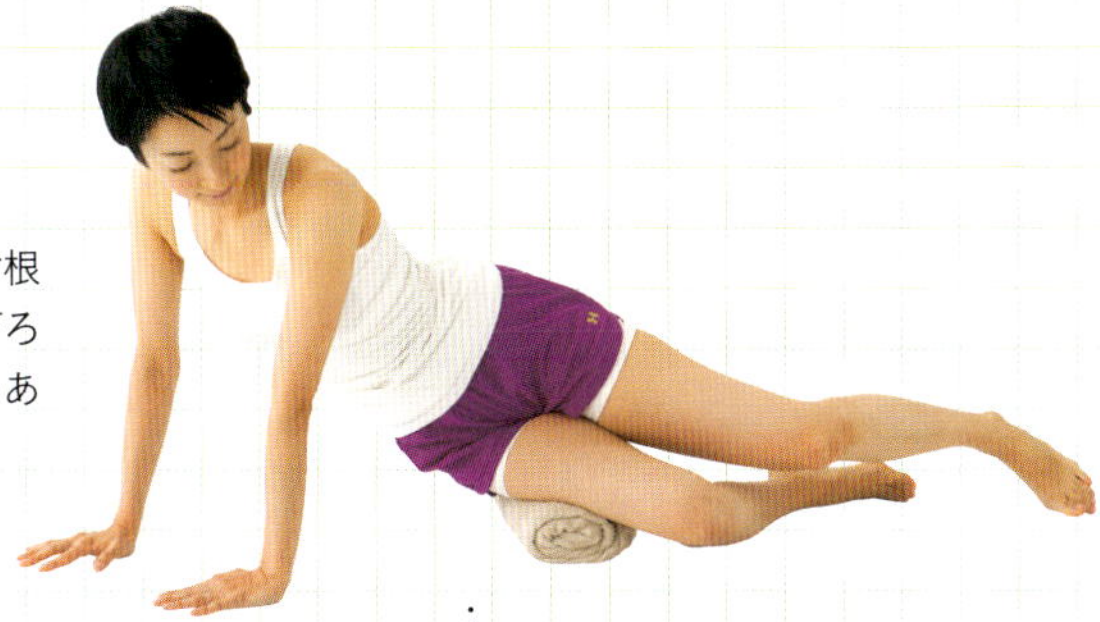

2 太もも側面の筋膜を押し伸ばす

巻きタオルの当たっている部分に体重をかけてリリース

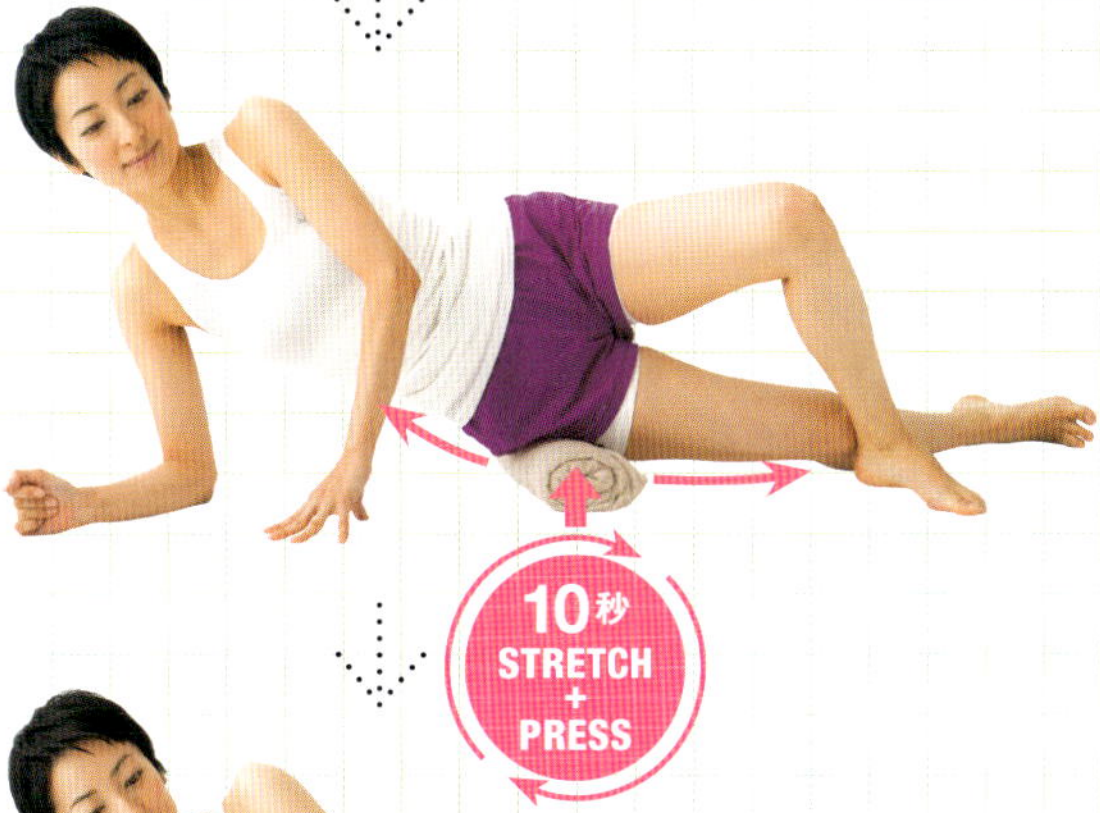

3 少し下の筋膜を押し伸ばす

ひざのほうに巻きタオル1本ぶんずらして2をおこなう

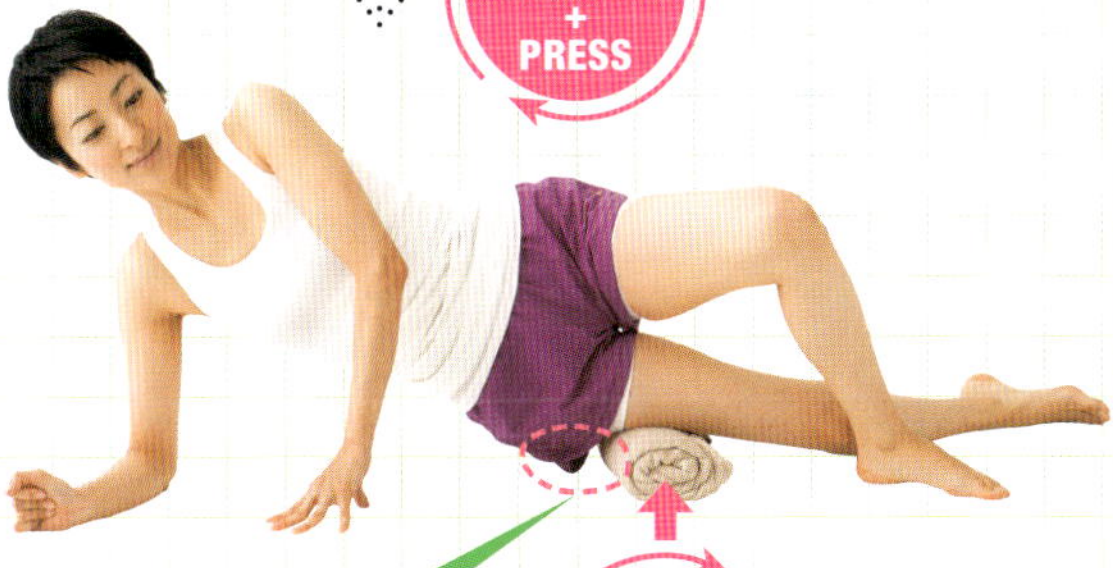

4 ひざ側面まで押し伸ばす

脚のつけ根からひざの外側まで押し伸ばせるように、少しずつ巻きタオルをずらしながら2をくり返す

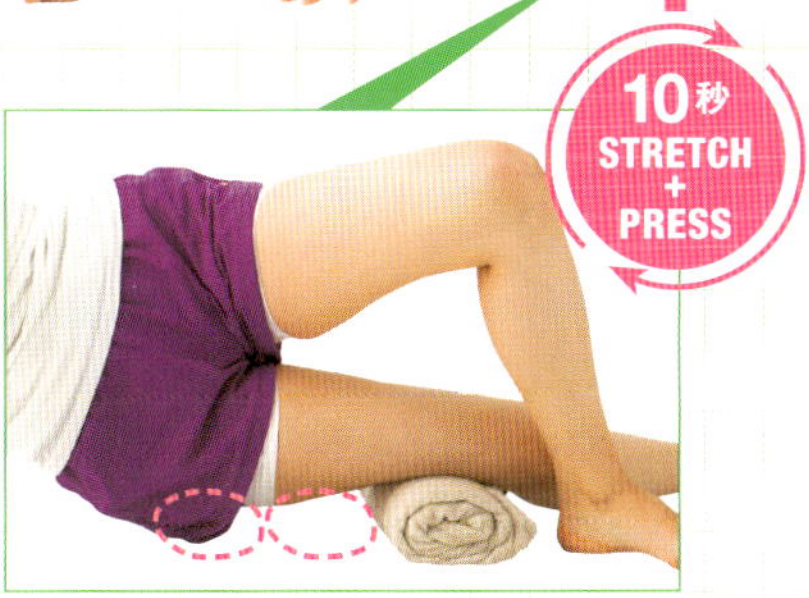

5 もう一方の脚も同様に

症状別
1

太もも・お尻全体が痛む②

［大《だい》腿《たい》四《し》頭《とう》筋《きん》］

1か所
10秒程度
×
2セット

使用アイテム
巻きタオル
+
スプレー缶

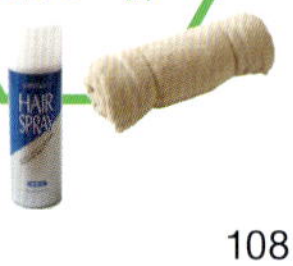

太ももの前面がだるい・つりやすい人は、表層にある大腿四頭筋をゆるめるとラクになります。大腿四頭筋②で、太ももの表面がガチガチに固まりすぎてスプレー缶では刺激を感じられない人は、テニスボールで圧迫しましょう。ひざのお皿まわりに響くような痛みとともに、痛みの原因となるトリガーポイントは解消されます。

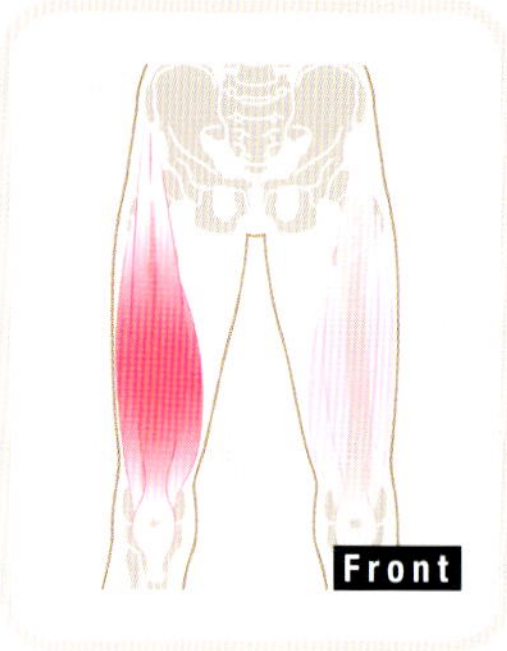

大腿四頭筋①

筋膜のこりが激しい人は
まずは自分の
体重をかけて圧迫を

巻きタオルに左太もも前面を乗せ、右脚を上げる。巻きタオルを当てる位置をずらし、何回かに分けて太もも前面を全体的にリリース

▶▶▶ P.96参照

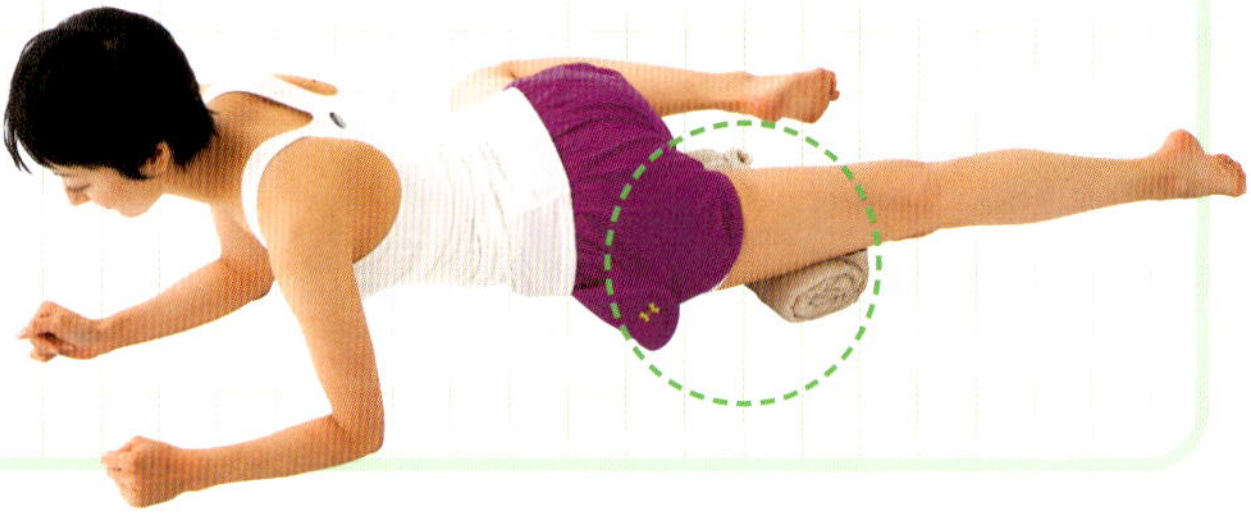

大腿四頭筋②

テレビやスマホを見ながら
できる筋膜リリース

STAND BY

床に座り、スプレー缶を持つ

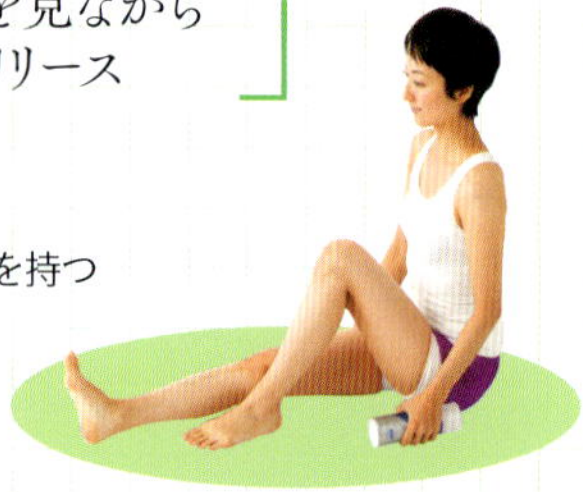

1 一方の太もも前面を伸ばす

右脚は前に伸ばし、左脚はひざを曲げて足をお尻の下に入れる

POINT
ひざに痛みのある人は、無理に曲げなくてよい

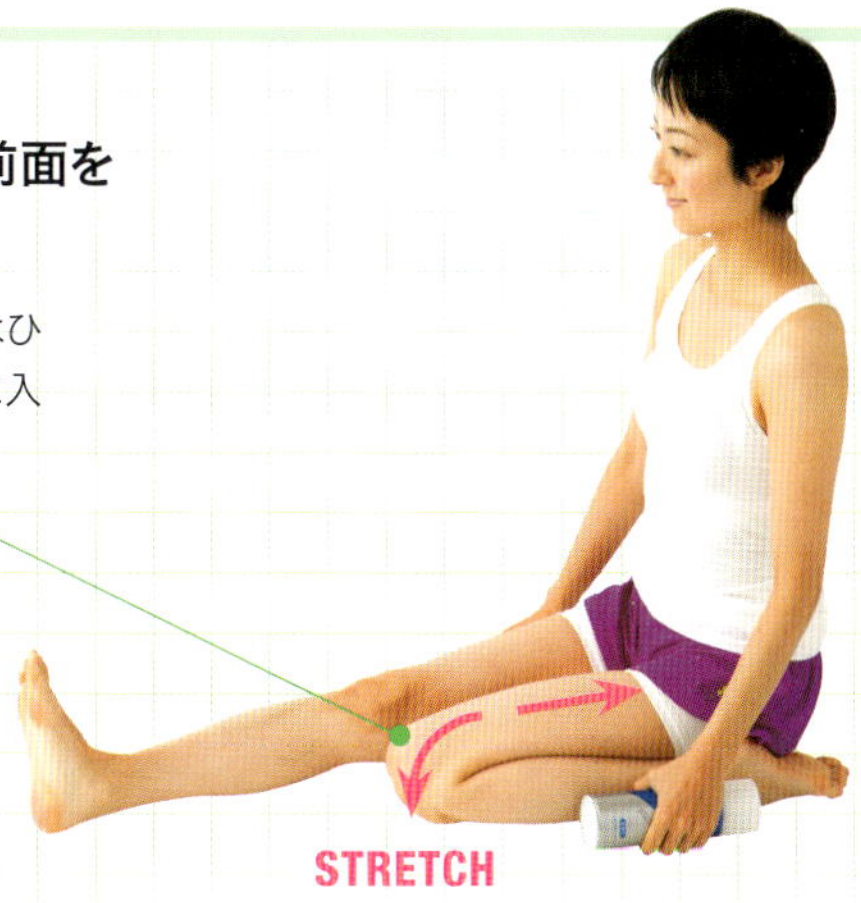

2 スプレー缶を太もも前面に当てる

太もも前面にスプレー缶を押し当てる。姿勢を保ちにくかったら、右手を後ろについてもよい

POINT
スプレー缶を使うと広範囲を一度に刺激できるが、テニスボールでもＯＫ

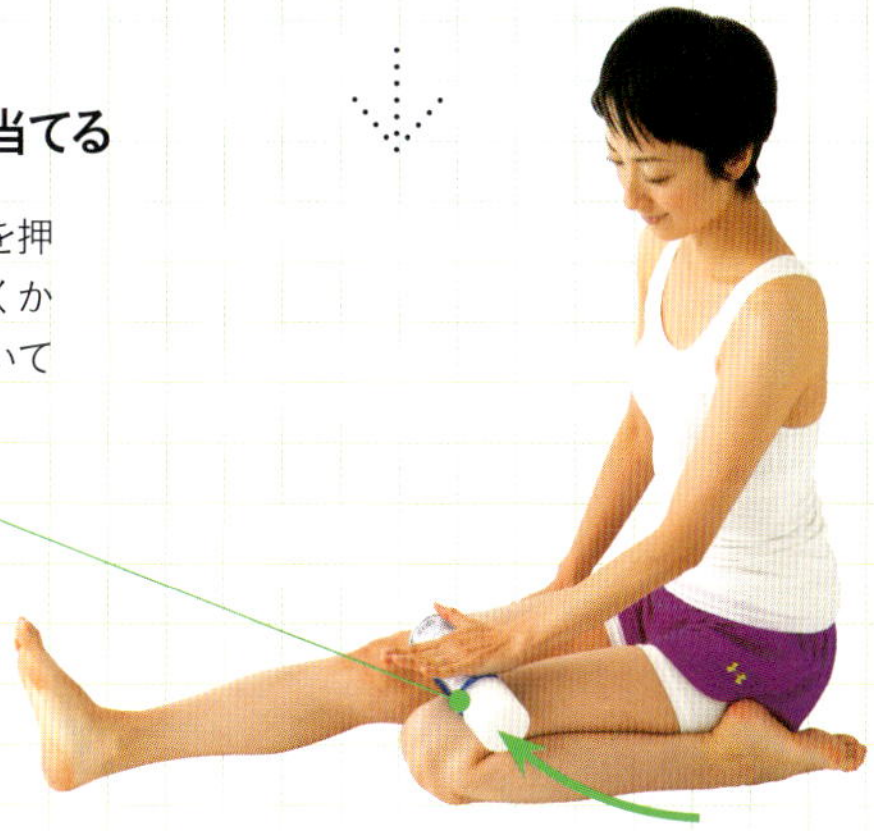

3 太もも前面の筋膜を押し伸ばす

スプレー缶を押し当てながら太もものつけ根からひざ上あたりまでゆっくり転がす

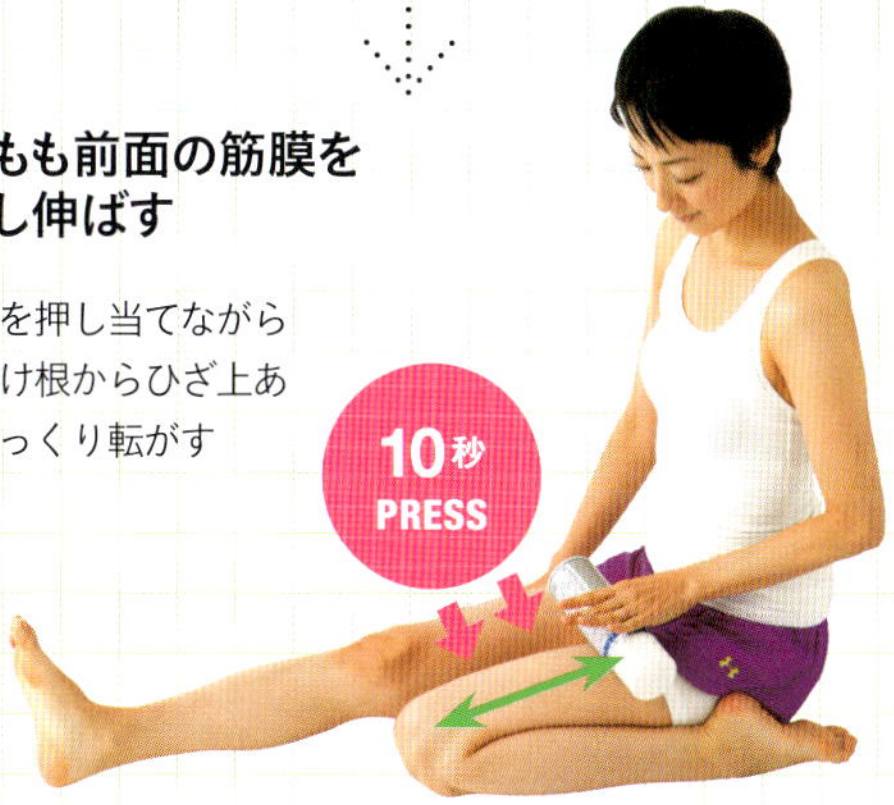

4 もう一方の脚も同様に

症状別
2

太ももの裏側が痛む

【ハムストリングス】

太ももの裏側に疲れが溜まる、あるいはつる人は、ハムストリングスを中心にリリースしましょう。ハムストリングスは坐骨《ざこつ》からひざにつながるため、骨盤の前傾や後傾があると筋膜が伸長、あるいは短縮して痛みの引き金、トリガーポイントも発生します。範囲が広いので、押し伸ばせば下肢の血流もグッとスムーズになります。

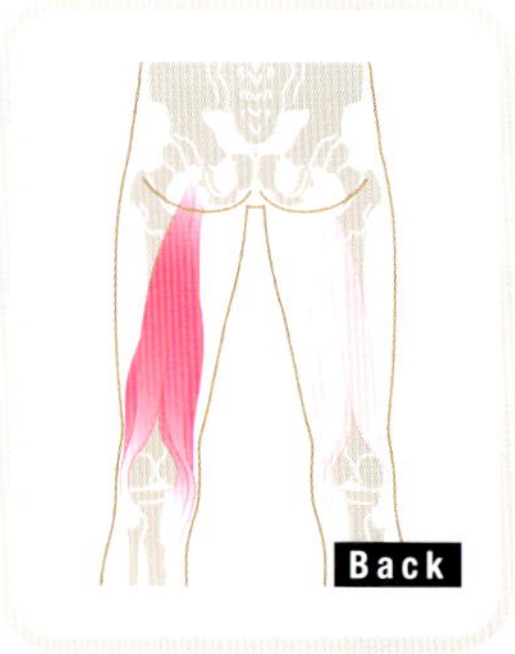

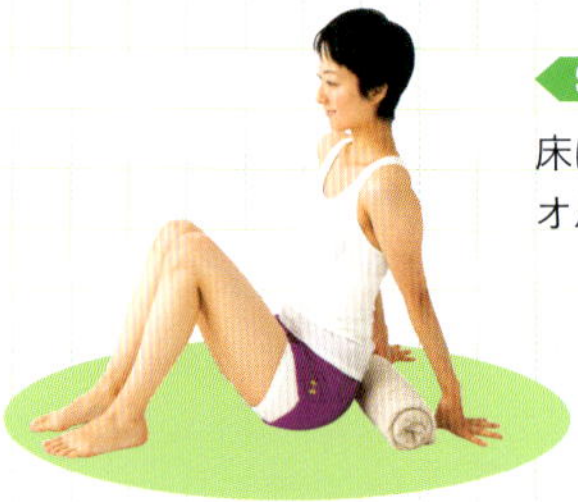

STAND BY

床に座り、体の後ろに巻きタオルを横向きに置く

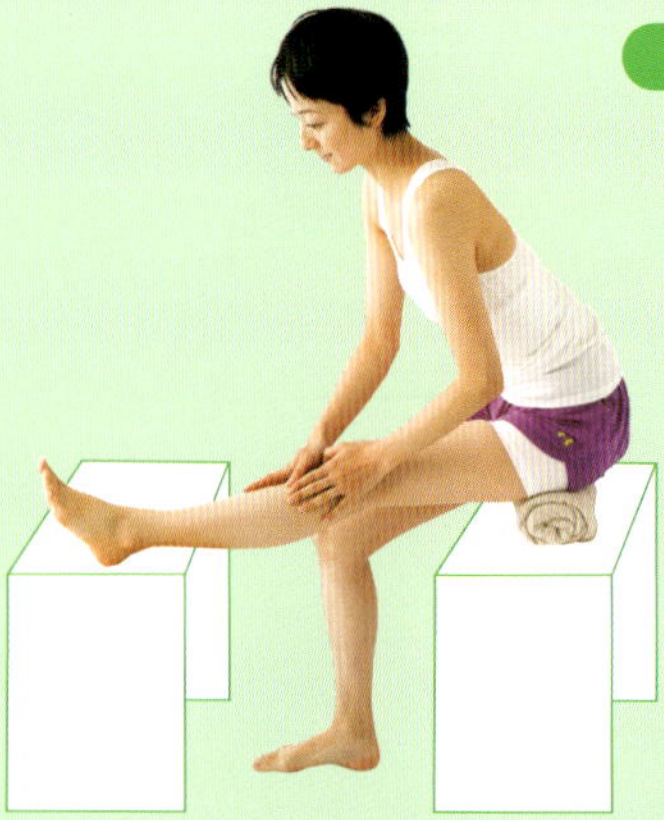

もっと効かせたい人は

体が硬く、床に座る体勢ではやりにくい場合はイスを二脚用意。一方に腰かけ、もう一方に脚を乗せておこなうと効果的

1か所
10秒程度
×
2セット

使用アイテム

巻きタオル
雑誌の束
（タオル、クッションなど）

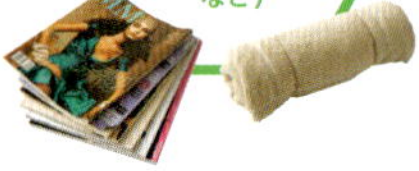

1 巻きタオルに太ももの裏側を乗せる

左脚を伸ばし、太ももつけ根に当たるよう巻きタオルに乗る。右脚はひざを立てる

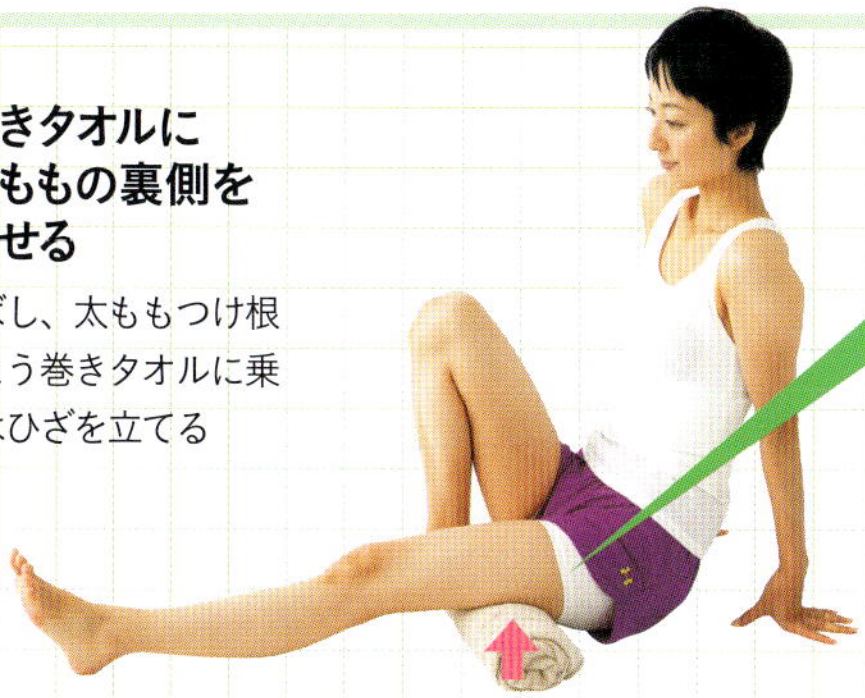

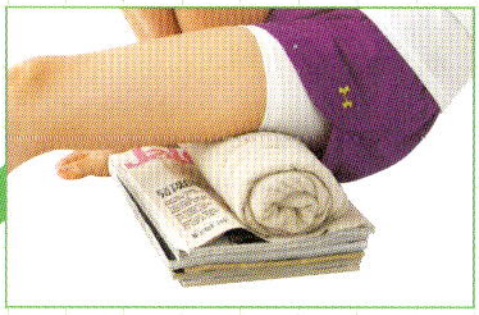

POINT
太もも裏面に刺激を感じない場合は、雑誌やタオル、クッションなどを重ねて高くしよう

2 ハムストリングスの筋膜を押し伸ばす

両手を体の横につき、左脚の太もも裏側に体重が乗るようお尻を少し浮かせてリリースする

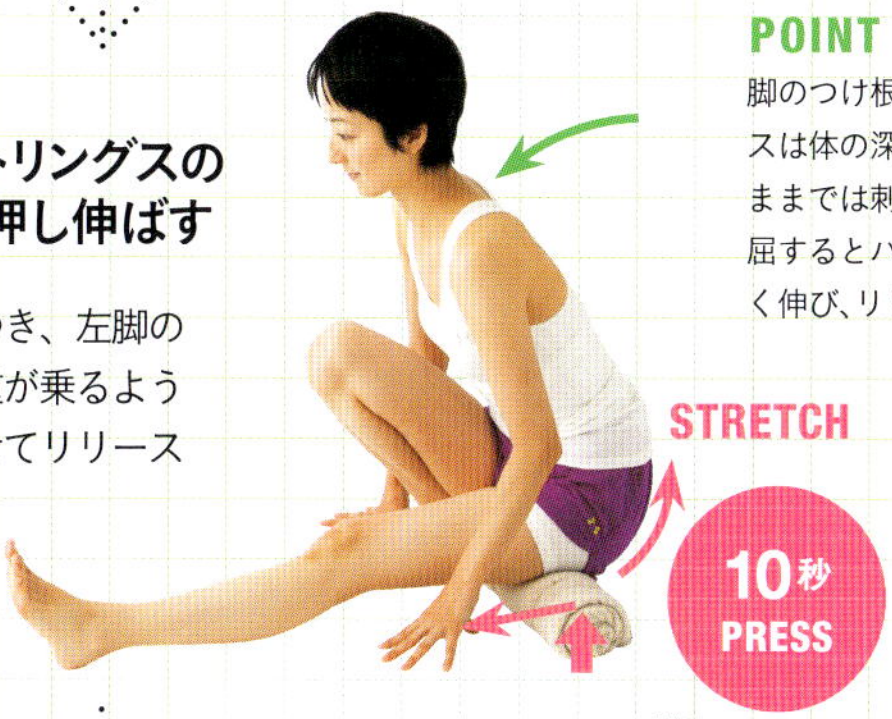

POINT
脚のつけ根側のハムストリングスは体の深層にあるため、そのままでは刺激が届きにくい。前屈するとハムストリングスがよく伸び、リリース効果が高まる

3 より広範囲の筋膜を押し伸ばす

左脚のつま先を左右に振る。それぞれ10秒かけてゆっくりリリースする

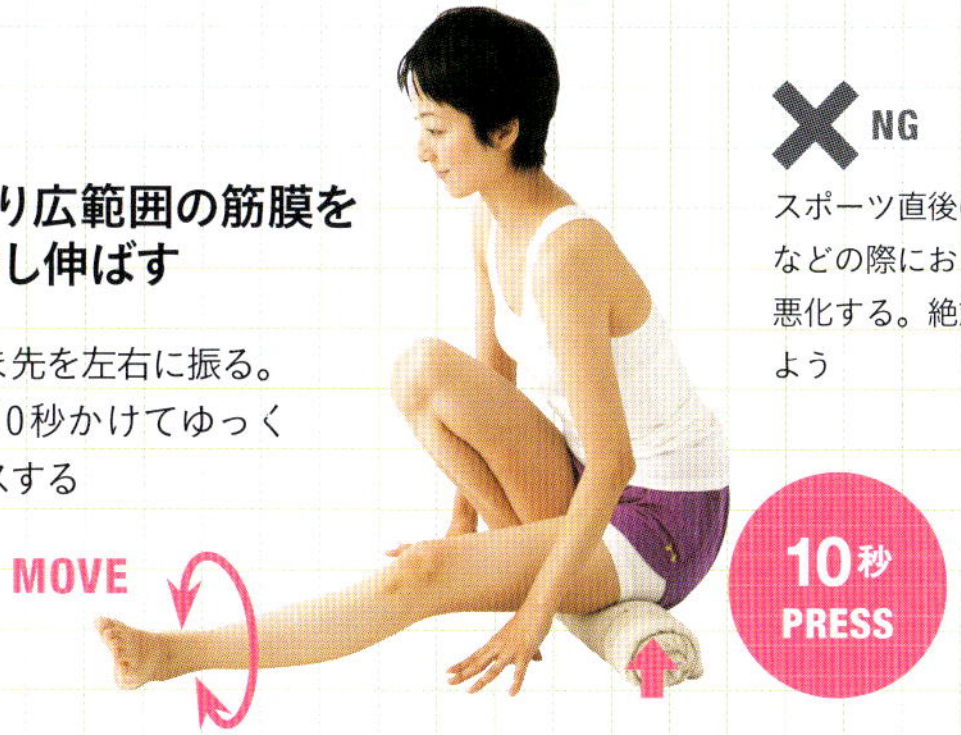

✕ NG
スポーツ直後の肉離れなどの際におこなうと悪化する。絶対に避けよう

4 太もも裏の中央あたりの筋膜を押し伸ばす

巻きタオル1本ぶん、ひざのほうにずらし、2～3をおこなう

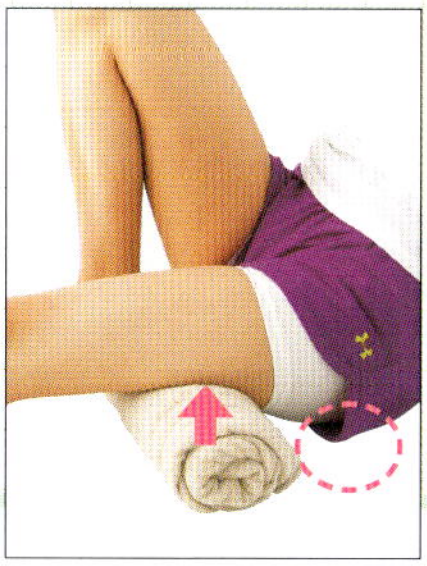

5 もう一方の脚も同様に

chapter 3

部位別筋膜リリースプログラム

ひざの痛み

歩く、しゃがむ、座るといったシーンで活動するひざは
年齢を重ねるごとに痛みを訴える人が増します。
ひざの骨は、たくさんの筋肉に支えられるものの
体重や上半身の動きを受け止めるため負担も大きい部位です。

歩く、走る、立ち上がる、と ひざははたらきっぱなし

とくに壮年期以降、痛みを訴える人が多くなるのが、ひざです。障害を起こしやすい部位なので、激しい痛みを感じたら靭帯《じんたい》や半月板に損傷がないか病院で必ず検査を。ケガや障害でないのに痛むなら、さっそく筋膜リリースをおこないましょう。

ひざの構造は、歩く、走る、しゃがむ、座るといった動作をスムーズにおこなうのに適しています。中心に膝蓋骨《しつがいこつ》という骨があり、これは大腿四頭筋に支えられています。

しかし地面に近く安定した位置にある足首と異なり、高い位置にある

痛みの原因となる筋膜があるのは…

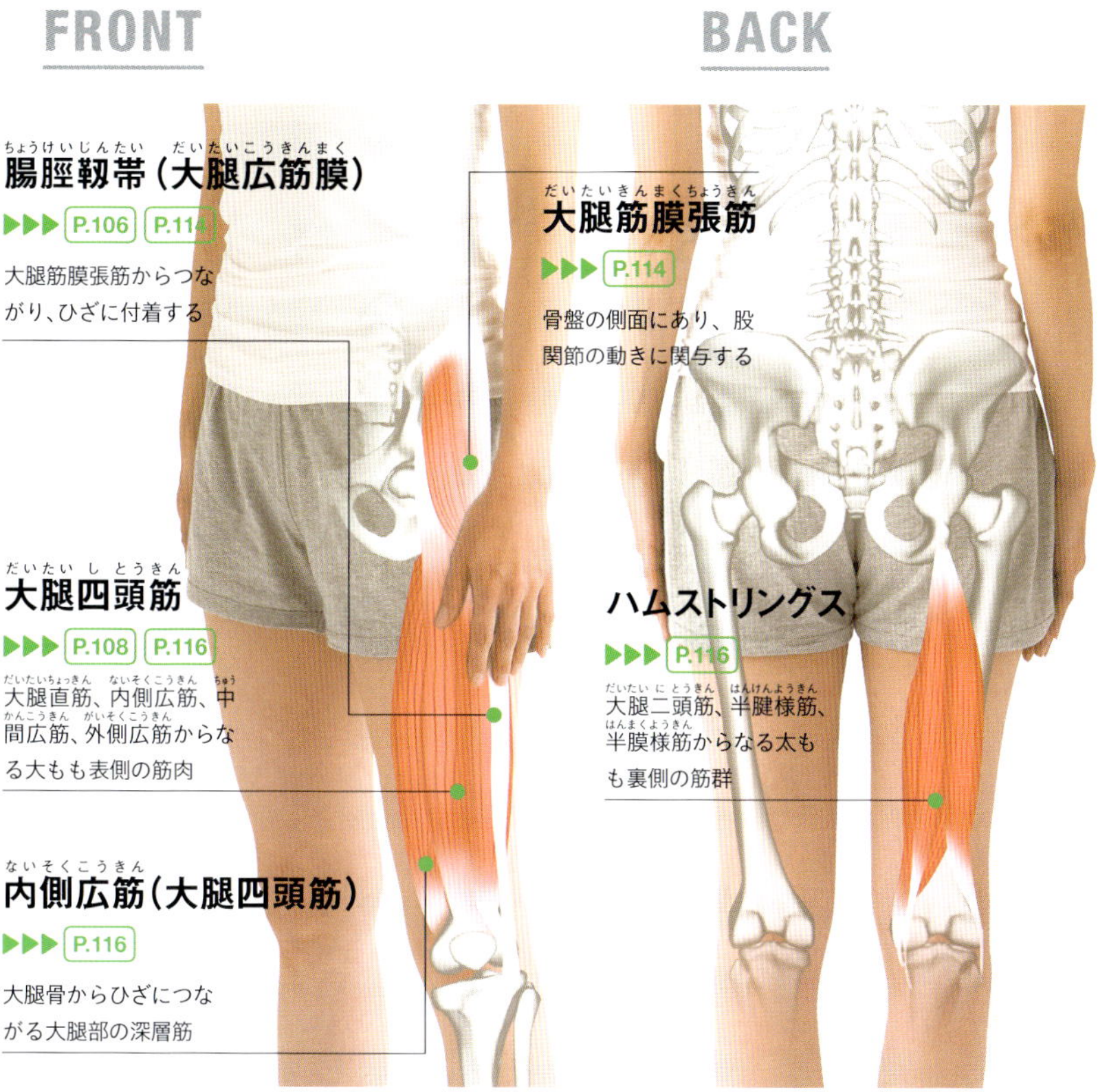

ひざは「宙に浮いた」状態です。

太ももや股関節まわりもしっかりケアすべき

ひざは、たくさんの筋肉に囲まれ支えられていますが、つねに上半身の動きを受け止める負担は相当なもの。バランスをとるために筋膜も酷《こく》使《し》されます。

また、体重増加による影響も大。たとえばジョギング時は、体重の3倍、階段の上り下りでは1.5倍前後の負担が下半身にかかると言われています。ひざ自体ではなく太ももを覆う筋膜のSOSが痛みとなるケースも多いので、広範囲をリリースしていきます。

症状別
1

ひざの外側の痛み

［大腿筋膜張筋《だいたいきんまくちょうきん》、腸脛靭帯《ちょうけいじんたい》（大腿広筋膜《だいたいこうきんまく》）］

ひざの外側の痛みは、お尻の筋肉が弱い、あるいはオーバーワークなどで脚の外側にストレスがかかることでも生じます。ジョギングが趣味の人に痛みを抱えるケースが多くみられ、腸頸靭帯炎（ランナーズニー）と診断されることも。太ももの外側に向かって広がる放散痛が感じられるよう、脚のつけ根を圧迫しましょう。

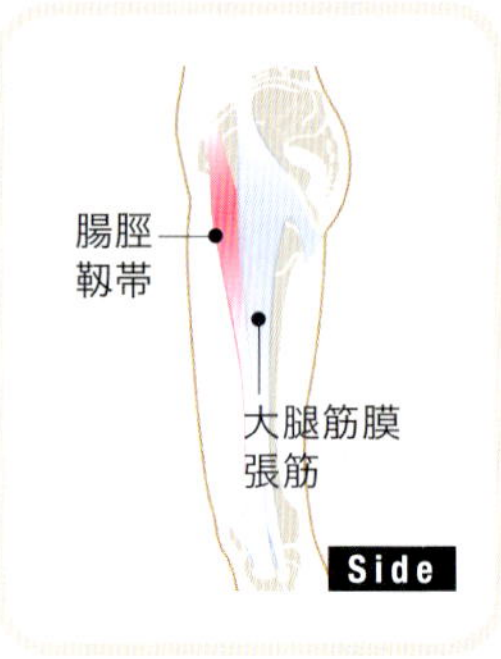

大腿筋膜張筋

脚のつけ根だが
ひざの痛み解消に役立つ

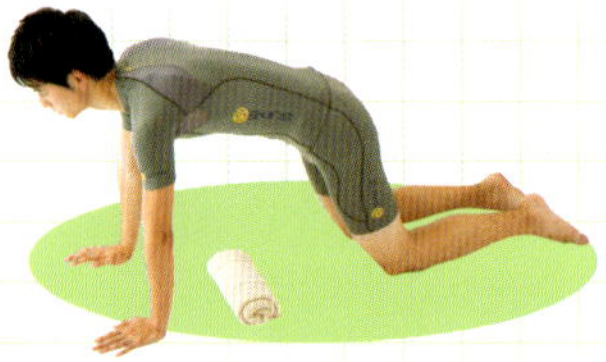

STAND BY

四つんばいになり、巻きタオルを横向きに置く

腸脛靭帯（大腿広筋膜）

ひざの外側を押し伸ばし
筋膜のこわばりを解消

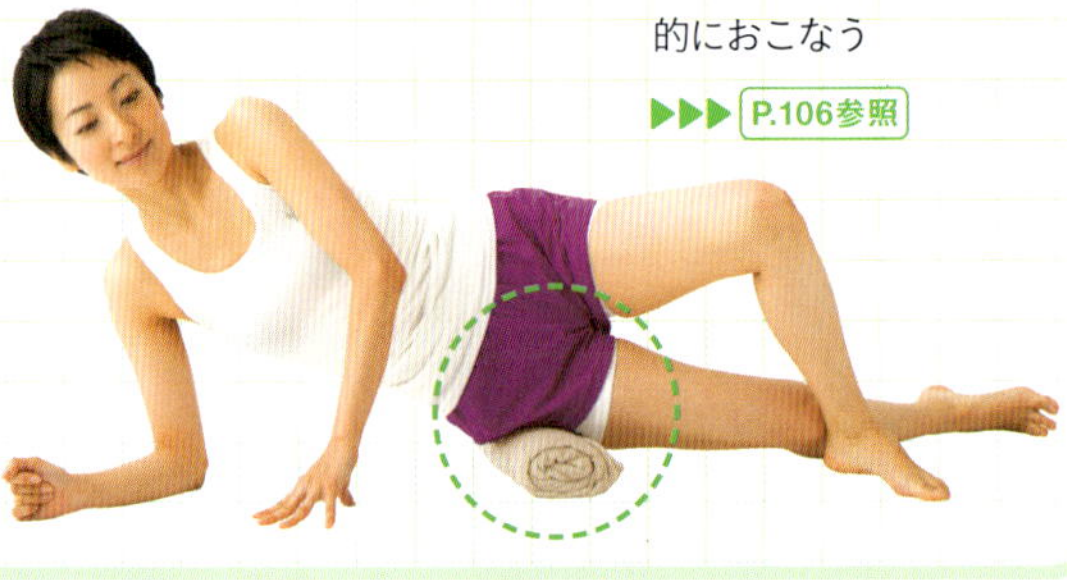

巻きタオルが脚のつけ根の側面に当たるよう横向きに寝て、上体を起こしてリリース。巻きタオルを当てる位置をずらし、何回かに分けて太もも側面を全体的におこなう

▶▶▶ P.106参照

1か所
10秒程度
×
2セット

使用アイテム
巻きタオル

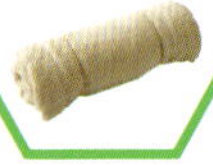

1 太ももつけ根に巻きタオルを当てる

巻きタオルが左太もものつけ根に当たるよう、うつ伏せになる。ひじで上体を支える

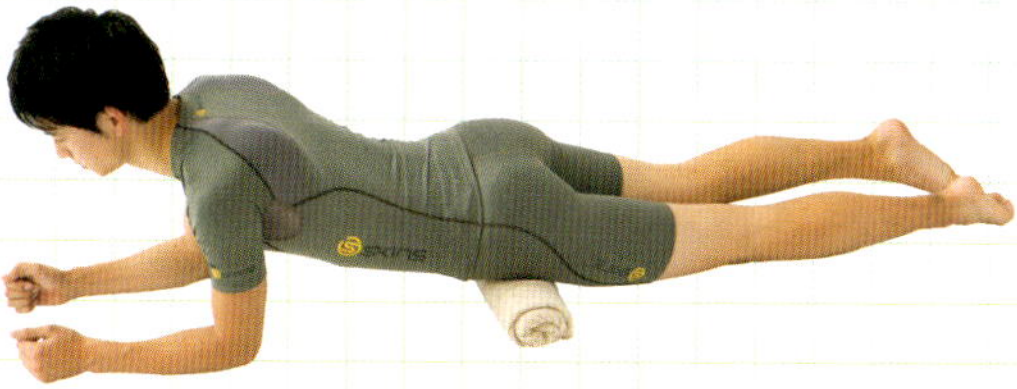

2 太ももつけ根の筋膜を伸ばす

床をすべらせるように右ひざを上げる

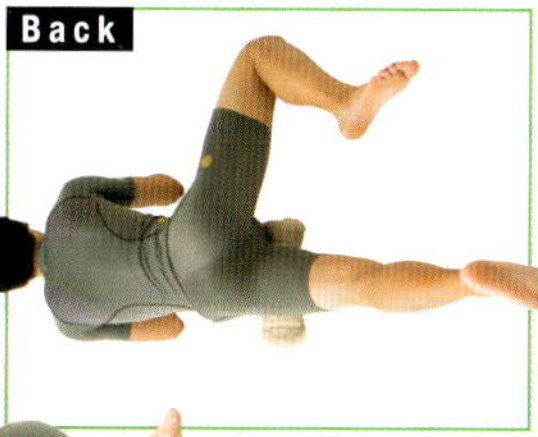

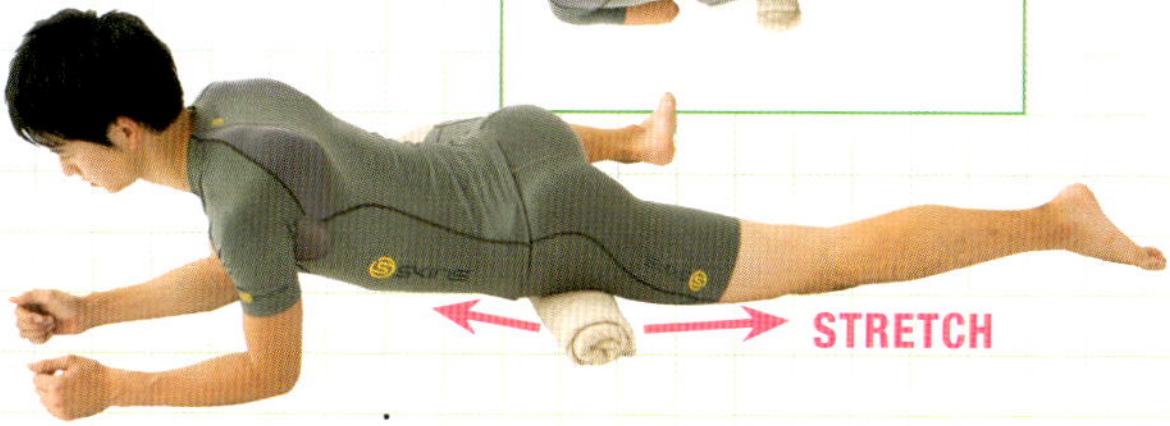

3 太ももつけ根の筋膜を押し伸ばす

左太ももの外側に体重がかかるよう体を少し左に傾け、かかとを外側に倒してリリース

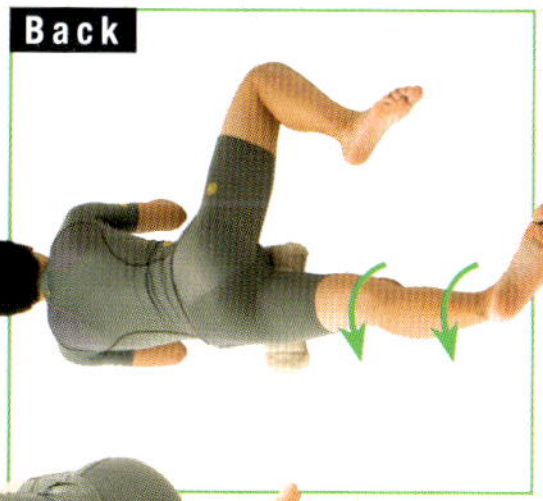

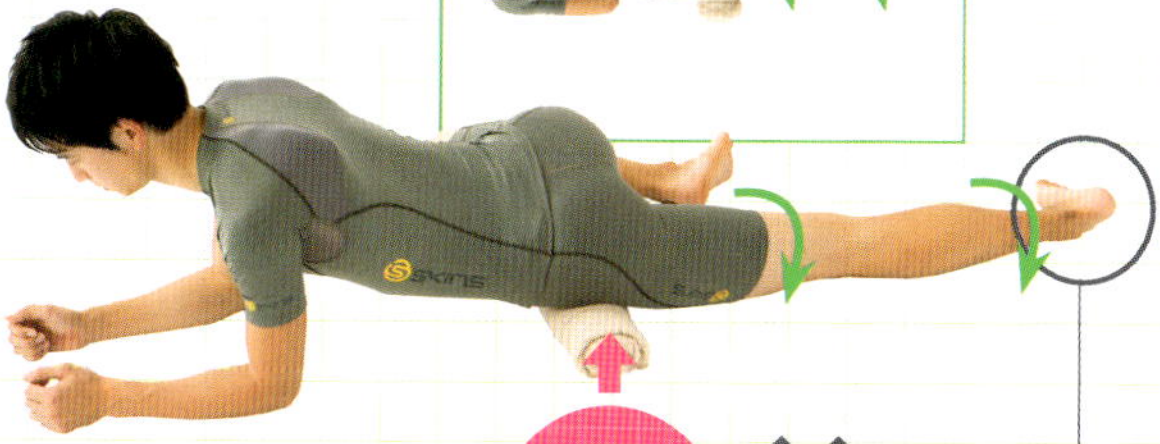

10秒 PRESS

NG

つま先がまっすぐだと大腿筋膜張筋あたりの筋膜を刺激できない

4 もう一方の脚も同様に

症状別 2

ひざ全体が痛む

【大腿四頭筋《だいたいしとうきん》、ハムストリングス、内側広筋《ないそくこうきん》】

ひざのお皿（膝蓋骨《しつがいこつ》）全体や内側に痛みを感じたら、ひざまわりの筋力不足などを原因に筋膜にトラブルが発生しがちです。階段の上り下りで、とくに痛みを感じやすくなります。太ももの内側からひざのお皿につながる内側広筋、前面の大腿四頭筋、裏側にあるハムストリングスをしっかりリリースしていきましょう。

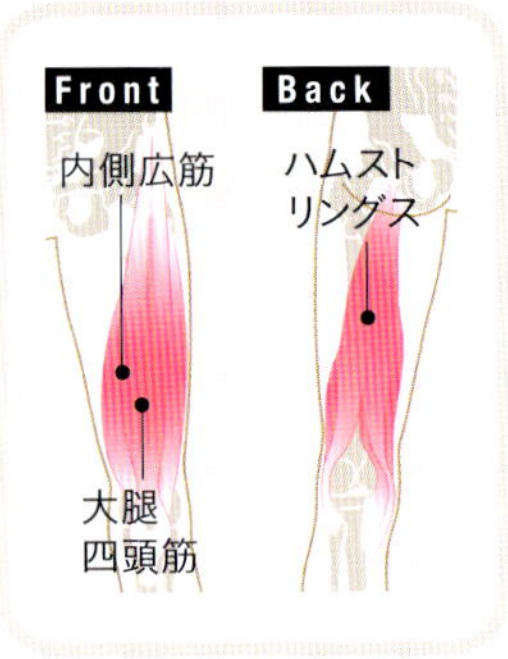

1か所
10秒程度
×
2セット

使用アイテム
巻きタオル
＋
スプレー缶

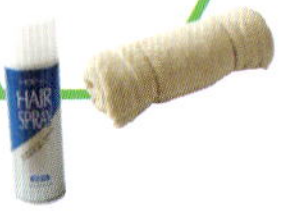

大腿四頭筋

高いヒールの靴や
階段の上りで硬くなった
筋膜をほぐす

うつ伏せになり、巻きタオルに左太もも前面を乗せ、右脚はひざを曲げて外側に開く。巻きタオルを当てる位置をずらし、何回かに分けて太もも前面全体をリリース

▶▶▶ P.108参照

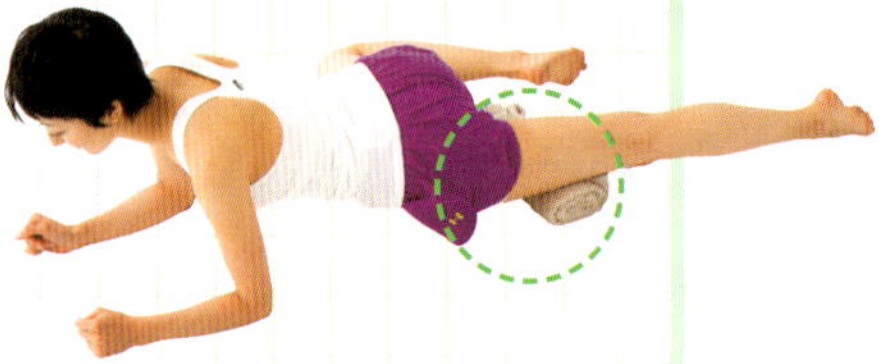

ハムストリングス

長時間、座る人ほど
硬くなりがちな裏側をケア

床に座り、巻きタオルに左太もも裏面を乗せ、右脚を曲げる。巻きタオルを当てる位置を少しずらし、何回かに分けて太もも裏面全体の筋膜をリリース

▶▶▶ P.110参照

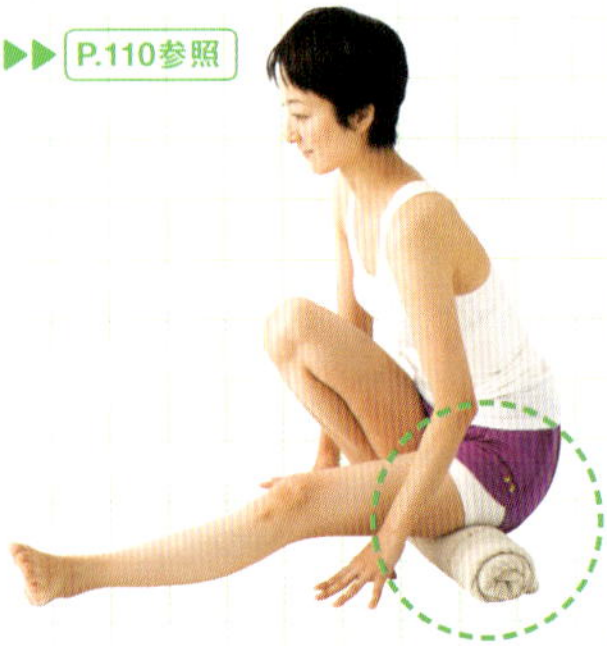

内側広筋

大腿四頭筋の中でも
とくにゆるめておきたい

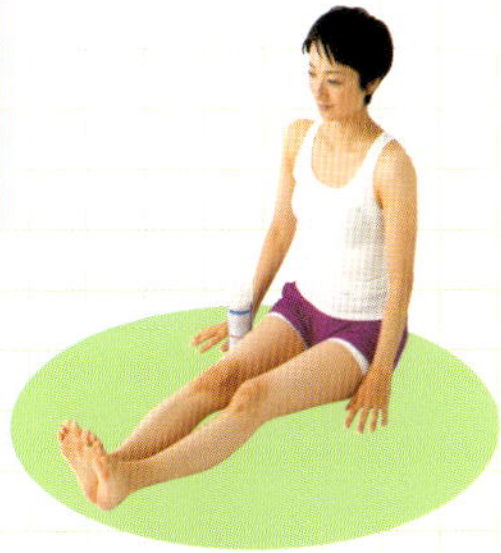

STAND BY

両脚を前に伸ばして床に座り
スプレー缶を持つ

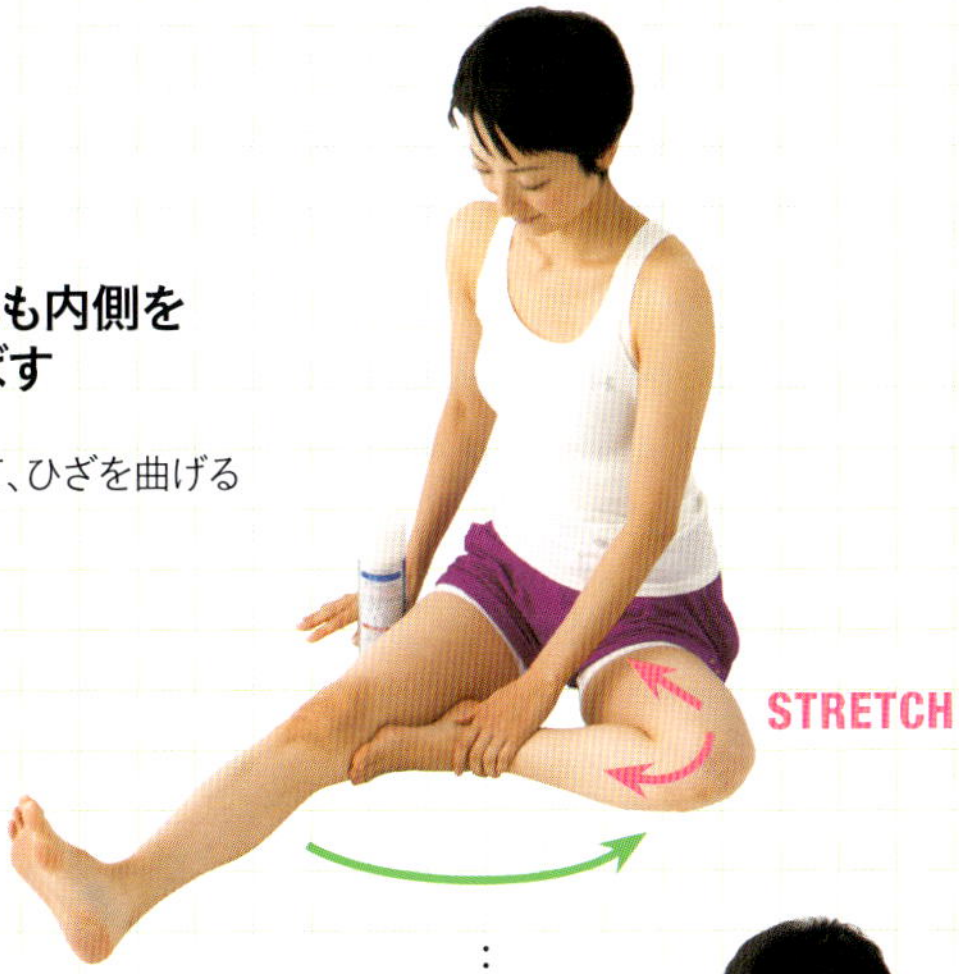

1 太もも内側を伸ばす

左脚を開いて、ひざを曲げる

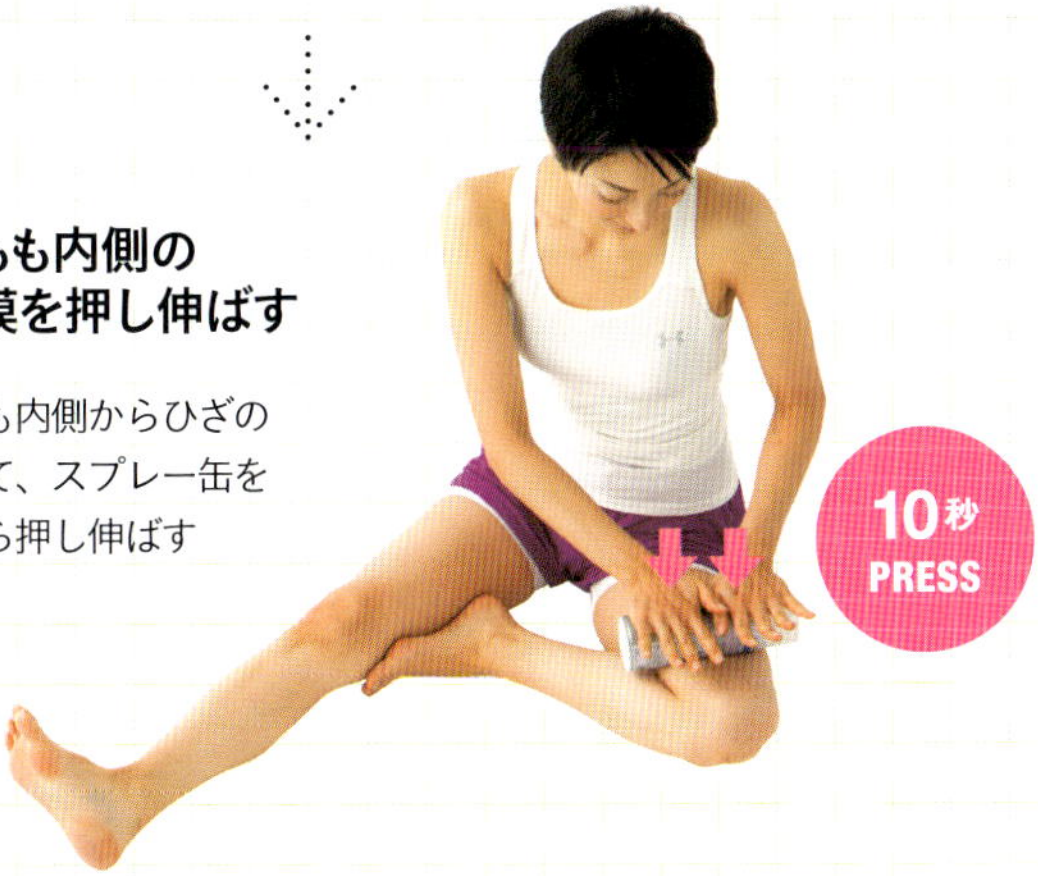

2 太もも内側の筋膜を押し伸ばす

左脚の太もも内側からひざの
内側にかけて、スプレー缶を
転がしながら押し伸ばす

3 もう一方の脚も同様に

chapter 3

部位別筋膜リリースプログラム

ひざから下の痛み

長時間の歩行や立ち仕事による疲労で不調を抱えやすい部位。
なかでも体重を支える足首に痛みを抱える人は多くいます。
靴や地面からの影響を受けて痛みにつながることも。
油断せず、まめにリリースすることをおすすめします。

長時間の歩行や立ち仕事で強い負荷がかかる

ここが痛む場合は、すね、ふくらはぎ、足首、足の裏をリリースします。すねは長時間の歩行や立ち仕事による疲労で痛めやすい部位。〝第二の心臓〟と呼ばれるふくらはぎは、血液や体液を循環させる筋ポンプ作用の低下によってむくみ、不調を訴える人が多く見られます。

なかでも多くの人が痛みや不安を抱えるのが、足首です。足首は全体重を支え、バランスも取ります。同時に、足元からの影響も受けるため上下からのストレスで筋膜が変異してしまうのです。

痛みの原因となる筋膜があるのは…

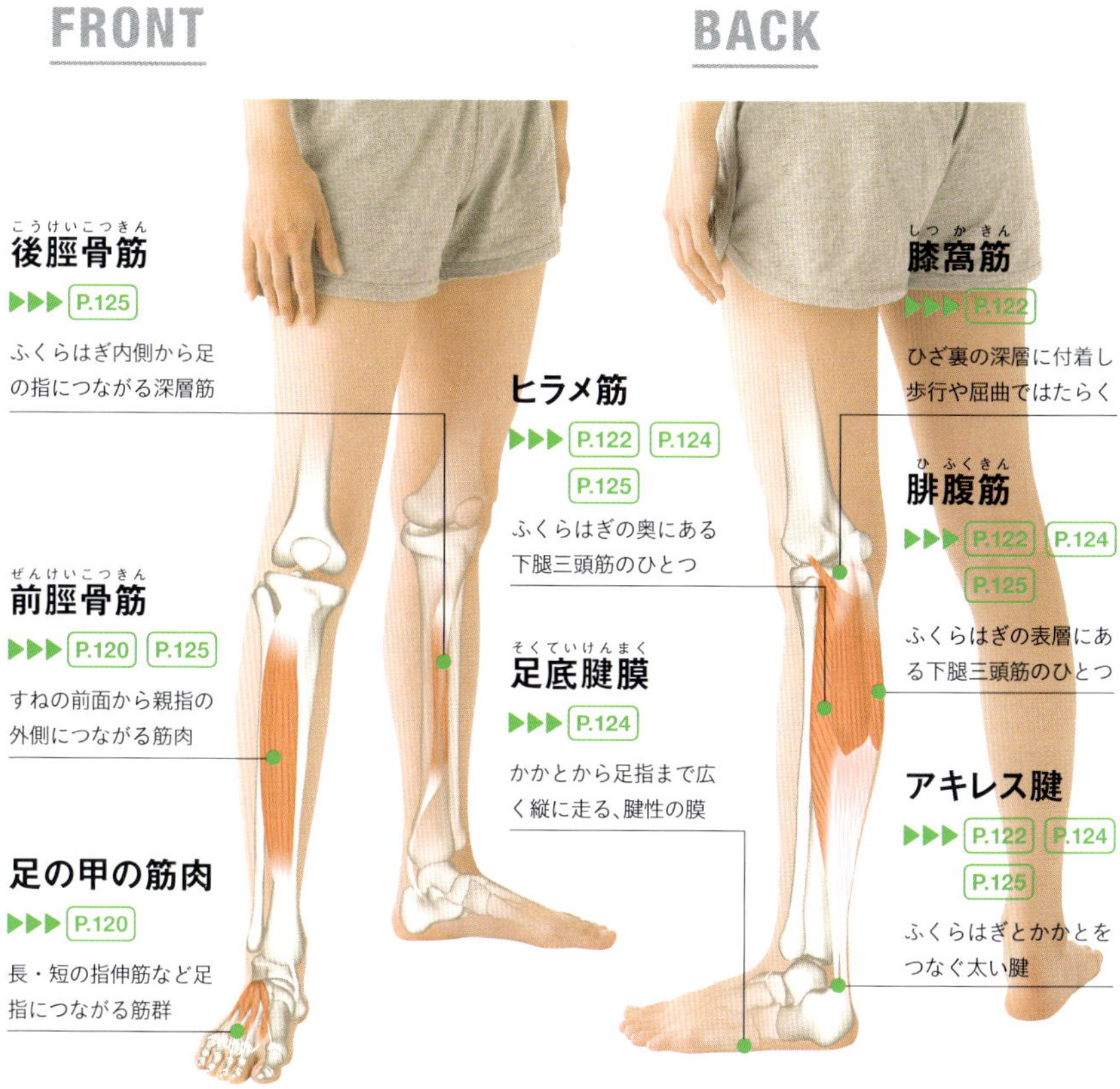

足首のトラブルはすねやひざの痛みに

足首の筋膜の硬縮は、足の甲が痛む、足の指がつる、踵骨骨端炎《しょうこつこったんえん》と呼ばれるかかとのトラブルなど、意外と多くの痛みに発展します。

また、先に触れたすねやふくらはぎも、足首の動きをコントロールしながら体のバランスを保つはたらきをするため、足首が硬いと痛みにつながることも。

歩く場所がコンクリートか土か、履くのがヒールかスニーカーか、といった外的要因も大きいので、痛みを感じたら見すごさず、しっかりリリースしましょう。

症状別 1

すね・足の甲の痛み

【足の甲、前脛骨筋《ぜんけいこつきん》】

体重を支える足は、疲労の溜まりやすい部位。筋膜によって、すねと密接につながるので、痛みの原因はいずれもほぼ同じです。たとえばミュールやビーチサンダルで歩いていると、脱げないよう指先に力を入れるため、ここの筋膜が硬縮して痛みを起こしやすくなります。前脛骨筋をリリースすると、甲に放散痛が広がりゆるみます。

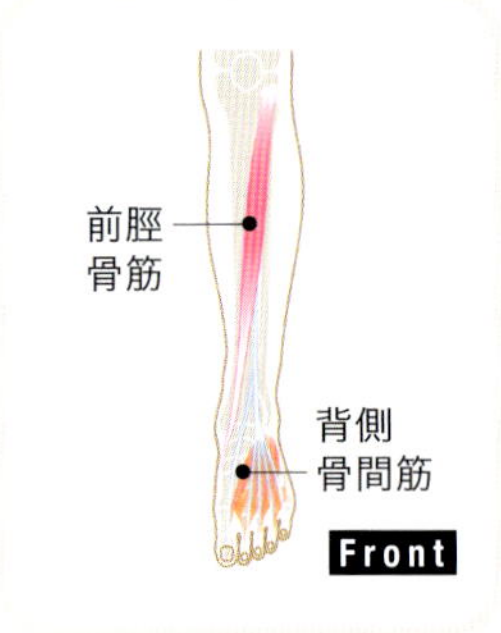

足の甲

足の血流も上げられるため
冷えの解消にも◎

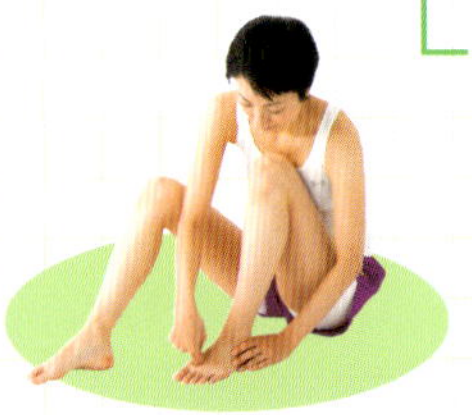

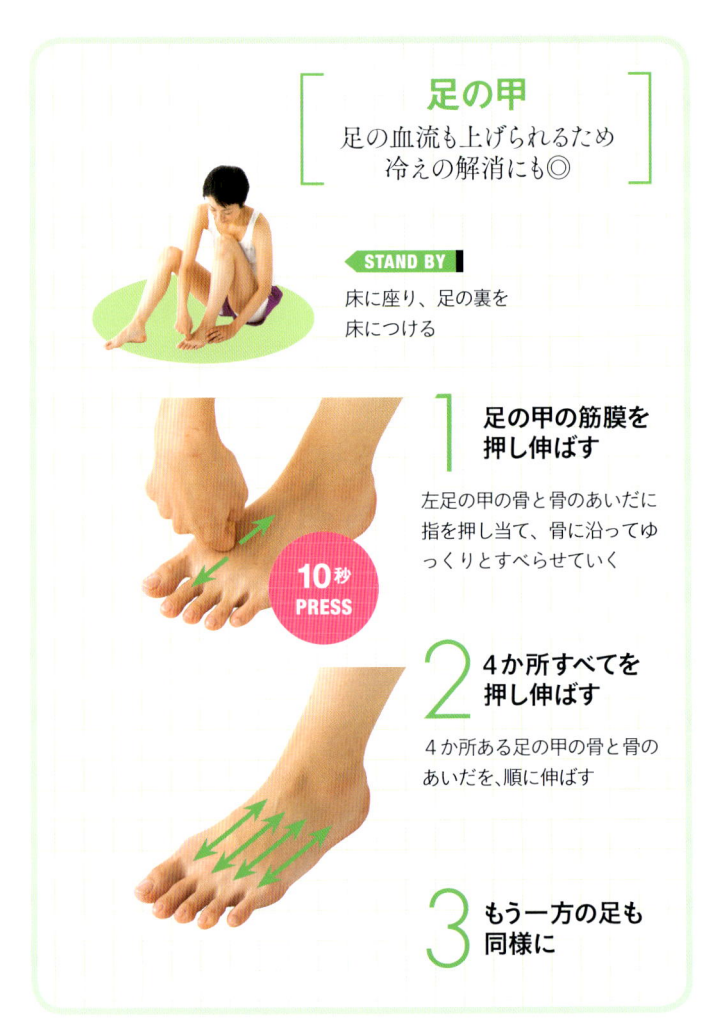

STAND BY

床に座り、足の裏を
床につける

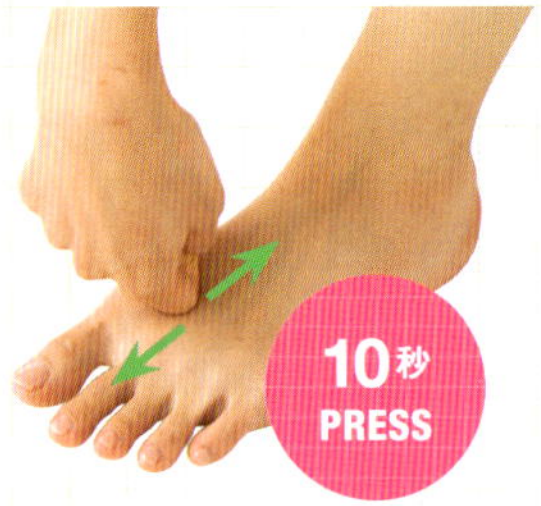

1 足の甲の筋膜を押し伸ばす

左足の甲の骨と骨のあいだに指を押し当て、骨に沿ってゆっくりとすべらせていく

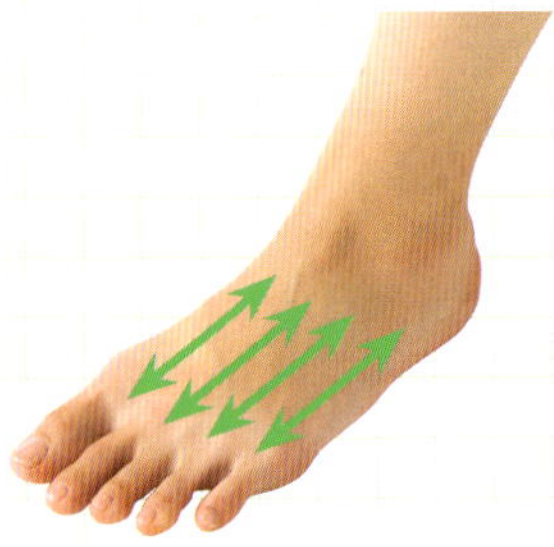

2 4か所すべてを押し伸ばす

4か所ある足の甲の骨と骨のあいだを、順に伸ばす

3 もう一方の足も同様に

1か所
10秒程度
×
2セット

使用アイテム
巻きタオル
+
テニスボール

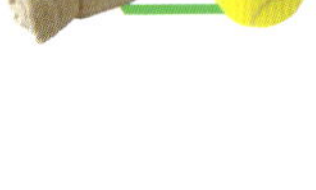

前脛骨筋

すねに数多くある
ツボもいっしょに刺激

STAND BY

床に正座し、つま先を立てる。巻きタオルを体の横に置く

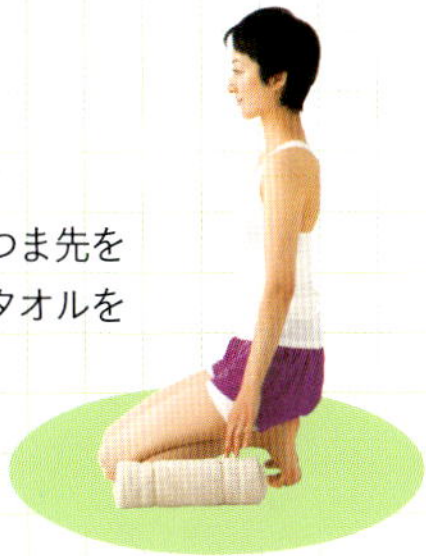

1 すねの下に巻きタオルを置く

巻きタオルを左のすねの下に横向きに入れ、足首を伸ばす

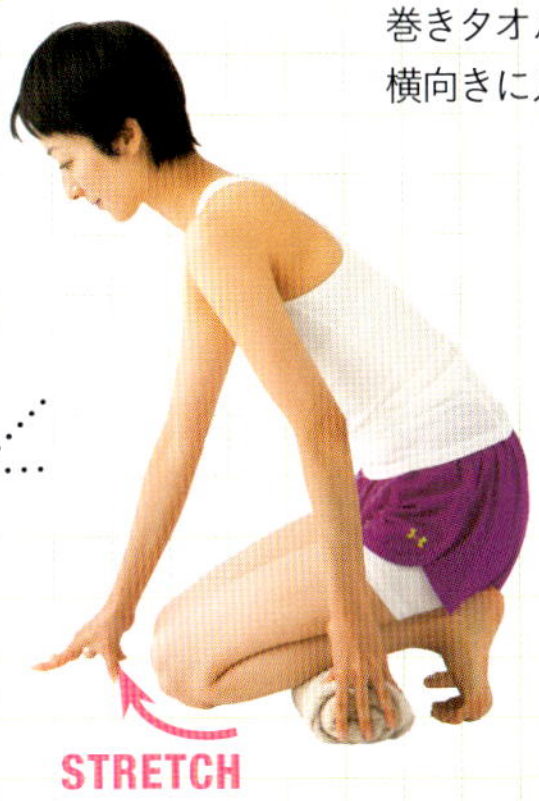

2 すね中部の筋膜を押し伸ばす

両手を床について前傾姿勢になり、巻きタオルに体重をかける

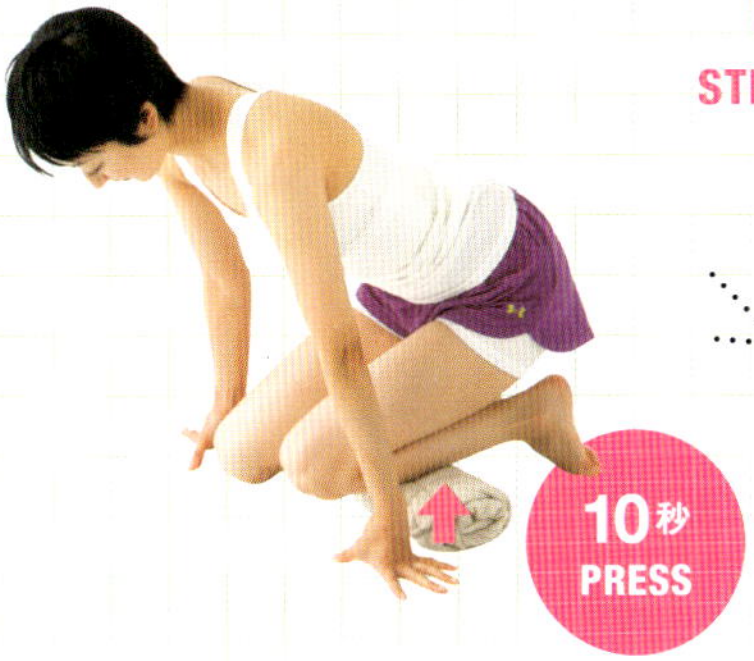

3 すね全体の筋膜を押し伸ばす

巻きタオルを少し下にずらしながらリリースをくり返し、ひざ下から足首までを押し伸ばしていく

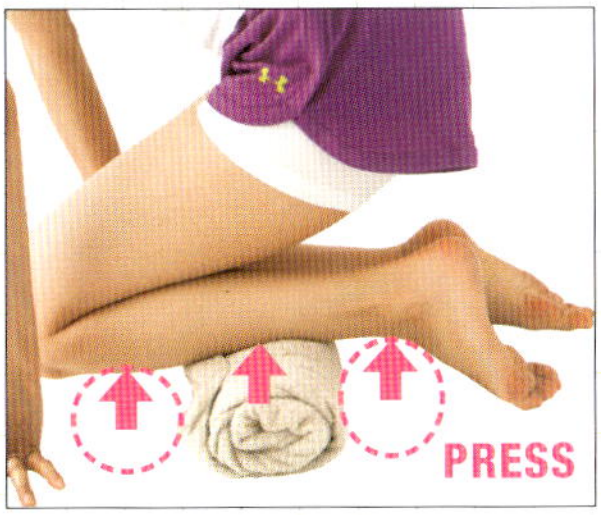

4 もう一方の脚も同様に

もっと効かせたい人は

すねが硬くてうまく刺激が入らない人は、テニスボールを使ってピンポイントでほぐそう

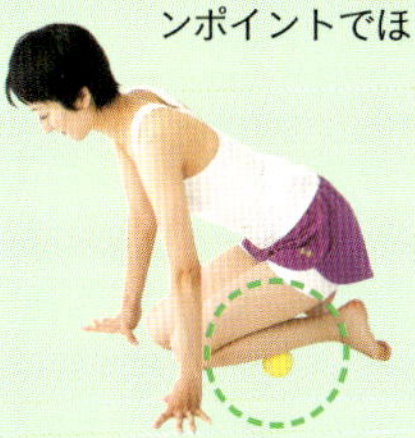

症状別 2

ふくらはぎがだるい・つる

【膝窩筋《しつかきん》、腓腹筋《ひふくきん》、ヒラメ筋、アキレス腱】

ふくらはぎを形成する表層の筋肉、腓腹筋やヒラメ筋はもちろん、上部にある膝窩筋、かかとに近いアキレス腱まで、ひざ裏からかかとまでの広範囲の筋膜をリリース。膝窩筋を押し伸ばすと、ふくらはぎの奥に放散痛を感じられてほぐれます。片足重心がクセになっている人も、痛みや疲労が溜まりやすいので、おすすめです。

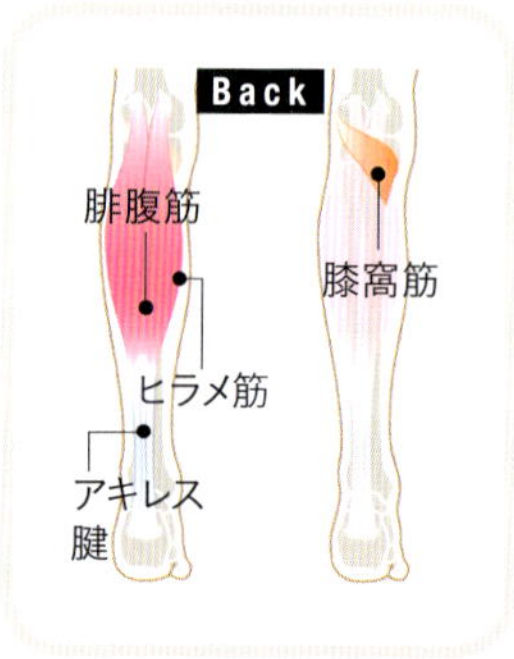

1か所
10秒程度
×
2セット

使用アイテム
テニスボール
+
巻きタオル

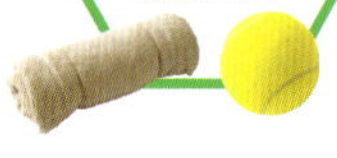

膝窩筋

リンパの流れまで
一気に回復できる

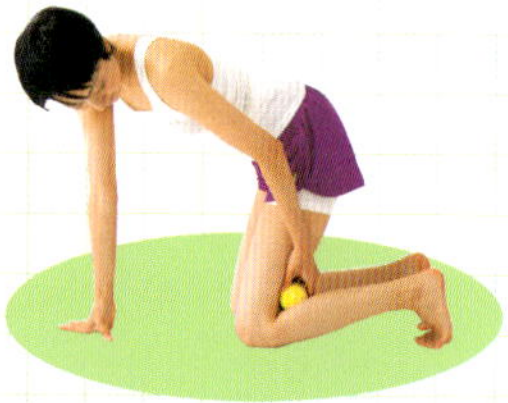

STAND BY

正座し、つま先を立てる。左脚のひざ裏深くにテニスボールを置く

1 ひざ裏の筋膜を押し伸ばす

そのまま腰を下ろし、ひざ裏の筋膜を押し伸ばす

2 もう一方の脚も同様に

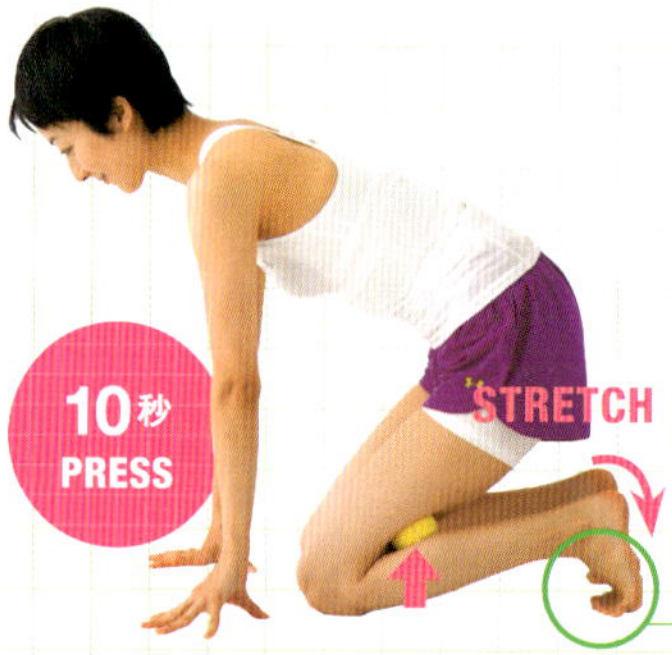

POINT

つま先を立てると、ふくらはぎの筋肉をしっかり伸ばせる

もっと効かせたい人は

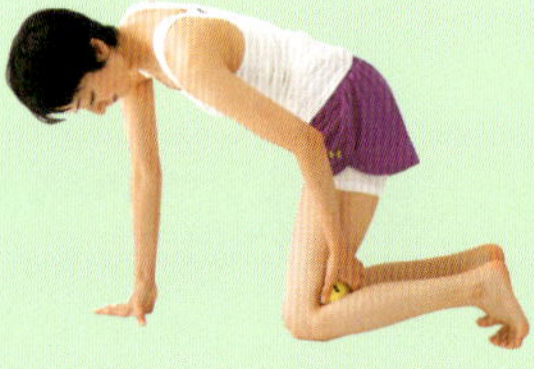

物足りない場合は、テニスボールをはさんだ側の太ももに体重をかける。刺激が強すぎて痛む場合は、ひざの横に手をつき、圧を調整する

腓腹筋、ヒラメ筋、アキレス腱

下肢裏側をリリースすれば
足がだんだんスッキリしてくる

STAND BY

両脚を前に伸ばして床に座り、体の横に巻きタオルを置く

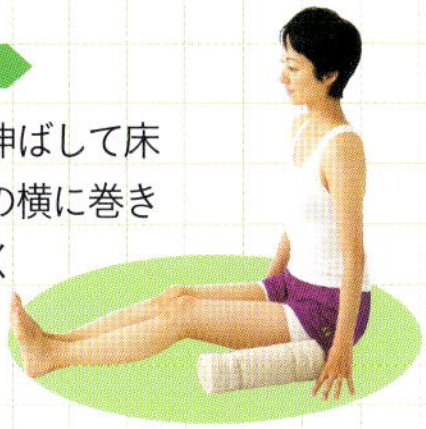

1 巻きタオルにアキレス腱を乗せる

左脚の足首の裏側、かかとのすぐ上あたりに巻きタオルを横向きに置く。両手を後ろにつき、右脚を左脚に乗せる

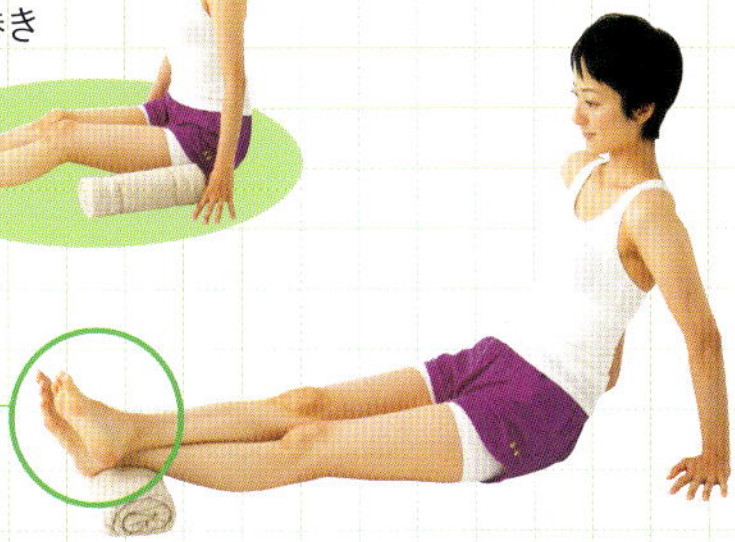

POINT

ふくらはぎが硬いと痛むことも。その場合は右脚を乗せなくてよい

2 アキレス腱を押し伸ばす

手で上体を支えながらお尻を浮かせ、タオルに脚の重みを乗せてリリースする

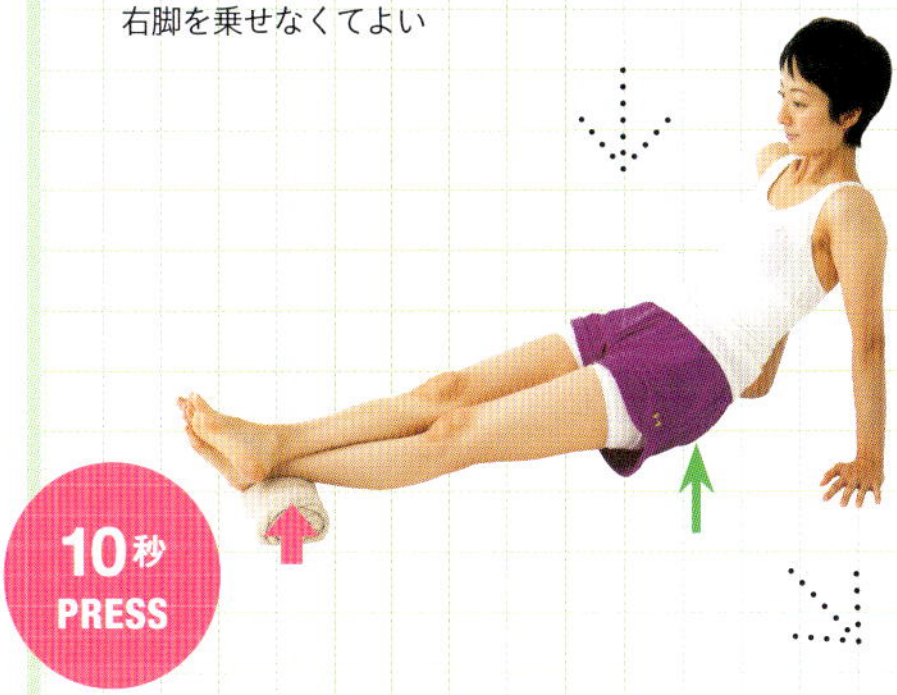

3 腓腹筋下部の筋膜を押し伸ばす

巻きタオルを手前に1本ぶんずらし2をおこなう。さらに、つま先をゆっくり左右に振り広範囲の筋膜をリリース

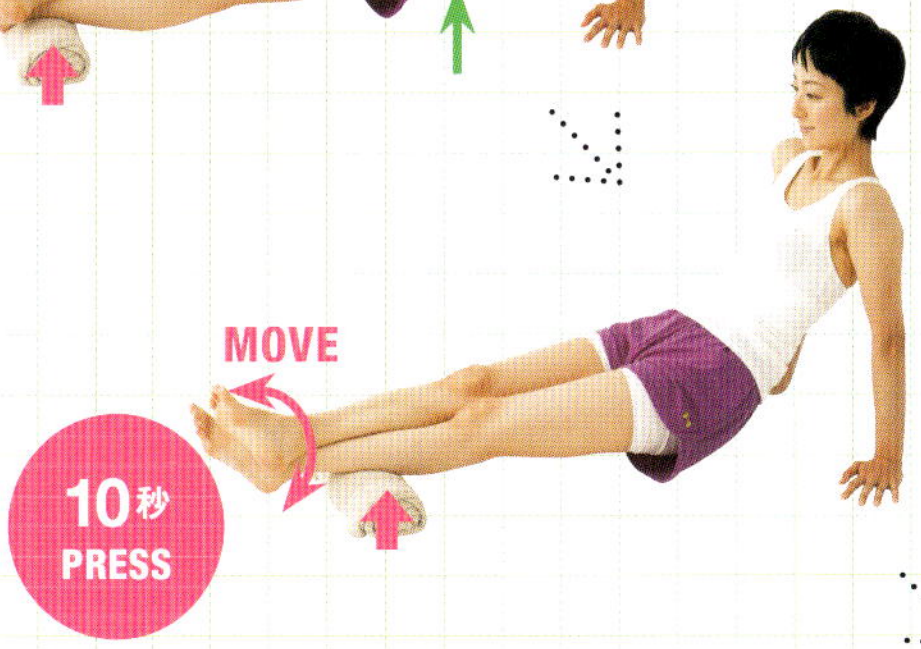

4 腓腹筋中・上部の筋膜を押し伸ばす

ひざ裏の手前まで、タオルの位置をずらしながら2～3か所に分けてリリース。それぞれつま先を左右に振り、押し伸ばす

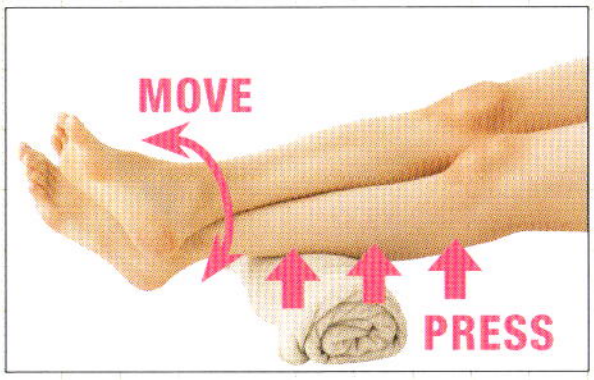

5 もう一方の脚も同様に

症状別
3

足の裏〜ふくらはぎが痛む

【足底腱膜《そくていけんまく》、腓腹筋《ひふくきん》、ヒラメ筋、アキレス腱】

1か所
10秒程度
×
2セット

使用アイテム
スプレー缶
+
巻きタオル

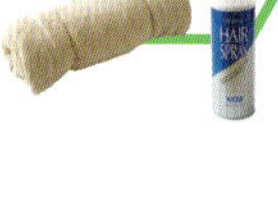

足の裏にある筋膜は、とくに扁《へん》平足《ぺいそく》の人が異常を起こしやすい部位。疲労を解消しないまま放置すると、ある日突然、激痛が走り足を地面につけられなくなりかねません。足の裏とともに隣接するかかと、そして筋膜でつながるひざ裏までのリリースは、セットでおこなうのが必須。ひざから下の、どの部位の痛みにも有効です。

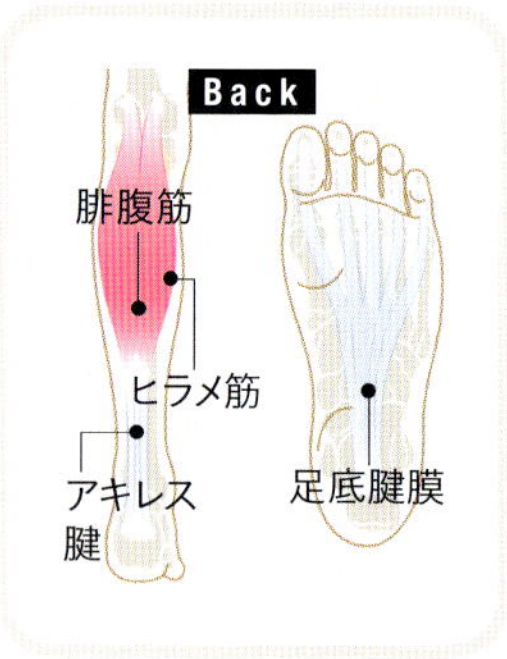

足底腱膜

疲労が溜まりがちな部位の
筋膜をリリースできる

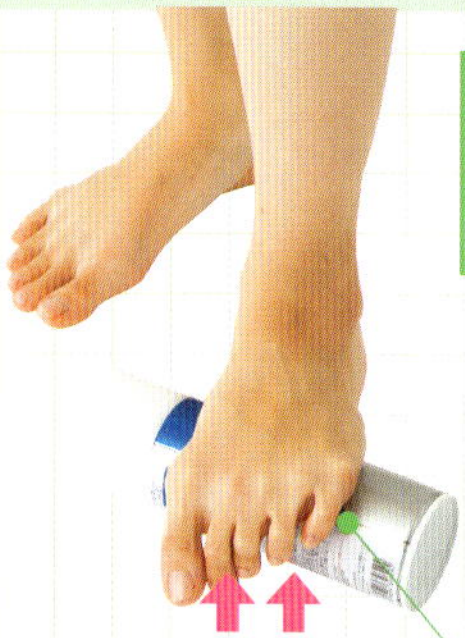

10秒
PRESS

スプレー缶を踏みつけて転がす

左足でスプレー缶を踏みつける。体重を乗せながら転がし、足の裏を全体的に押し伸ばす。右足も同様に

POINT
スプレー缶の代わりに
テニスボールを使ってもOK

腓腹筋、ヒラメ筋、アキレス腱

足の裏と隣り合うかかとから
筋膜でつながるひざ裏もケア

巻きタオルに足首を乗せ、もう一方の脚を重ねて、つま先をゆっくり左右に振る。巻きタオルを手前にずらしながらアキレス腱からふくらはぎ全体をリリース

▶▶▶ P.123参照

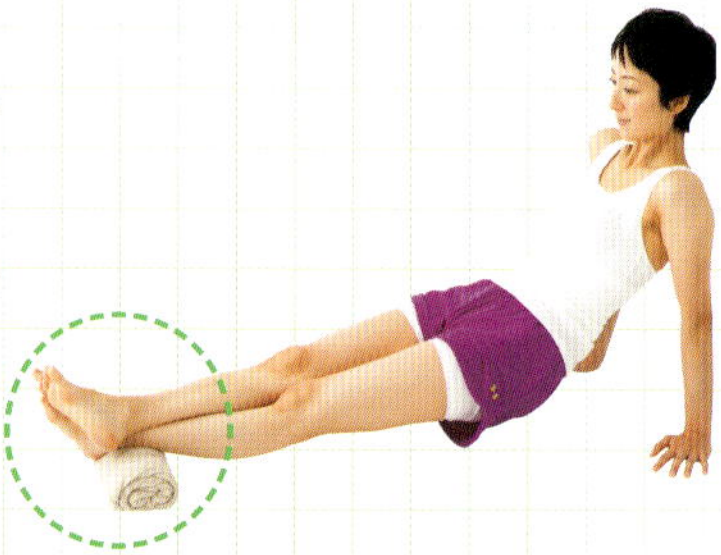

症状別
4

足首が硬い

［後脛骨筋《こうけいこつきん》、前脛骨筋《ぜんけいこつきん》、腓腹筋、ヒラメ筋、アキレス腱］

足首の硬さ対策は、後脛骨筋を中心とした筋膜のねじれや縮み、硬縮を解消することからスタート。痛みの原因となるトリガーポイントをしっかりとらえると、すねの裏側に放散痛が出てゆるみます。後脛骨筋と同様に足首からすねの内側につながる前脛骨筋、そこからつながるアキレス腱もリリースすれば、筋膜の弾力が回復します。

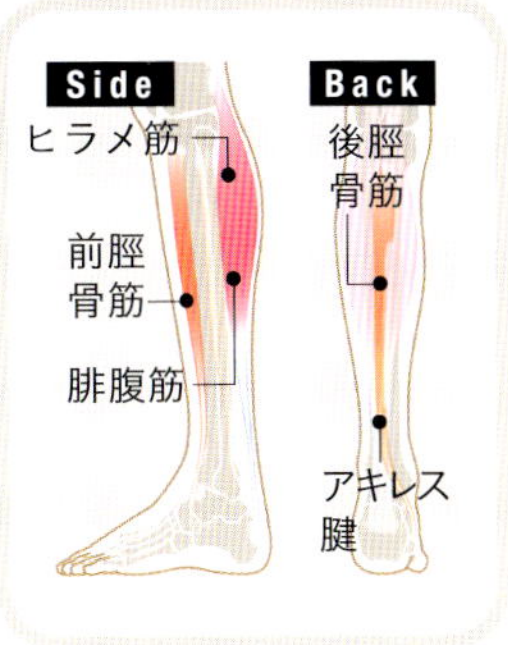

後脛骨筋

すねをやわらかくし
足首を柔軟に保つ

STAND BY

床に座る。左脚は軽くひざを曲げて、テニスボールをすねの骨のふちに当てる

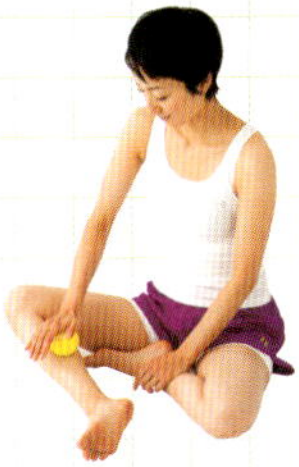

すねの骨に沿って押し伸ばす

ボールを骨のふちに沿って押し当てながら、足首のほうにゆっくり転がし往復させる。もう一方の脚も同様に

STRETCH

10秒
PRESS

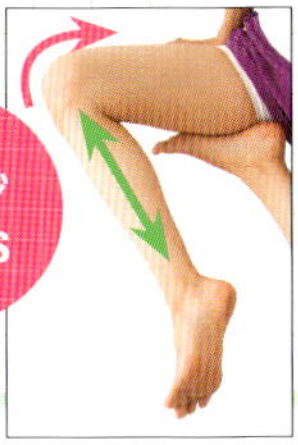

前脛骨筋

後脛骨筋と合わせて
足首前面を押し伸ばす

巻きタオルに一方のすねを乗せ、正座する。巻きタオルを当てる位置をずらしながら、すね全体の筋膜をリリース

▶▶▶ P.121参照

腓腹筋、ヒラメ筋、アキレス腱

足首の後ろを支える
アキレス腱に効く

巻きタオルに足首を乗せ、もう一方の脚を重ねて、つま先を左右にゆっくり振る。巻きタオルを当てる位置をずらし、足首からふくらはぎ全体に圧をかけてリリースする

▶▶▶ P.123参照

1か所
10秒程度
×
2セット

使用アイテム
テニスボール
＋
巻きタオル

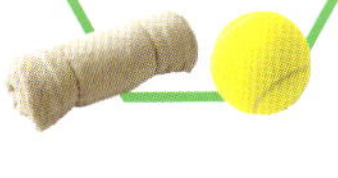

COLUMN

筋膜と経絡の不思議な関係

筋膜リリースでは、肩と腕など体を動かすうえで関係の深い筋肉の流れに沿って筋膜を押し伸ばしていきます。この流れをたどると、強いつながりのある筋膜は１本の帯のように結ばれていることがわかります。たとえば姿勢に関わる筋膜は、足の裏からかかとを通り、太もも裏、骨盤、脊柱《せきちゅう》、そして後頭部から前頭部までつながっているのです。この帯にはさまざまなパターンがあり、電車の路線のように何本も全身に張り巡らされています。

じつはこの筋膜の路線図は、東洋医学で用いられる経絡《けいらく》と一致する部分が多々あるのです。

経絡とは「血《けつ》や水《すい》」を運ぶ「気」の通り道で、やはり路線図のように全身に張り巡らされています。筋膜どうしが結びつくように、経絡では六臓(肝・脾《ひ》・心・肺・腎・心包《しんぽう》)六腑《ろっぷ》(胆・胃・小腸・大腸・膀胱《ぼうこう》・三焦《さんしょう》)に対応した14の路線などが存在。さらに、筋膜の路線上にはトリガーポイントという〝駅〟がありますが、経絡にも線路上にツボ(経穴《けいけつ》)という〝駅〟があります。ともに不調の際に異常が生じ、ほぐすべきポイントでもあります。

考え方の基本はまったく異なるのに視覚上はそっくり、というのは興味深いですね。東洋医学では医科学が発達していなかったころから、筋膜の流れを感覚的にとらえていたのかもしれません。

chapter **4**

不調・体の悩みから解放される

筋膜リリースプログラム

MYO FASCIA RELEASE METHOD
for nagging health problems

自律神経と内臓の機能を整えよう

血液の流れをつくる心臓や血管の動きは、自分の意思ではコントロールできません。その役割は、自律神経が担っています。

自律神経には、血管を収縮させて体を緊張・興奮状態にする交感神経と、血管をゆるめリラックスモードに導く副交感神経があります。筋膜の異常によって痛みや不調が生じた体は、まさに交感神経が亢進《こうしん》した状態です。

血管が収縮して血流が悪くなると、酸素や栄養の供給は制限されます。すると、こりや疲れが解消されなくなり内臓の機能が低下することも。こんなときこそ筋膜リリースは力を発揮します。筋膜の硬縮をゆるめれば血流が回復し、副交感神経のはたらきも高められるからです。

この章では背中に加え、姿勢に関わる部位のリリースが数多く登場します。背中には自律神経が通る脊柱《せきちゅう》があり、このエリアをリリースすると副交感神経が優位に。さらに姿勢に関わる部位もリリースすれば脊椎《せきつい》の状態が改善され、自律神経のバランスも整っていきます。

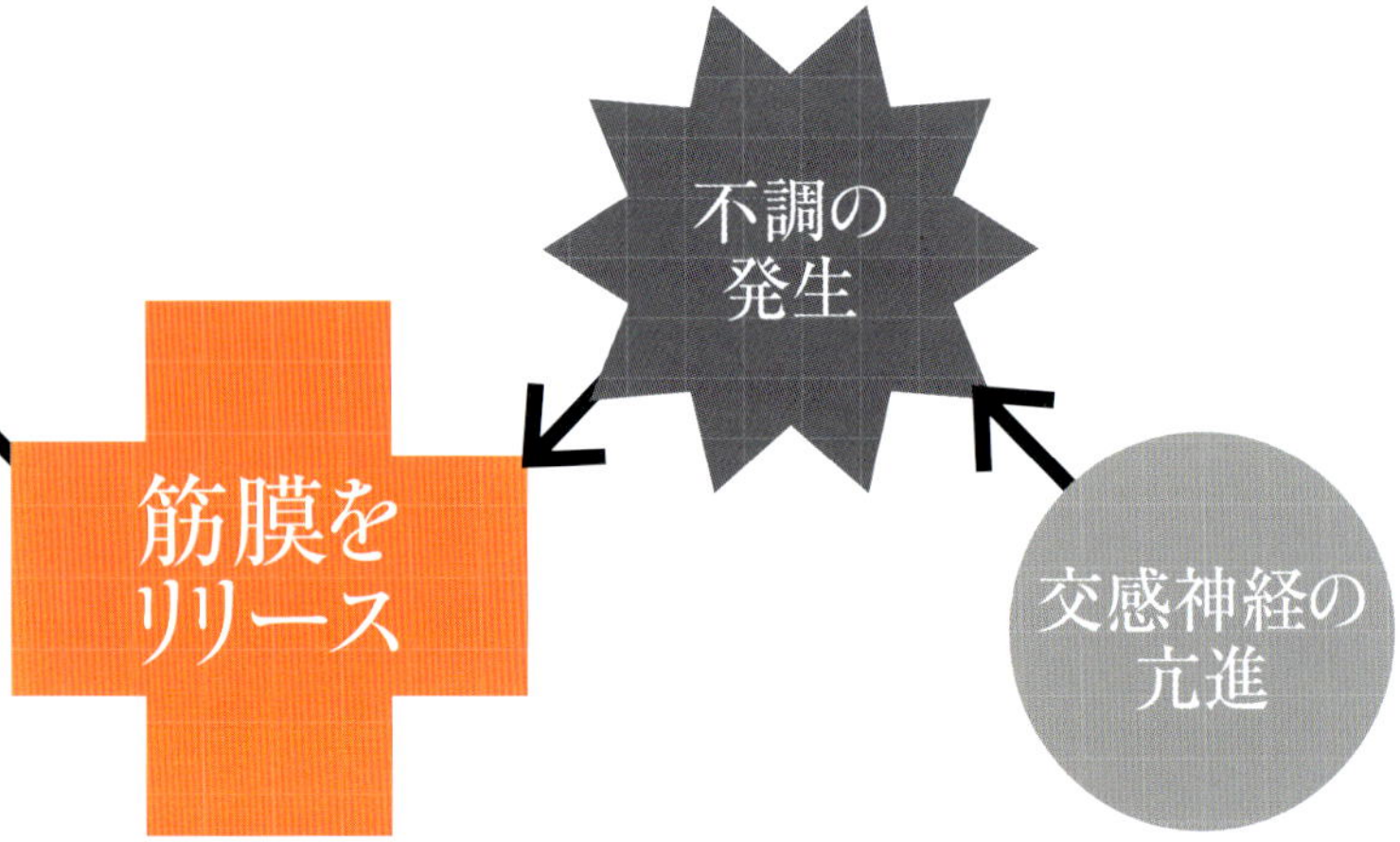

体は奥から変えていける

そして痛みや不調の解消には、内臓の機能回復も不可欠です。筋膜リリースでは臓器を直接刺激しませんが、圧迫をくり返すことで表層がゆるみ、深層まで刺激が浸透します。これが臓器の筋膜の硬縮を解き、はたらきを活発に。また、筋膜リリースによって姿勢が正しくなれば、下がった内臓の位置も戻り、やはり機能回復につながります。

同時に毛細血管や皮膚に分散する神経も良好な状態になり、痛みや不調から解放されるのです。

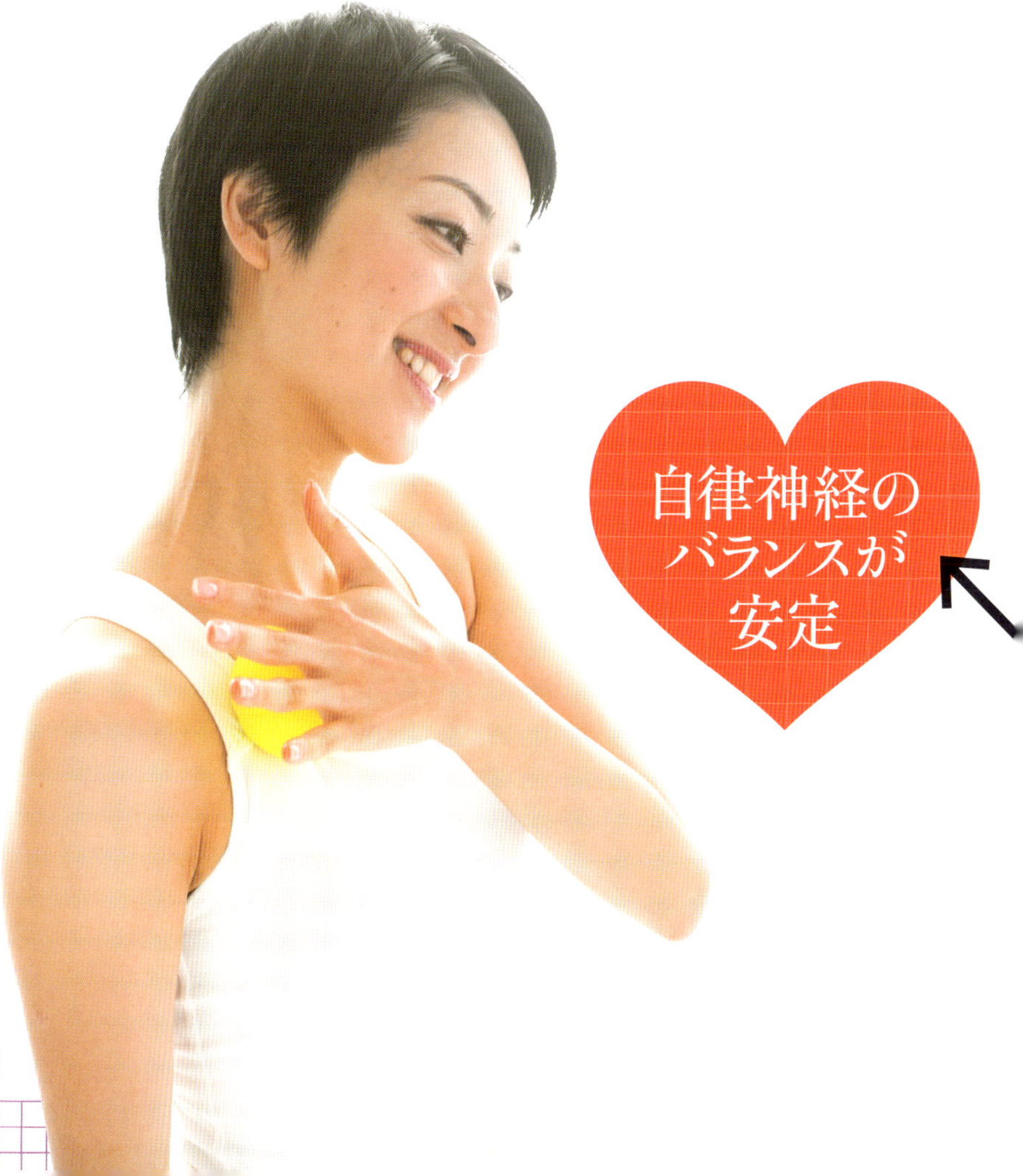

じつは現代人に非常に多いのが「呼吸が浅い」「気づくと息を止めている」という悩みです。呼吸が浅いと体のすみずみまで酸素が行き渡らず、つねに酸欠状態の部位が生じることに。血流や内臓機能の低下を招き、さまざまな体調不良にもつながります。

肺は胸椎《きょうつい》や肋骨からなる胸郭の中にあり、胸郭は本来、呼吸のたびにふくらんだりしぼんだりするもの。ところが、いわゆる猫背の姿勢になって胸が縮まると、胸郭をしっかりふくらませることができません。これが毎日続けば胸郭の筋膜はしだいに弾力性を失い、ますますふくらみにくくなります。

大胸筋と体幹側面の筋肉をリリースして、胸郭を覆う筋膜の柔軟性を復活させましょう。気持ちよく、しかもラクになります。

不調1 呼吸が苦しい

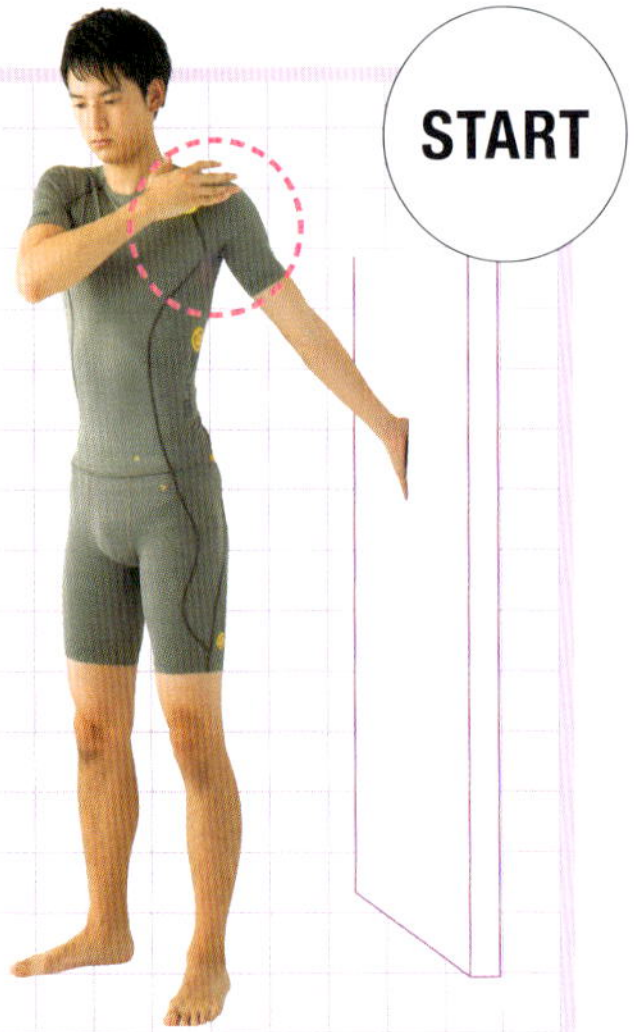

1 ボールを転がして胸上部の筋肉を圧迫

[大胸筋《だいきょうきん》]

左手を壁の斜め下につく。胸の上部にテニスボールを押しつけながら転がして押し伸ばす。反対側も同様に

▶▶▶ P.44参照

2 腕を上に伸ばして肋骨周辺をリリース

[広背筋《こうはいきん》、前鋸筋《ぜんきょきん》、大円筋《だいえんきん》]

左手を壁の斜め上につき、肋骨を右手のひらで押さえる。壁に寄りかかり、左腕からわきを伸ばす。反対側も同様に

▶▶▶ P.84参照

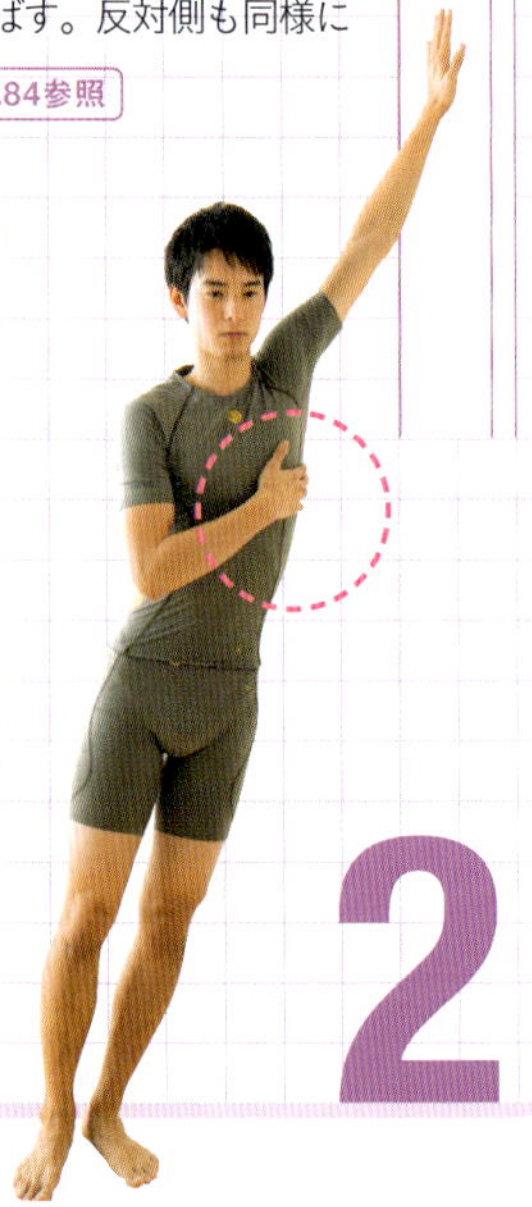

3 体を反らせて腹筋をしっかり伸ばす

[腹直筋《ふくちょくきん》]

使用アイテム
巻きタオル

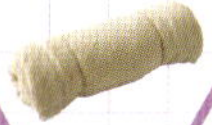

1か所
10秒程度
×
2セット

STAND BY

四つんばいになり、体の下に巻きタオルを横向きに置く

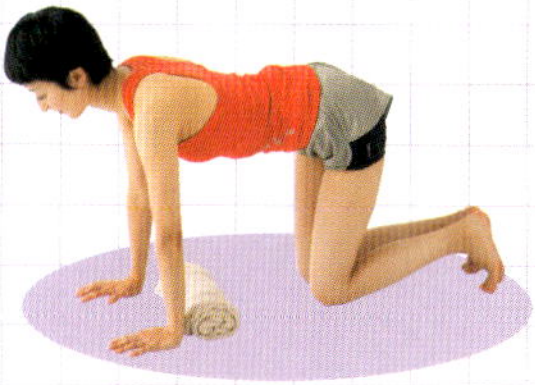

おへその下あたりに巻きタオルを押し当てる

ひじをついてうつ伏せになる。上体を起こし、おへその下から恥骨を巻きタオルに押しつけて筋膜をリリース

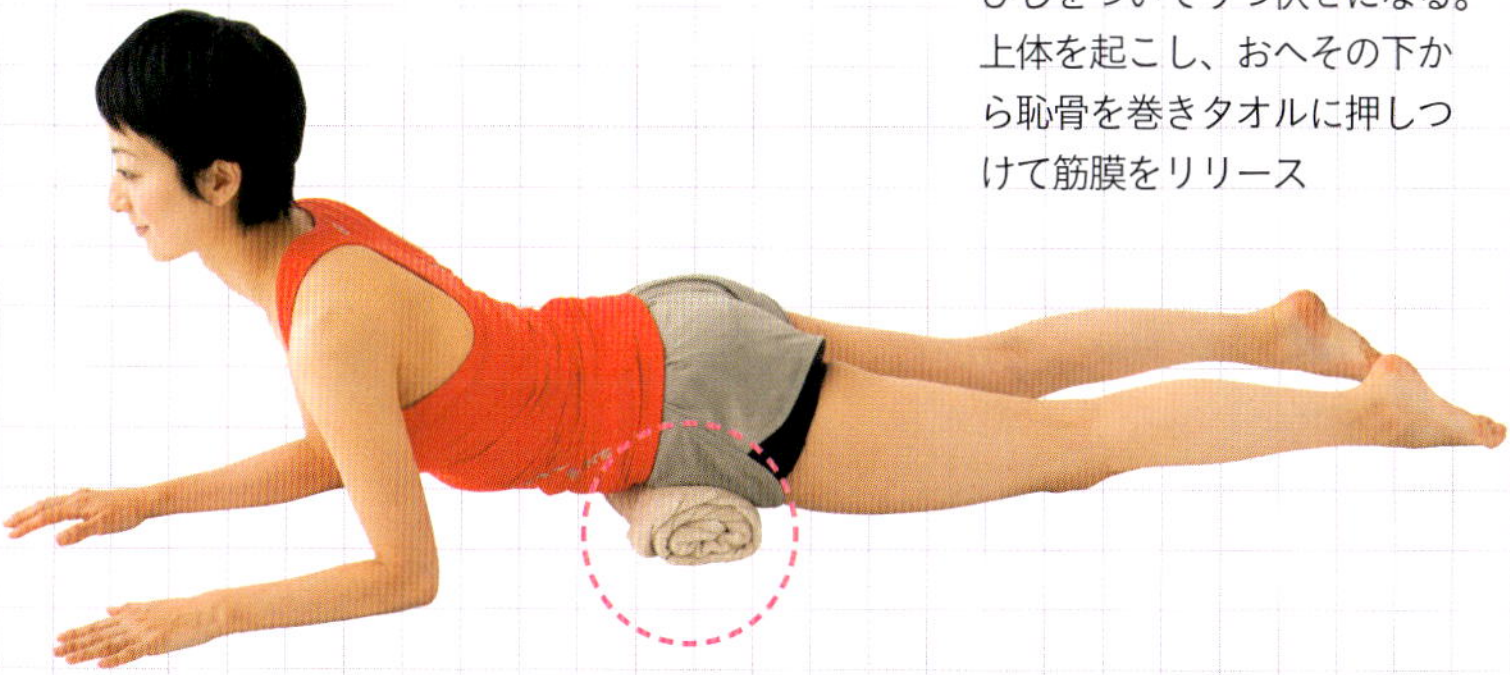

もっと効かせたい人は

両ひじを伸ばしてさらに上体を起こすと、おへその下あたりを強く圧迫できる。腰痛のある人は慎重にやろう

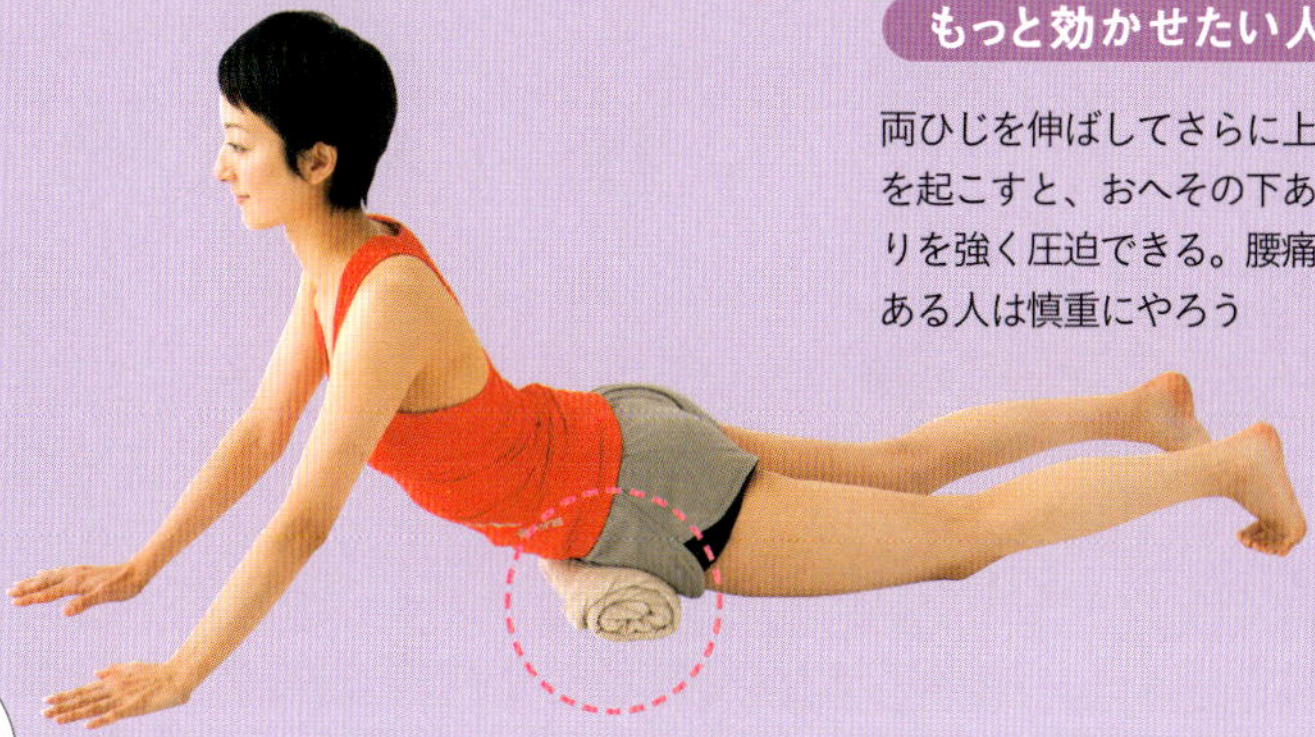

FINISH!

連日の残業で、帰宅後は家族との団らんを楽しむ余裕もなくベッドにダイブ。ここぞという日は栄養ドリンクで乗りきるものの、週末は泥のように眠ってしまう……。そんな日々をくり返す働き盛りの、なんと多いことでしょう。最近では10代でも深夜まで続く受験勉強、あるいはゲームやSNSの利用がたたり、慢性的な疲労が抜けない人が増えました。

就寝前の短い時間でもいいので、ぜひ筋膜リリースを。このプログラムでは自律神経の通り道である、腰、背中、首まわりを押し伸ばして背中全体をゆるめます。すると筋膜の硬縮がゆるむと同時に、自律神経のバランスを整えて回復力や免疫力がアップ。質のよい睡眠を得られるため疲労も抜けて、翌朝スッキリと目覚められます。

不調2 全身疲労

START

1 頭を倒し指先で押し伸ばす

[頭板状筋《とうばんじょうきん》]

右斜め前に倒した頭に右手を乗せる。左耳の後ろ斜め下にある生えぎわを、左手の指先で圧迫。反対側も同様に

▶▶▶ P.66参照

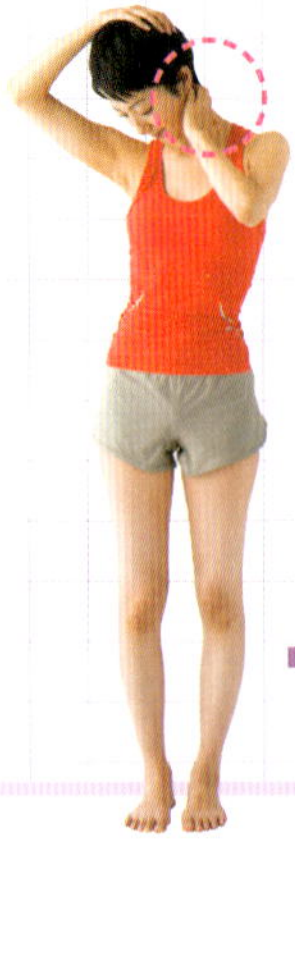

2 老廃物を流し回復力を高める腰の筋膜を圧迫

[多裂筋《たれつきん》]

腰と壁のあいだにボールを差し込み、腰をボールに押しつける。ひざを屈伸させて、さらに上下も押し伸ばす

▶▶▶ P.58参照

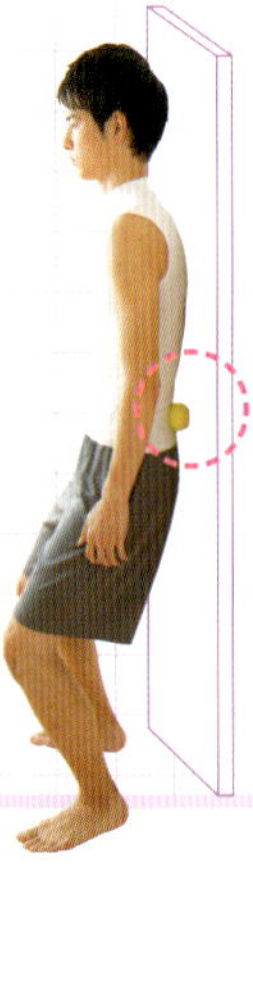

FINISH!

3 脊柱を圧迫し自律神経を調整する

[脊柱起立筋群《せきちゅうきりつきんぐん》]

あお向けになり、お尻を少し浮かせて巻きタオルに乗り、体重をかけて押し伸ばす。10秒たったら少し上に巻きタオルをずらす

▶▶▶ P.90参照 P.92参照

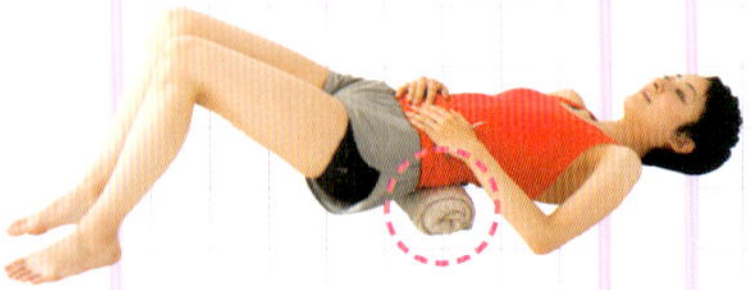

START

1 ひざ裏の筋膜を圧迫。脚がすぐスッキリする

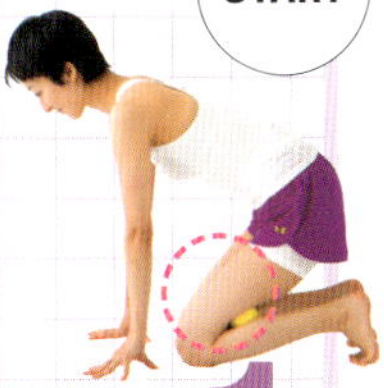

[膝窩筋《しっかきん》]

正座し、つま先を立てる。ひざ裏深くにテニスボールを置いて腰を下ろし押し伸ばす。反対側も同様に

▶▶▶ P.122参照

2 ふくらはぎを刺激し血液やリンパ液を流す

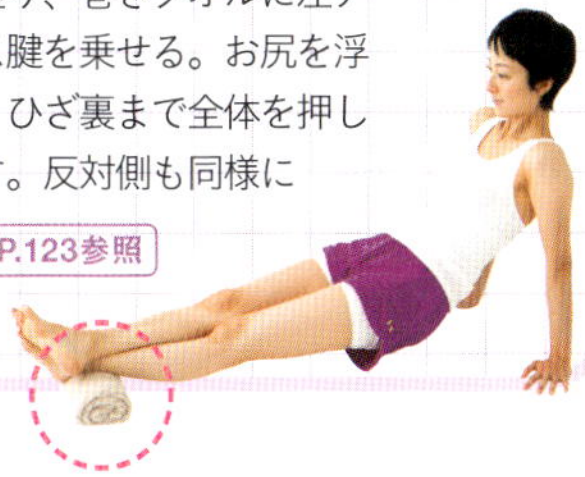

[腓腹筋《ひふくきん》]

床に座り、巻きタオルに左アキレス腱を乗せる。お尻を浮かせ、ひざ裏まで全体を押し伸ばす。反対側も同様に

▶▶▶ P.123参照

3 腰を前にずらしながらお尻を押し伸ばす

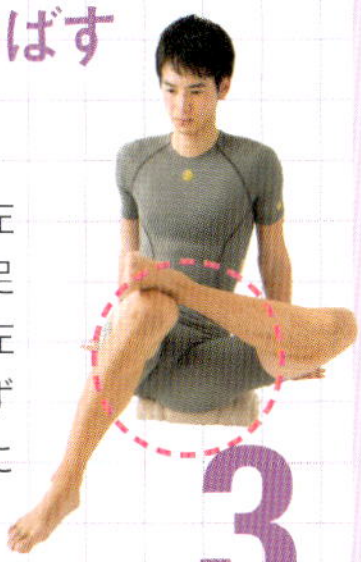

[中殿筋《ちゅうでんきん》]

巻きタオルにお尻の左側を乗せ、右ひざに足を乗せる。下半身を左に傾け腰を少し前にずらす。反対側も同様に

▶▶▶ P.98参照

4 股関節をリリースし血液循環をサポート

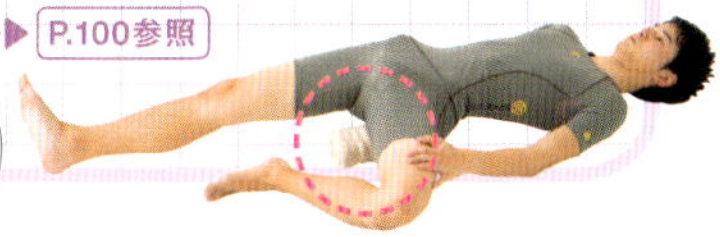

[梨状筋《りじょうきん》]

あお向けになり、左のお尻の下に巻きタオルを置く。左脚のひざを開き、左手で押さえる。反対側も同様に

▶▶▶ P.100参照

FINISH!

むくみ 不調 3

タ方になると脚が重だるくなり、靴が履けないほどパンパンに膨張。指で押すと皮膚がへこみ、靴下のゴムの跡もくっきり残ってしまう……。そんなむくみの症状は、男性よりも筋量の少ない女性に多く見られます。

むくみはおもに、ふくらはぎの筋肉を動かす機会が不足し、筋ポンプ作用が低下することで生じます。血液を含む体液の循環が悪くなり、不要な水分や塩分が体に溜まってしまうのです。

まずは「第二の心臓」と呼ばれるふくらはぎをリリースし、筋肉のポンプ作用をサポートします。ひざ裏もゆるめて、停滞した血液やリンパ液を一気に押し流しましょう。同時に運動神経が通る梨状筋もリリース。筋肉を活性化させて、血流をサポートします。

不調4 冷え

外気の冷たい冬はもちろん、夏も冷房で手足がジンジンし、腰やお腹まわりも触るとひんやり。女性にとって、とくに子宮や卵巣が納まる骨盤内の冷えは深刻です。

　この原因は血流の低下にあります。運動不足や不規則な生活なども挙げられますが、空調に頼った生活を一年じゅう送ってきたことで、本来備わっていた体温調節機能が低下した人も多いでしょう。

　筋膜リリースなら、血流を促すポイントを押し伸ばして巡りのスイッチをオンにできます。膝窩筋や大腰筋あたりは体の老廃物を掃除する、リンパ節のある部位。この筋膜をリリースすると、温かな血液の流れを回復させられます。就寝前の習慣にすれば、快適な体を手にできるでしょう。

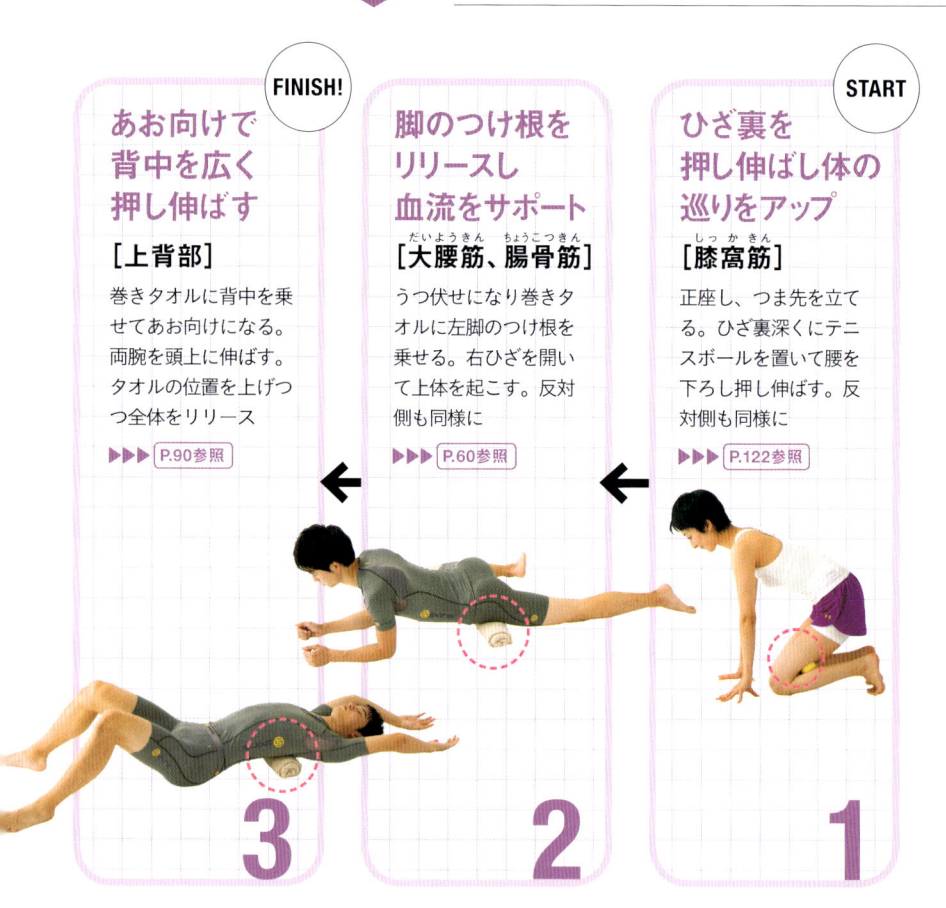

1 START

ひざ裏を押し伸ばし体の巡りをアップ

[膝窩筋《しっかきん》]

正座し、つま先を立てる。ひざ裏深くにテニスボールを置いて腰を下ろし押し伸ばす。反対側も同様に

▶▶▶ P.122参照

2

脚のつけ根をリリースし血流をサポート

[大腰筋《だいようきん》、腸骨筋《ちょうこつきん》]

うつ伏せになり巻きタオルに左脚のつけ根を乗せる。右ひざを開いて上体を起こす。反対側も同様に

▶▶▶ P.60参照

3 FINISH!

あお向けで背中を広く押し伸ばす

[上背部]

巻きタオルに背中を乗せてあお向けになる。両腕を頭上に伸ばす。タオルの位置を上げつつ全体をリリース

▶▶▶ P.90参照

START

1 腰の深層部をテニスボールで確実にリリース

[腰腸肋筋《ようちょうろくきん》]

壁に対し体を後ろ斜め45°に開いて寄りかかり、腰にボールを当てる。ひざの屈伸で上下に押し伸ばす。反対側も同様に

▶▶▶ P.60参照

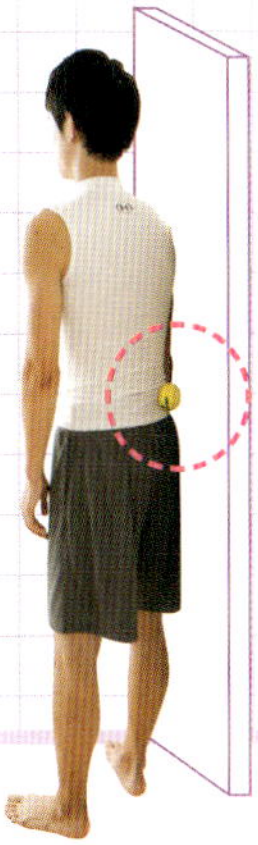

2 脚のつけ根を巻きタオルに押しつけて深層を刺激

[大腰筋《だいようきん》、腸骨筋《ちょうこつきん》]

うつ伏せになり、巻きタオルに左脚のつけ根を乗せる。右ひざを開いて上体を起こす。反対側も同様に

▶▶▶ P.60参照

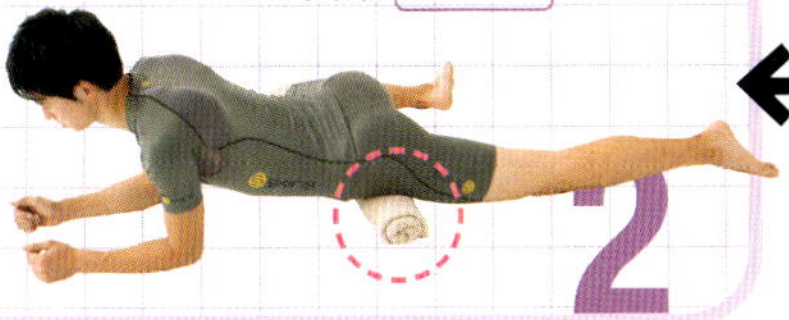

3 へそ下をリリースし腸のはたらきを促す

[腹直筋《ふくちょくきん》]

ひじをついてうつ伏せになる。上体を起こし、おへその下から恥骨を巻きタオルに押しつけて筋膜をリリース

▶▶▶ P.131参照

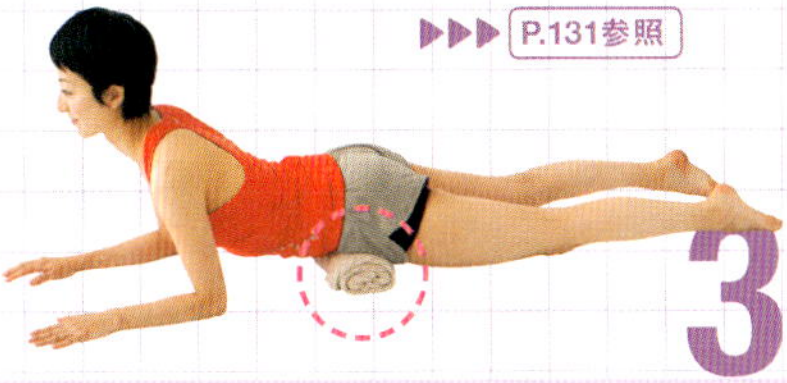

FINISH!

便秘 不調5

何日も「出ない」としたら深刻な問題です。ヨーグルトやサプリメントを取り入れるなどし、まさにわらにもすがる気持ちだと思います。

便秘は、腸内がバランスを崩し腸がはたらかなくなった状態。ここではダイレクトに下腹部にアプローチします。深層部までじんわり効く、筋膜リリースならではの効果に期待しましょう。

必要なのは筋膜で腸につながる腰腸肋筋と大腰筋、そして腹部全体を押し伸ばすリリース。表層と深層、両方を押し伸ばすことで、腸の蠕動《ぜんどう》運動を促します。

自律神経のバランスを整えることも有効なので、脊柱起立筋群《せきちゅうきりつきんぐん》の筋膜リリース(P90、92参照)もおすすめ。2日に1回は出せる快適な腸ライフをめざしましょう。

脚が外向きにゆがんだ状態が、いわゆるO脚です。

太ももを内側に締める力が弱いと、大腿骨が外側に開いていきます。すると、体重も脚の外側にかかり内ももがさらにたるんで、レッグラインの外側ばかりがどんどん張っていくのです。

とくによく見られるのが「ひざ下O脚」。太ももからひざまでは比較的まっすぐですが、ひざ下だけが外側に張った状態です。

骨盤まわりを調整すると、外側に開いた下肢の関節や筋肉の状態を正せます。骨盤に関わる深層部の筋膜とひざ下をリリースして、脚のゆがみを緩和しましょう。

余裕があれば、骨盤の中心と大腿骨をつなぐ梨状筋《りじょうきん》（P100参照）のリリースもおこなうと、より高い効果が期待できます。

悩み1 O脚

START

1

ふくらはぎ全体を巻きタオルでリリース

［腓腹筋《ひふくきん》、ヒラメ筋、アキレス腱］

床に座り、巻きタオルに左アキレス腱を乗せる。お尻を浮かせてふくらはぎ全体まで押し伸ばす。反対側も同様に

▶▶▶ P.122参照

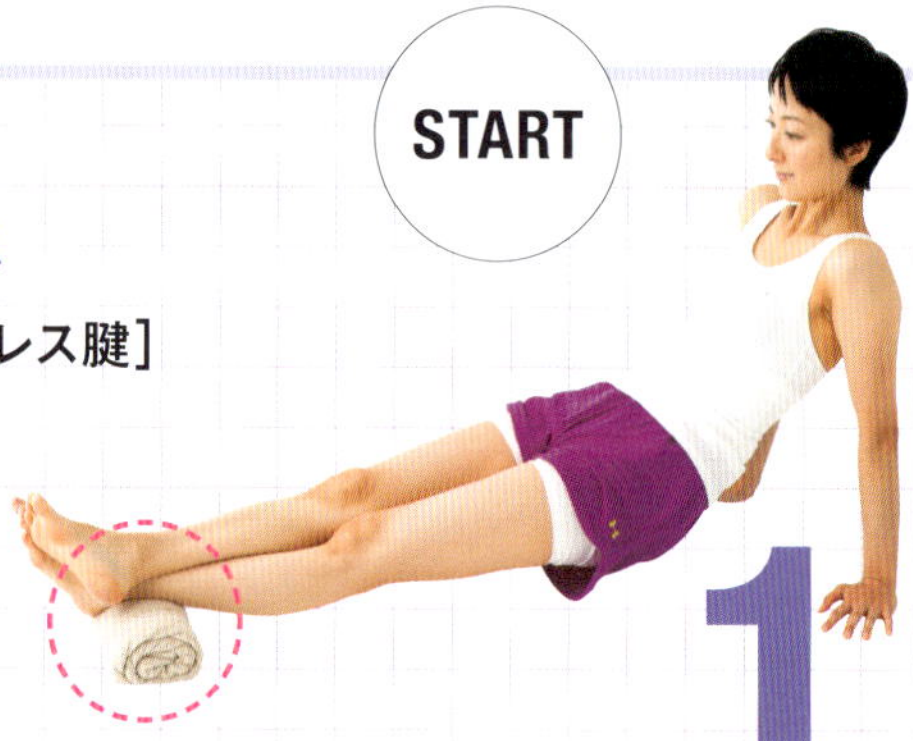

↓

2

骨盤側面の張りは深層部のリリースが効く

［腸脛靭帯《ちょうけいじんたい》］

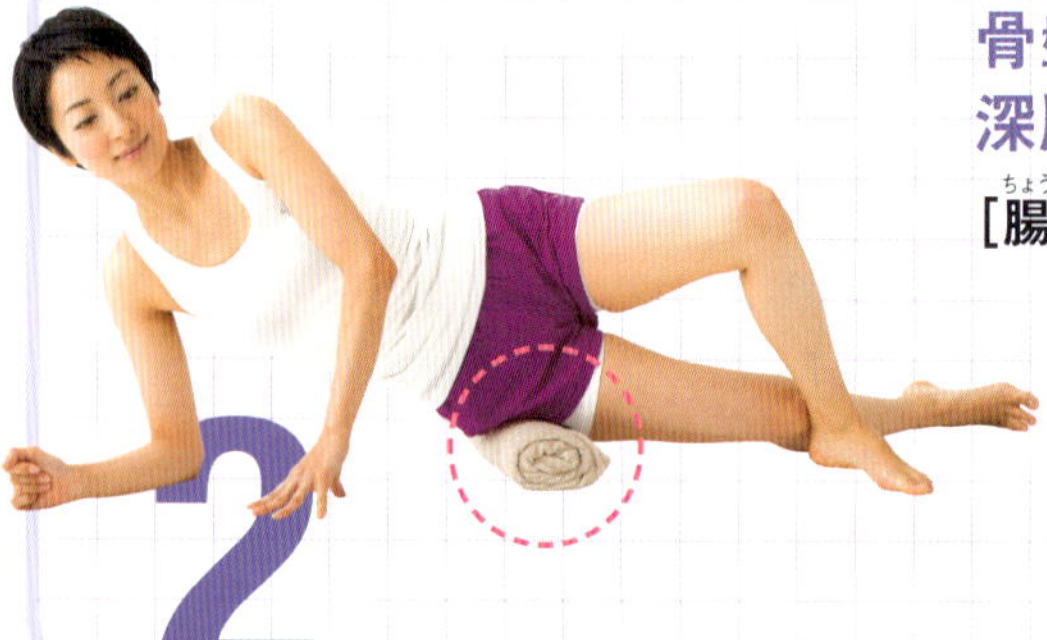

巻きタオルを右脚のつけ根側面に当て、体重をかける。巻きタオルをひざのほうに少しずらして押し伸ばす。反対側も同様に

▶▶▶ P.106参照

3

ストレスのかかりやすい脚のつけ根をゆるめる

[大腿筋膜張筋《だいたいきんまくちょうきん》]

左太もものつけ根に巻きタオルを当て、ひじで上体を支える。左のかかとを外側に倒し、左太ももの外側に体重をかける。反対側も同様に

▶▶▶ P.114参照

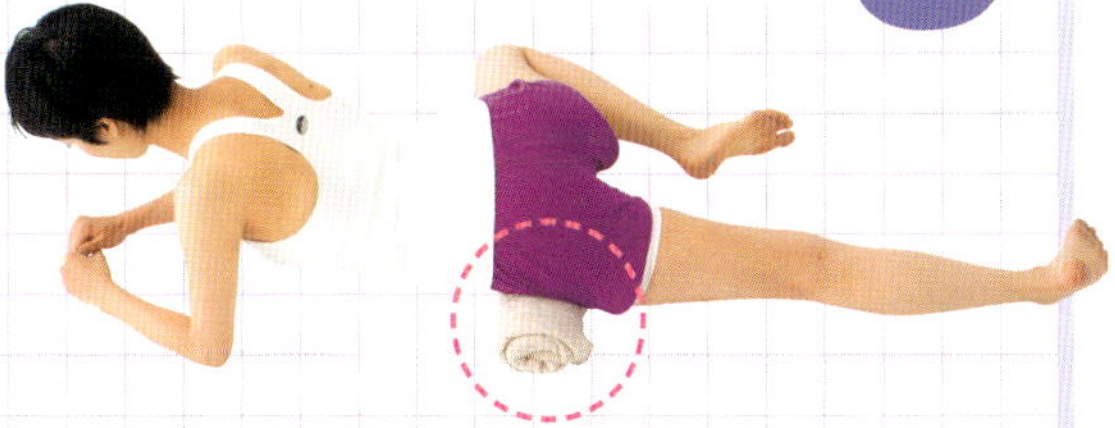

4

酷使《こくし》した太ももの筋膜を広範囲にリリース

[大腿四頭筋《だいたいしとうきん》]

うつ伏せになり、左太もも前面に巻きタオルを当ててひじを立てる。右ひざを腰の位置まで開き、左太ももに体重を乗せる。反対側も同様に

▶▶▶ P.96参照

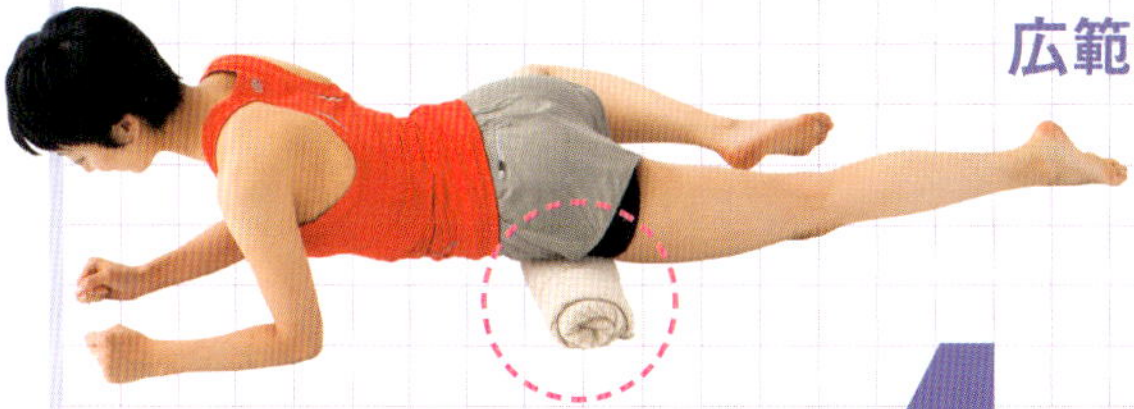

FINISH!

扁平足《へんぺいそく》も筋膜リリースで解決!

足の裏のアーチ、いわゆる土踏まずは着地の衝撃を吸収するクッション。扁平足の人はアーチが弱いぶん、疲労も溜まりやすく筋膜が硬縮しやすいので、まめにケアしよう。アーチの強化にも役立つ。

[腓腹筋、ヒラメ筋、アキレス腱]

床に座り、巻きタオルに左アキレス腱を乗せる。お尻を浮かせてふくらはぎ全体まで押し伸ばす。反対側も同様に

▶▶▶ P.123参照

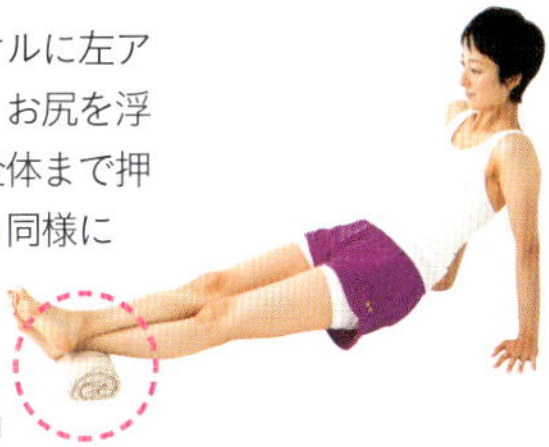

＋

[足底腱膜《そくていけんまく》]

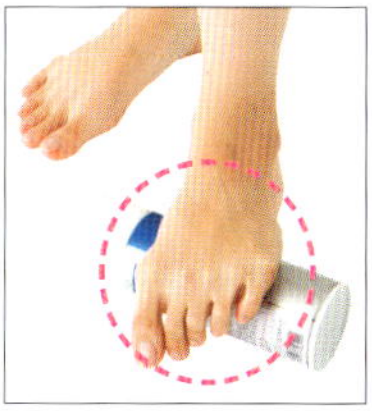

左足でスプレー缶を踏みつけて転がし、足の裏を全体的に押し伸ばす。反対側も同様に

▶▶▶ P.124参照

O脚とは逆に、大腿骨が内向きに引っ張られて固まったのがX脚です。この症状は、両ひざを合わせてお尻をペタンと床について座る、いわゆる「女の子座り」はラクにできても、あぐらは苦手、という人に多く見られます。

特徴としては、まず脚を内側に引き締める内ももが硬くなり、太もも外側やお尻から力が抜けています。お尻は深層部の中殿筋《ちゅうでんきん》からゆるむため、垂れ広がったシルエットに。逆にひざ下は、ふくらはぎが外向きにねじれ、外側に張っています。O脚(P136参照)で紹介した「ひざ下O脚」に近い形状です。

固まった太ももの内側と裏側、そしてすねを中心に筋膜をリリースし、ねじれたレッグラインを整えていきましょう。

悩み2 X脚

START

1 足首からすねにかけて硬縮した筋膜を圧迫

[前脛骨筋《ぜんけいこつきん》]

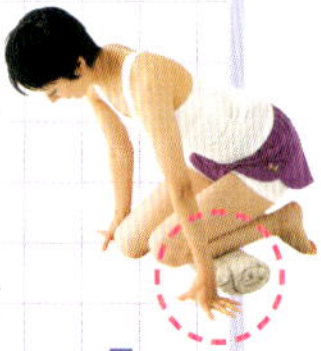

つま先を立てて正座し、左すねの下に巻きタオルを置く。両手を床について前傾し、ひざ下から足首までを押し伸ばす。反対側も同様に

▶▶▶P.121参照

2 すねの骨に沿ってボールで押し伸ばす

[後脛骨筋《こうけいこつきん》]

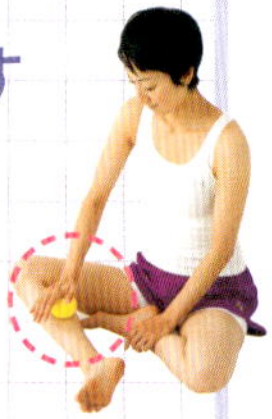

左ひざを曲げて座り、すねにある骨の内側のふちにボールを押し当てながら足首のほうに転がす。反対側も同様に

▶▶▶P.125参照

3 ふくらはぎ全体を巻きタオルでリリース

[腓腹筋《ひふくきん》、ヒラメ筋、アキレス腱]

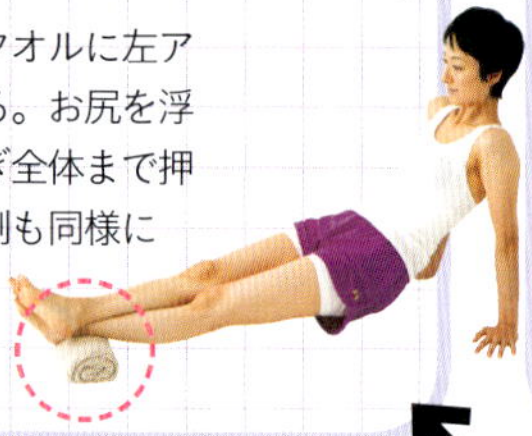

床に座り、巻きタオルに左アキレス腱を乗せる。お尻を浮かせてふくらはぎ全体まで押し伸ばす。反対側も同様に

▶▶▶P.123参照

4 ゆがみの原因になる太もも裏の筋膜をほぐす

[ハムストリングス]

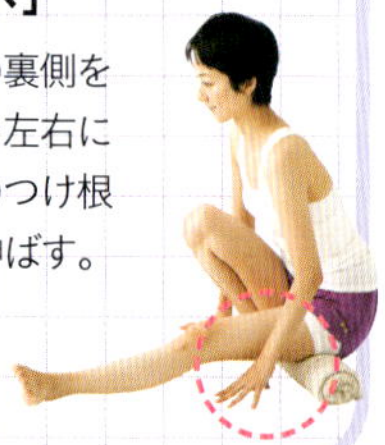

巻きタオルに太ももの裏側を乗せて座る。つま先を左右に振りながら、太もものつけ根から中央までを押し伸ばす。反対側も同様に

▶▶▶P.110参照

悲しいことに年々、加齢により低下するのが基礎代謝です。代謝が落ちると消費エネルギーも落ちて、脂肪を溜め込みがちに。筋膜に異常が生じると血流を悪化させ、放置すれば代謝の低下に拍車がかかります。

このプログラムの目的は太りにくい体づくりです。骨盤の位置を正すことで、内臓機能や血流を良好な状態に戻します。さらに背中のリリースでは、脂肪を燃やす力をサポート。背骨を通る自律神経を整えるとともに、上背部の「脂肪を燃やす脂肪」と呼ばれる褐色脂肪細胞を刺激。脂肪燃焼のスイッチを入れます。

また、適度な運動は全身の筋膜をほぐし代謝も高めます。ウオーキングやジョギングなども合わせておこなうとよいでしょう。

太りやすい 悩み3

START

1 腰背部にある深層の筋膜をリリース

[多裂筋《たれつきん》]

腰と壁のあいだにボールを差し込み、腰をボールに押しつける。さらにひざを屈伸させ、上下に押し伸ばす

▶▶▶ P.58参照

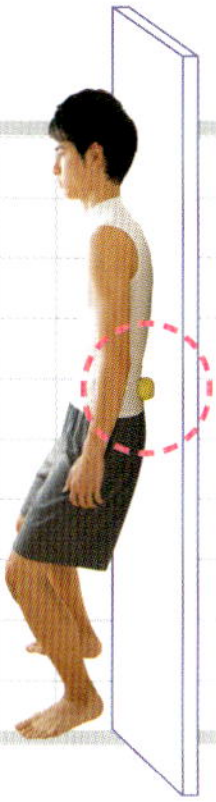

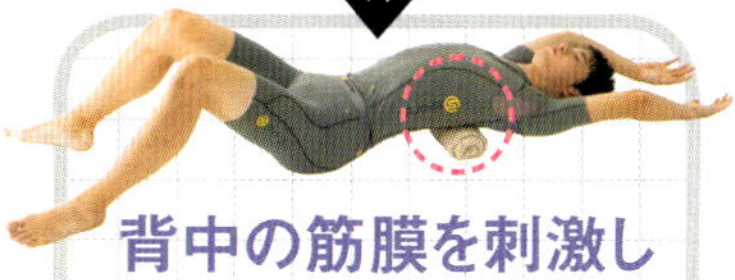

2 背中の筋膜を刺激し脂肪燃焼をサポート

[上背部]

巻きタオルに背中を乗せ、あお向けになって両腕を頭上へ伸ばす。タオルを上にずらし背中上部全体を押し伸ばす

▶▶▶ P.90参照

FINISH!

5 なまけてゆるんだ太もも内側を刺激

[内転筋《ないてんきん》]

雑誌の束の上に巻きタオルを置く。太もも内側に当たるように脚を開いてうつ伏せで乗り、左脚に体重を乗せる。反対側も同様に

▶▶▶ P.102参照

FINISH!

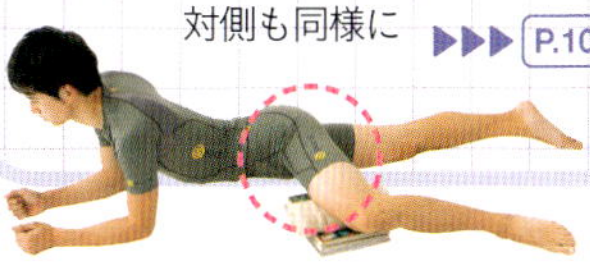

下腹がぽっこり出る要因はさまざまですが、多くは「反り腰」が関係します。反り腰になると、腰がギュッと収縮する半面、お腹の力が抜けます。すると腹筋が伸びきって内臓があるべき位置から下がり、骨盤はきつく前傾。横から見ると下腹に厚みのある、ぽっこり体形になるのです。

腰が反っているとヒップアップして見えますが、じつはお尻の筋肉に力が入らないため結果的にたれ尻に。こうして体幹の筋肉が弱ると腰の関節に負担がかかり、腰痛のリスクも高まるのです。

縮み固まった腰と太ももを押し伸ばし、骨盤をあるべき位置にリプレイス。お腹にも力が入り、下垂した内臓も元の位置に納まります。お尻もキュッと引き締まり、スタイルの改善も確実です。

悩み4 ぽっこりお腹

START

お腹につながる太ももを刺激

[大腿四頭筋《だいたいしとうきん》]

左太ももに巻きタオルを当てて、ひじをつく。右ひざを開き、左太ももに体重を乗せる。反対側も同様に

▶▶▶ P.96参照

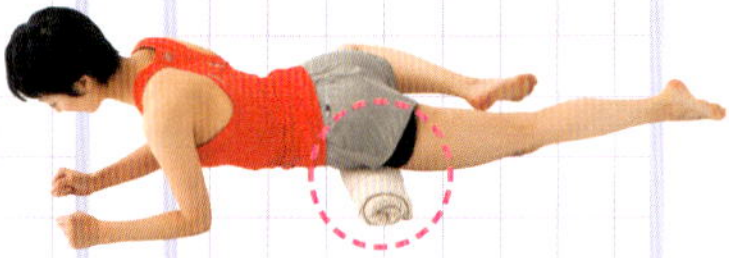

1

こり固まった反り腰の筋膜をほぐしていく

[多裂筋《たれつきん》]

腰と壁のあいだにボールを差し込み、腰を押し当てる。さらにひざを屈伸させ、上下も押し伸ばす

▶▶▶ P.58参照

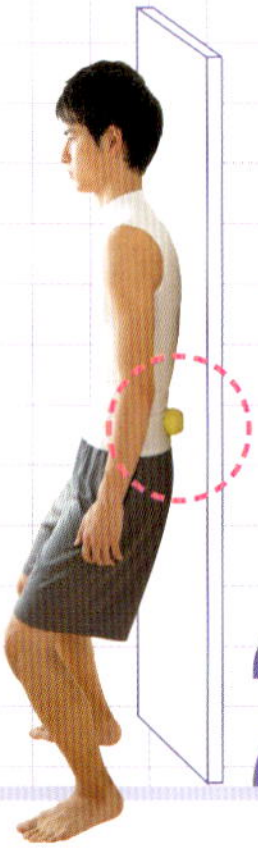

2

FINISH!

反り姿勢でゆがんだ筋膜を解放

[菱形筋《りょうけいきん》]

あお向けになって左の肩甲骨の内側に巻きタオルを当て、上体を左側にひねって体重を乗せる。反対側も同様に

▶▶▶ P.46参照

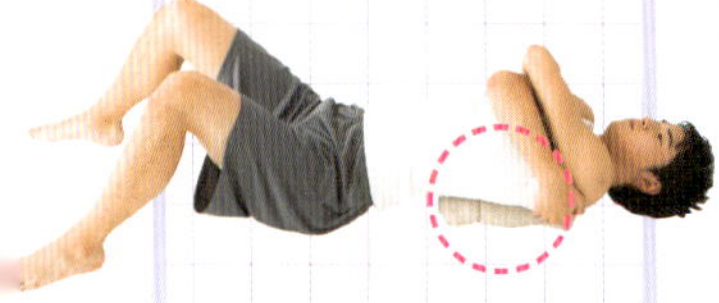

3

START

1 胸まわりをリリースし縮んだ胸をゆるめる

[大胸筋《だいきょうきん》]

左手を壁の斜め下につく。胸の上部にボールを押しつけながら転がして押し伸ばす。反対側も同様に

▶▶▶ P.44参照

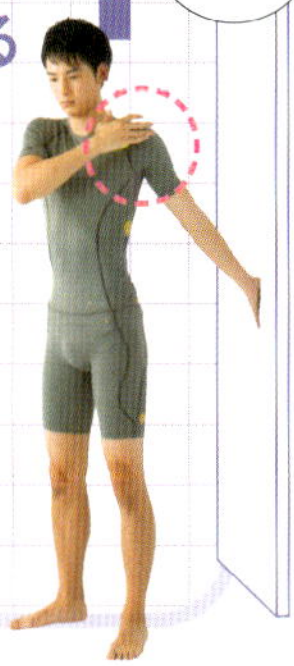

2 パンパンに張った背中をほぐしていく

[上背部]

巻きタオルに背中を乗せ、あお向けになって両腕を頭上に伸ばす。タオルを上にずらし背中上部全体を押し伸ばす

▶▶▶ P.90参照

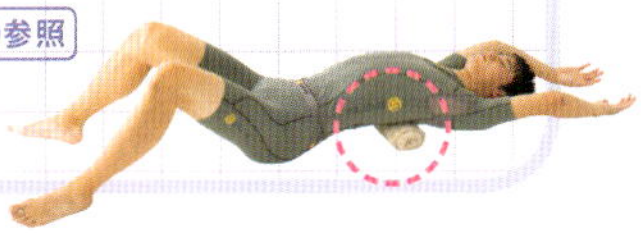

3 骨盤を後傾させる縮んだ筋膜をリリース

[腹直筋《ふくちょくきん》]

ひじをついてうつ伏せになる。上体を起こして、おへその下から恥骨を巻きタオルに押しつけて筋膜をリリースする

▶▶▶ P.131参照

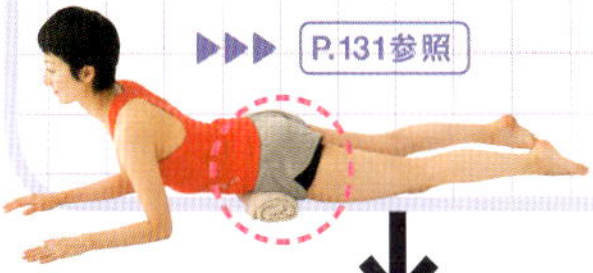

4 縮んでこり固まった太もも裏を押し伸ばす

[ハムストリングス]

巻きタオルに太ももの裏側を乗せて座る。つま先を左右に振りながら、太もものつけ根から中央までを押し伸ばす

▶▶▶ P.110参照

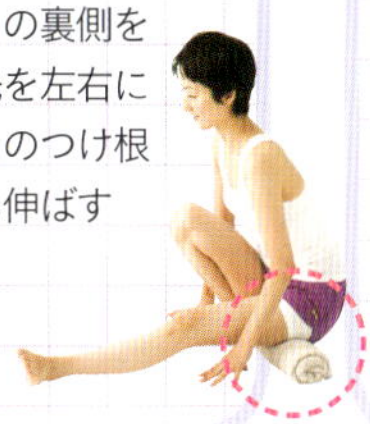

FINISH!

猫背

悩み 5

本書でたびたび触れてきた「猫背」は、日本人がなりやすい悪い姿勢の代表格。胸がたれる、覇気がない印象を与えるなど、マイナス要因ばかりです。

ここでターゲットとなるのは、上半身と下半身をつなぐ骨盤まわり。腹直筋、そしてハムストリングスという体の表裏にある筋肉の固まった筋膜を押し伸ばし、骨盤の後傾を正します。同時に骨盤の上にある上半身では、前かがみに固まった状態をリリース。背部の張りと胸部の縮みを押し伸ばし、上にスッと伸びる姿勢を取り戻します。

骨格や筋肉があるべき位置からずれると、体にかかるストレスは高まる一方。筋膜のゆがみを解消し、動きやすく快適な体を手に入れましょう。

気になるお悩みを一気に解消!

パーフェクト・フェイスケア

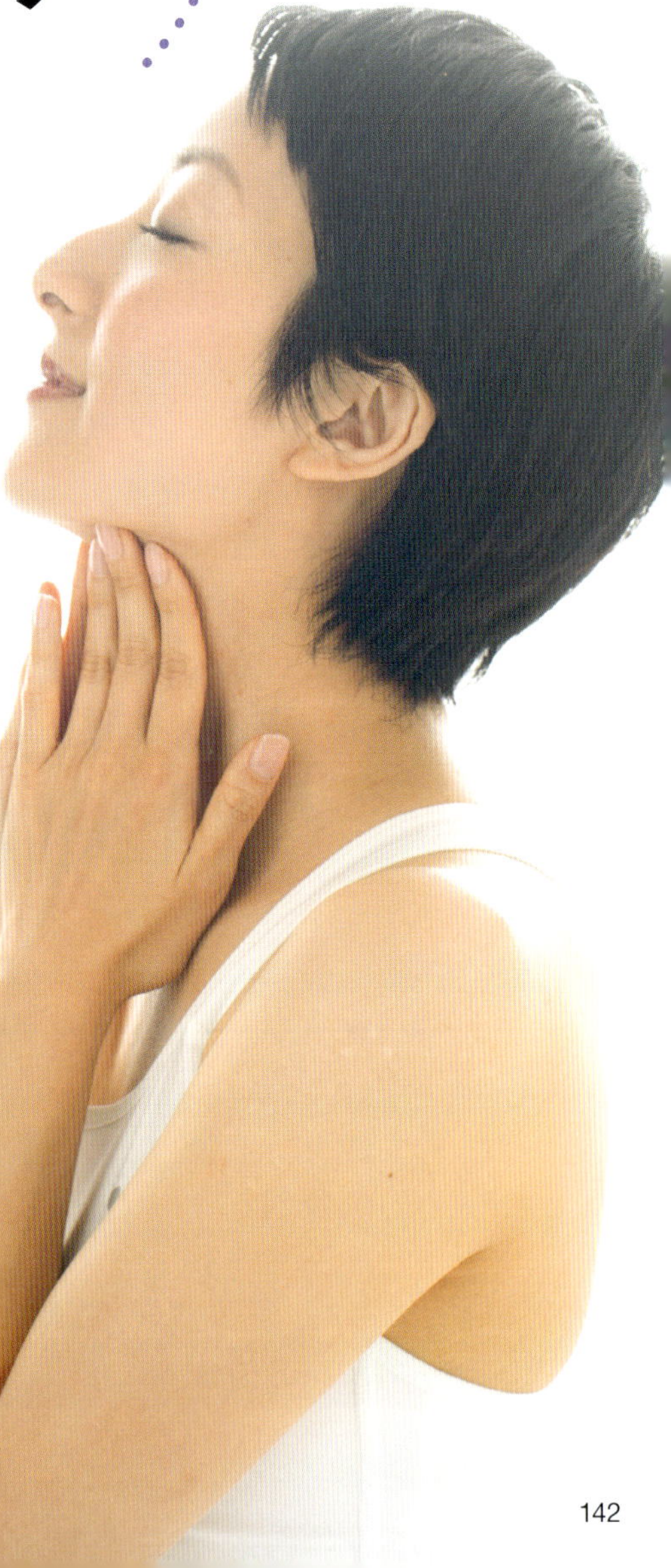

顔

はたくさんの筋肉に覆われていますが、すべてを均等に動かしてはいません。顔を前に出す姿勢が習慣化し、あごの筋肉が伸びきって脂肪が溜まりやすくなる、歯を食いしばり続けてほおの筋肉が硬化しシワができるなど、クセによって使う部位と使わない部位が極端に分かれます。

筋膜リリースは、顔の表面を覆う表情筋だけでなく、深層部の筋肉にも効きます。顔の深層筋には、表情筋を支え老廃物を押し流すはたらきがあり、筋膜を柔軟に保てば美肌効果が。血流の回復で顔色がよくなってむくみもスッキリし、皮膚が生まれ変わるサイクルを正常に戻す効果も期待できます。

1 パッチリ目を手に入れる

眼輪筋《がんりんきん》の筋膜をリリース。親指の腹を目頭側にある眼窩《がんか》の骨の下側に当てて、眼球と骨のあいだに指を入れるように押し込む。目頭から黒目の真上あたりまで、指をずらしながら10秒ずつリリース

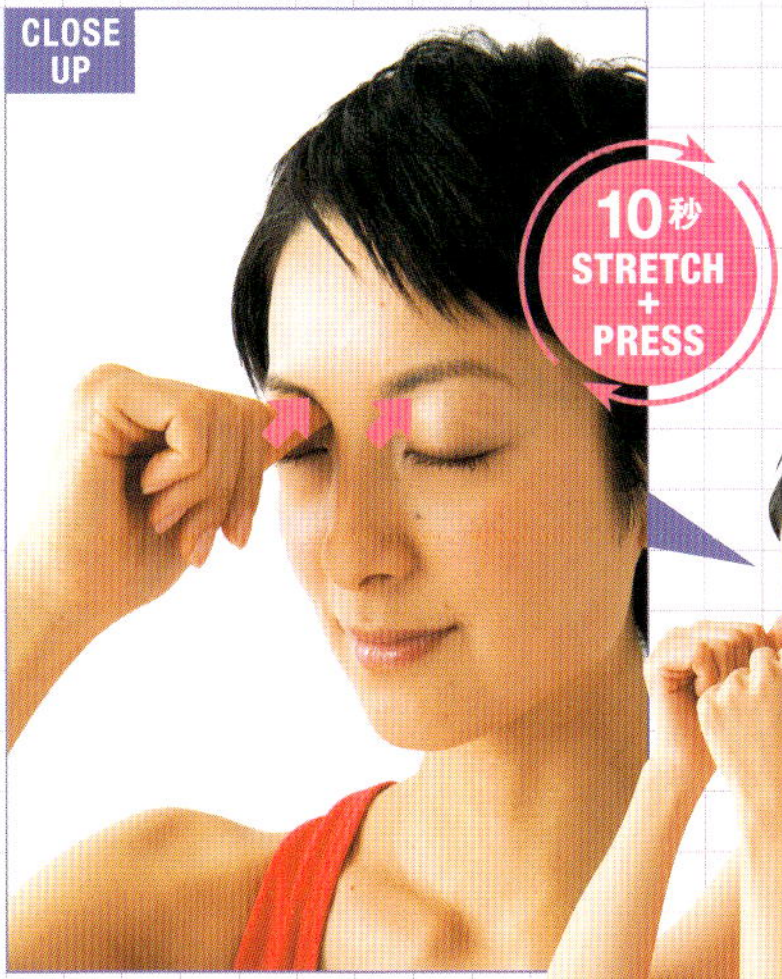

皮膚を巻き込むように押し込むと、筋肉をストレッチできる

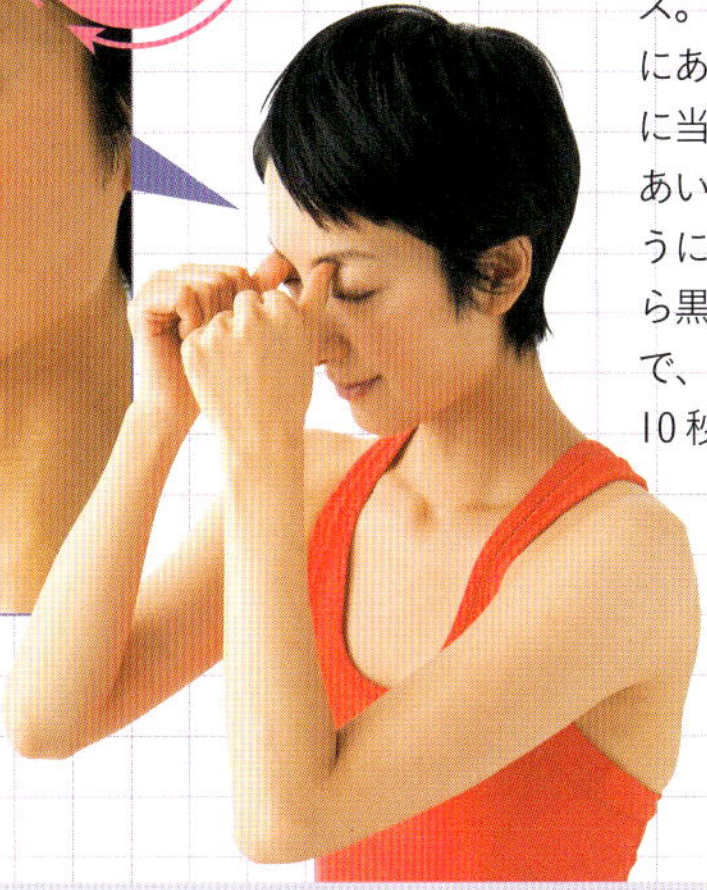

2 フェイスラインをスッキリ

関節をまたいで付着する筋膜を圧迫し、顔のむくみを緩和。耳の前にある顎関節《がくかんせつ》に親指の腹を当てて、左右からグッと押す

押しながら口の開閉を10秒間、ゆっくりくり返す

関節の動きを感じながら口を大きく開閉

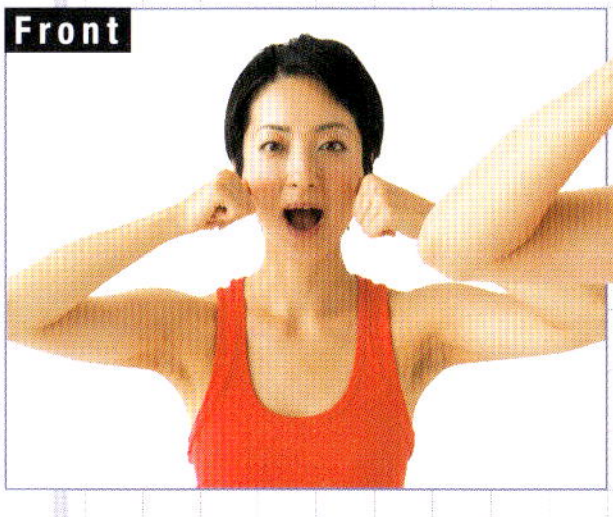

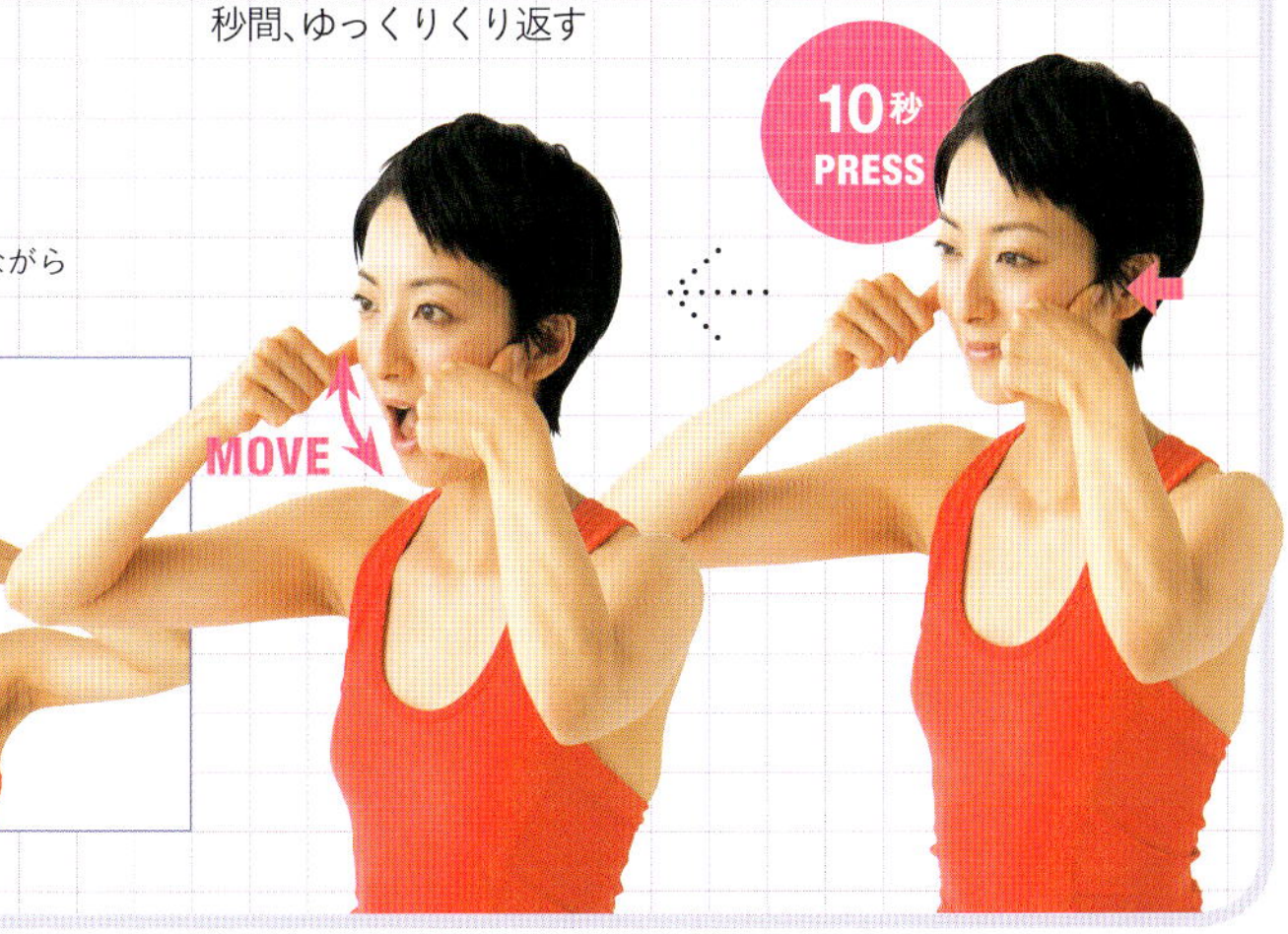

3 ほうれい線を薄く

委縮したほおの筋膜をほぐすことで溝、つまりシワを薄くする。親指の腹を、小鼻横にあるほお骨の下端に引っかけるように当てる

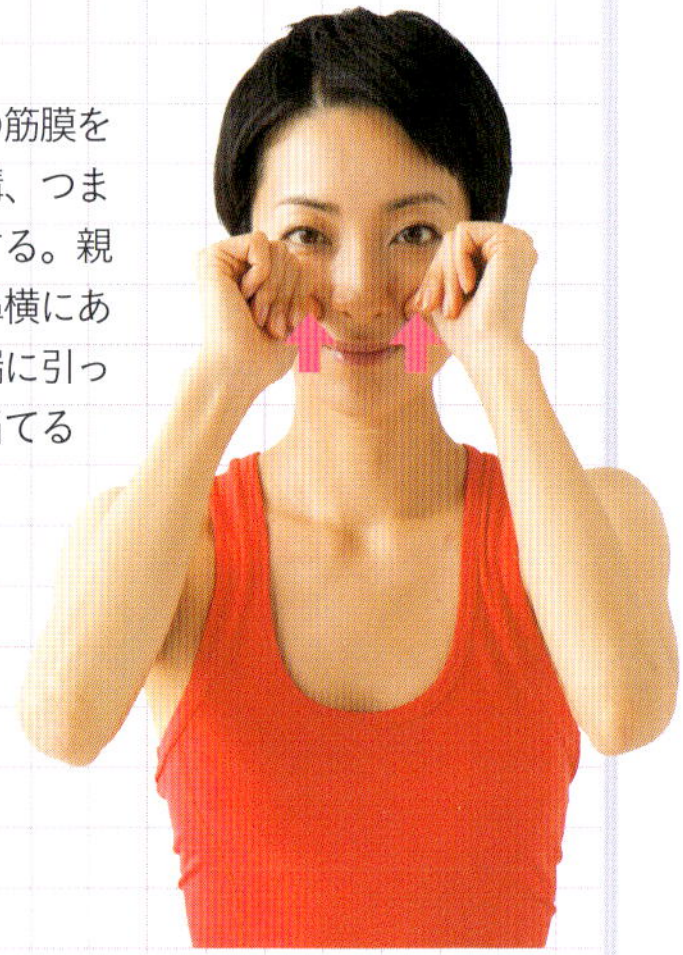

親指を押し上げながら、口をゆっくり開閉。ほお骨のへりに沿って指を少しずつ外側にずらしつつ、ほお骨の左右の端まで押し伸ばす

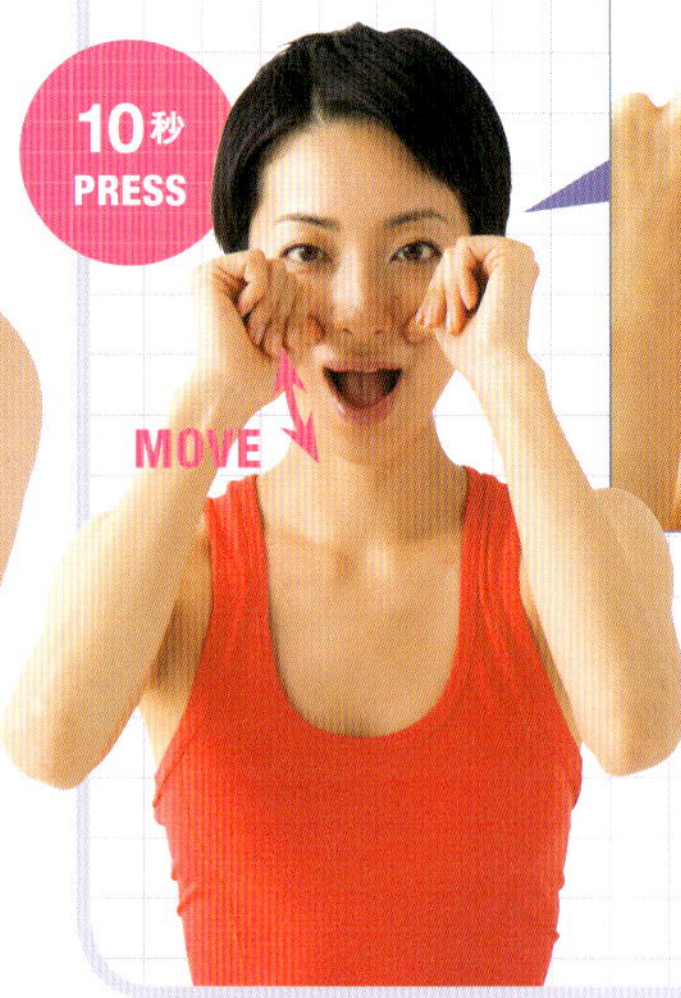

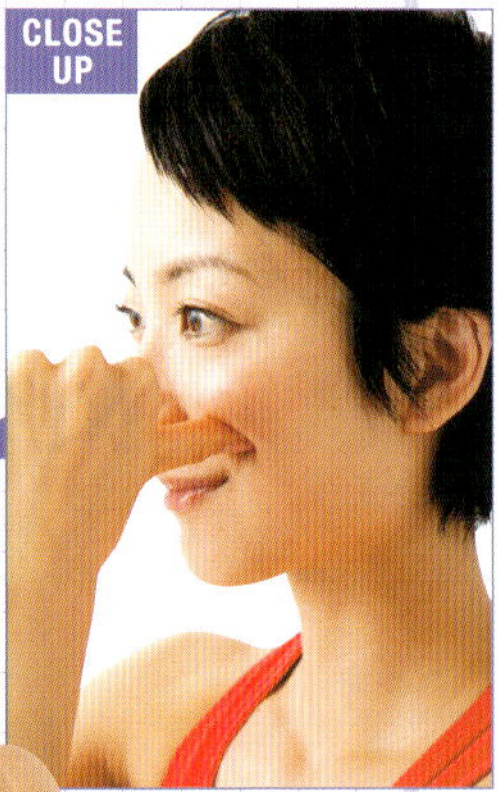

親指の腹を、ほお骨の下から引っかけるように押し上げる

4 小顔メイキング

耳のまわりに付着する側頭《そくとう》筋《きん》をリリースし、たるみを引き締める。耳のつけ根全体をしっかり握り、耳を頭《ず》蓋骨《がいこつ》から引きはがすイメージで、上下、後ろに引っ張り、それぞれ10秒キープ

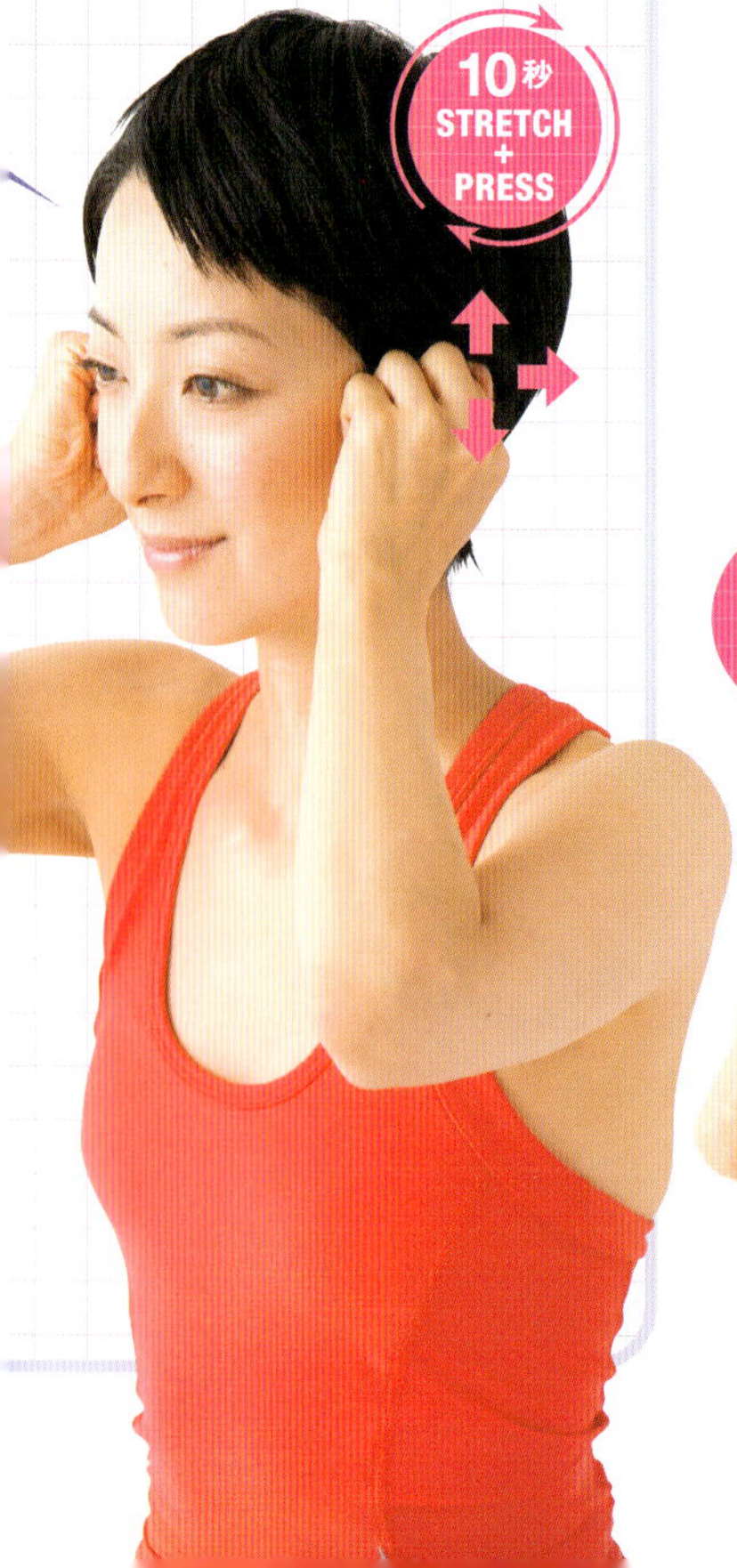

5 あごのたるみをストップ

あごの下の筋膜を刺激することで代謝を上げ、溜まった脂肪を消費しやすくする。両手をあごの下に添え、あごから首に伸びを感じる程度に顔を上に向ける

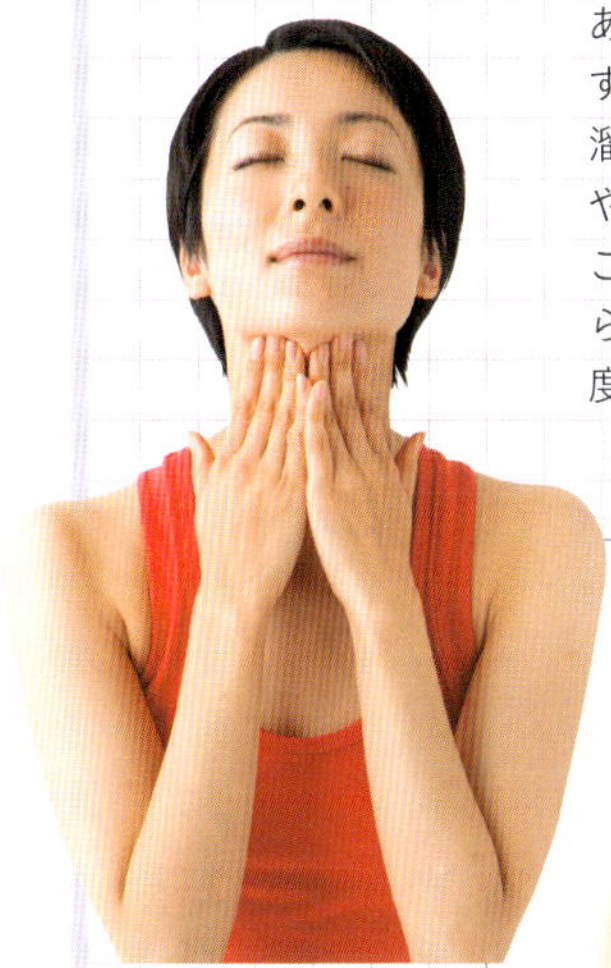

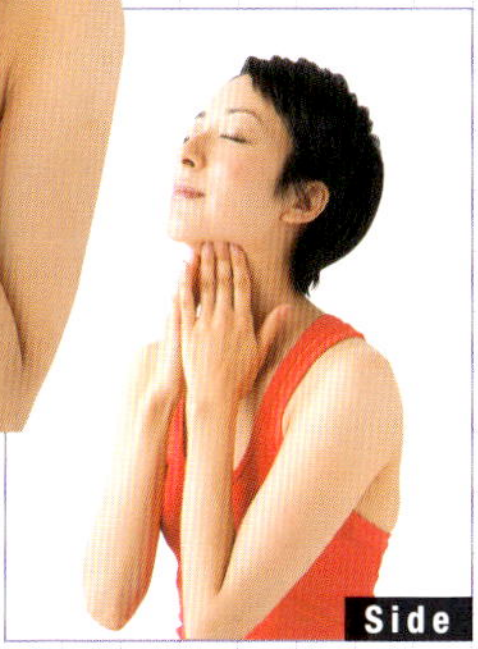

首とあごの境目あたりに両手を添える

軽く圧迫しながら3〜5回、10秒程度かけて鎖骨までなで下ろす

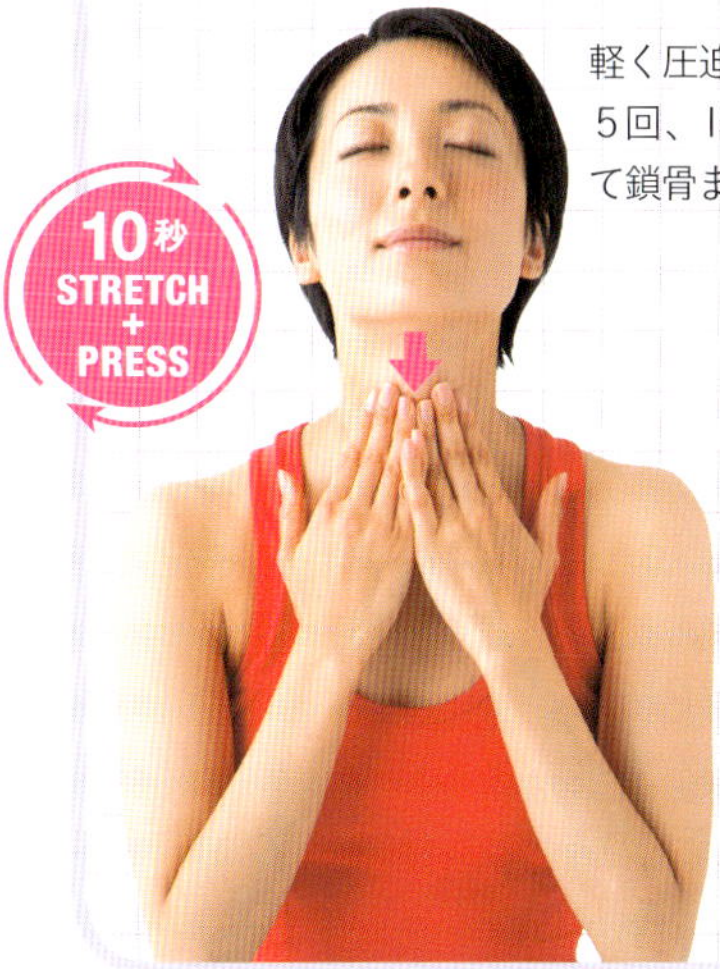

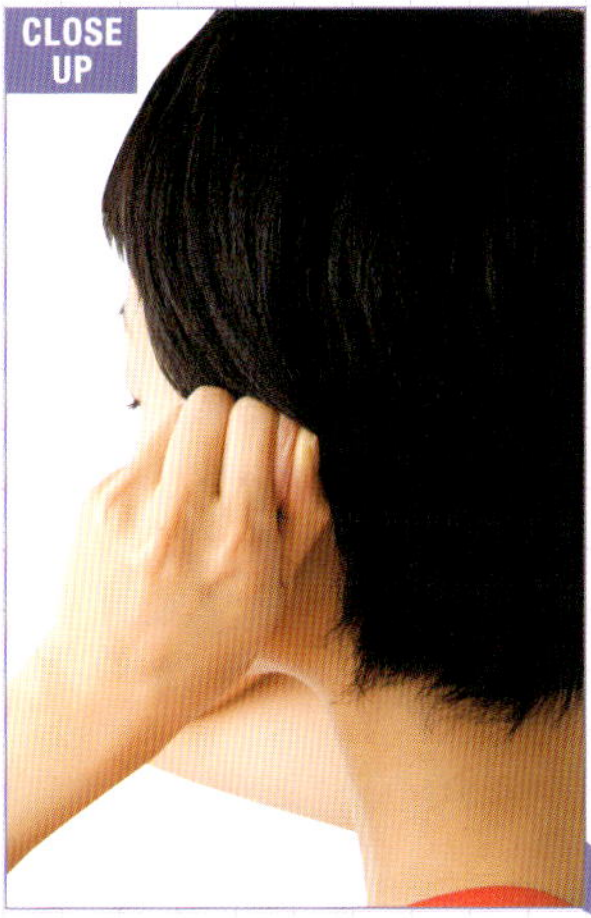

耳を引きはがすように引っ張ることで、耳のまわりに付着する側頭筋をストレッチできる

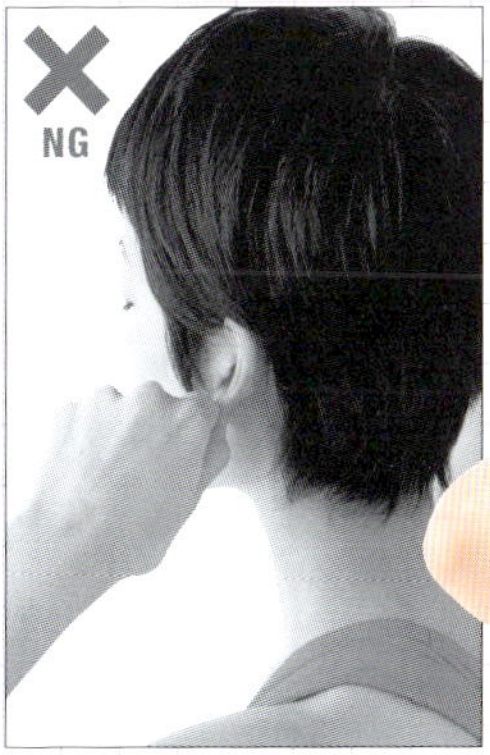

耳たぶなど一部を引っ張っても効果はない。必ず耳のつけ根全体を、しっかりつかむ

COLUMN

スポーツ選手の体を支える筋膜リリース

私はアスレティックトレーナーとして、中学生からトップアスリートまでサポートしています。筋膜リリースは、もともと彼らの治療や障害予防を目的に採用した療法。それを一般の方が悩む、腰痛や肩こりなどの除痛と骨格矯正《きょうせい》に取り入れ､成果を挙げてきました。

私も選手だったからわかりますが、スポーツ選手にとって最も避けたいのは障害です。ところが残念なことに、真剣に取り組む選手ほど練習のしすぎや疲労の蓄積で体を痛めやすい。成長期にある10代の選手であれば、体のでき上がったトップクラスの選手相手に頑張りすぎて障害を抱えるケースが非常に多いのです。彼らには直接の治療とともに、筋膜リリースを採用したセルフケアも指導しています。疲労除去や可動域の回復を徹底することで､障害を遠ざけるのです。

筋膜リリースには、プレーの質を向上させる効果もあります。たとえばサッカーなら、お尻とハムストリングスをリリースすることで脚のスイングがスムーズになりボールが強く蹴れ、スカッシュなら、背中から腕をリリースすることでバックスイングがラクになります。

スポーツ選手を支えるトレーニングやボディケアの常識は、この十数年で大きく変化し進化してきました。障害を遠ざけパフォーマンスを高める筋膜リリースが、数年のうちにマッサージやストレッチに並ぶケアになるかもしれません。

chapter 5

スポーツ&レジャー別 筋膜リリースプログラム

MYO FASCIA RELEASE METHOD
for sports and activities

競技力向上、障害予防にも役立つ

筋膜リリースのもつ優れた点は、痛みや不調の解消のみにとどまりません。スポーツを愛好する方々にとっても、たいへん魅力的な療法です。

まず挙げたいのは〝動きやすい体になれる〟こと。筋膜の硬縮をゆるめることで、筋肉のもつ機能や関節の可動域が回復し、体が動きやすくなります。さらに〝痛み、疲れに強い体になる〟メリットもあります。筋膜の硬縮は早めのケアが肝心です。疲れが溜まり筋膜に異常が生じると、単なる疲れが痛みに転じます。筋膜リリースはこれを食い止められるのです。

この章では、人気の高いスポーツやレジャーに適した筋膜リリースを紹介していきます。加えて、ケガの防止やパフォーマンス向上に役立つトレーニングもピックアップしました。全5種目をおこなえば、あらゆるスポーツに対応できる体のベースが築けます。

運動前におこなえばウオーミングアップの、運動後におこなえばクールダウンの役目を果たす筋膜リリースを、ぜひ取り入れてみてください。

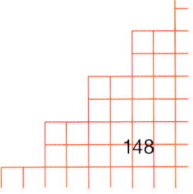

筋膜リリースは運動の前でも後でも効果的

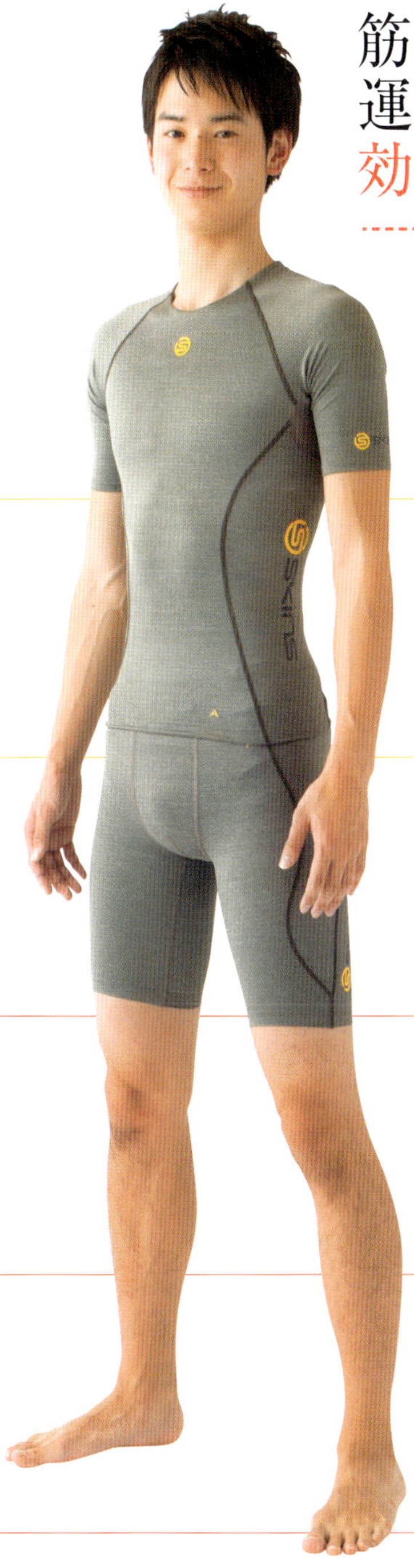

運動前の筋膜リリース

筋膜の硬縮をほぐすことで体がよく動くようになる。また筋肉の機能も引き出せるため、パフォーマンスの向上が期待できる

運動後の筋膜リリース

運動中の負担が大きい部位の筋膜をほぐすことで、トリガーポイントの発生を防いで痛みを予防。疲労回復にもおおいに役立つ

RUN

スポーツ&レジャー別 1

ジョギング
マラソン
トレイルラン

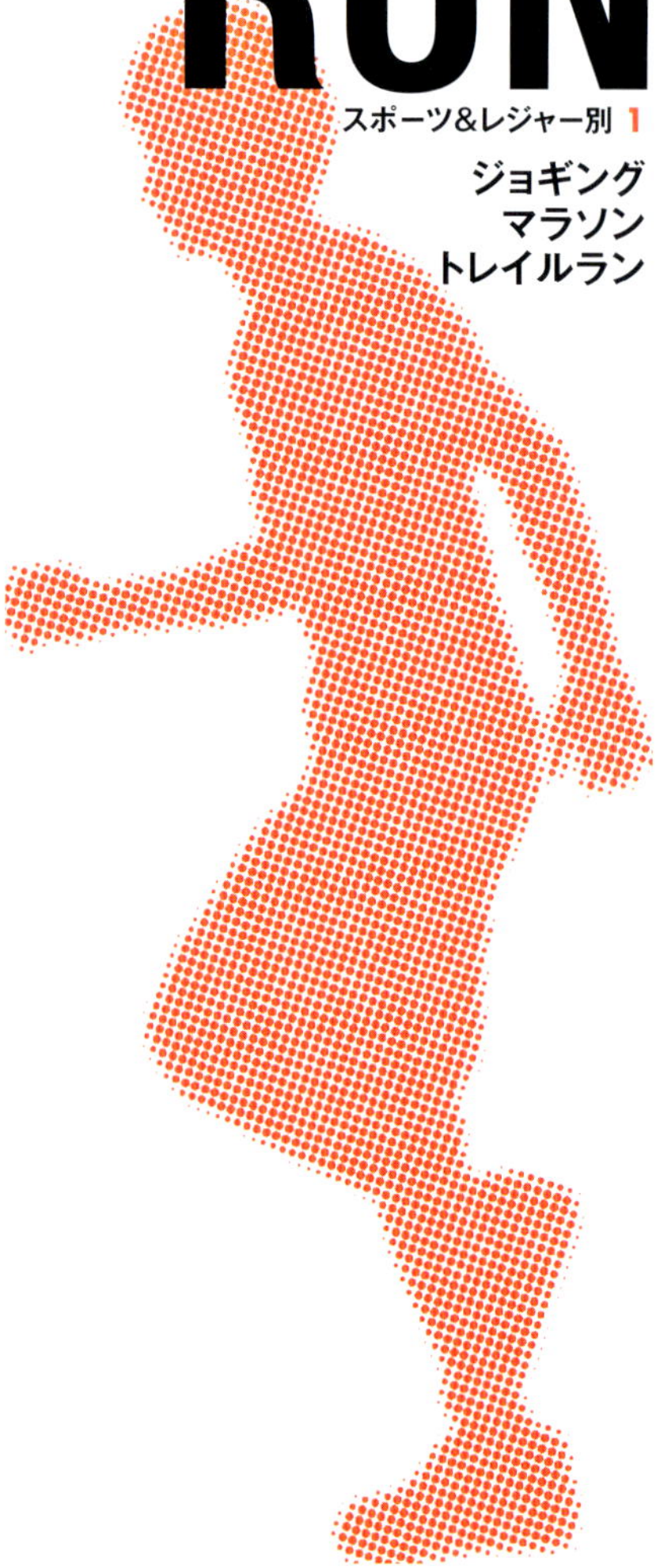

筋膜リリースプラン

ランナーズニーなら

［腸脛靭帯《ちょうけいじんたい》］

巻きタオルを右脚のつけ根側面に当てて、体重をかける。さらに巻きタオルをひざのほうにずらして圧迫。反対側も同様に

▶▶▶ P.106参照

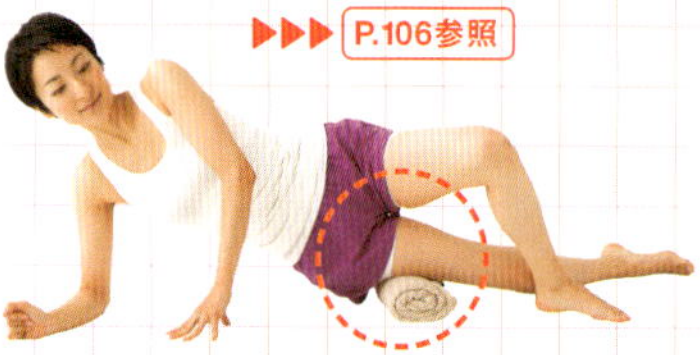

＋

［大腿筋膜張筋《だいたいきんまくちょうきん》］

左太もものつけ根に巻きタオルを当てて、ひじで上体を支える。左のかかとを外側に倒し、左太ももの外側に体重をかけて圧迫。反対側も同様に

▶▶▶ P.114参照

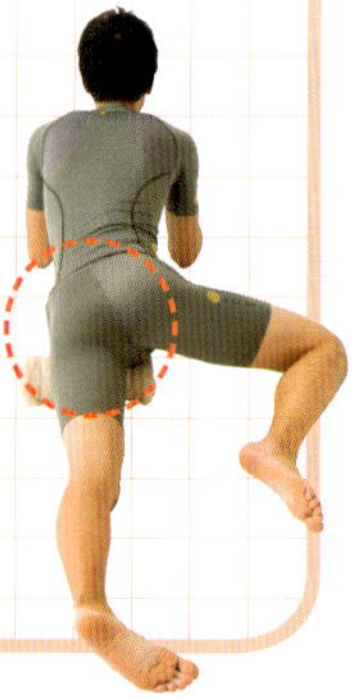

一人でも気軽に始められるランニングは空前の大ブーム。老若男女問わずフルマラソンに挑戦し、数万人規模の大会でもあっという間に定員に達するほどです。

競技人口が多いぶん初心者も多く、加減がわからないまま練習を重ねてケガをする人も多数います。とくに多いのは、ひざの障害。着地時にひざが内側・外側にブレて負担がかかり「ランナーズニー（腸脛靭帯炎）」を患いがちです。体重を支える足の裏にかかる負担は大きいため、足底筋膜炎も起きやすい症状のひとつ。筋膜リリースで、ひざと足の裏の強化とケアをおこないましょう。

できればお尻の深層部、中殿筋の筋トレもおこないましょう。骨盤が安定し、体がぶれることなく長距離を走れるようになります。

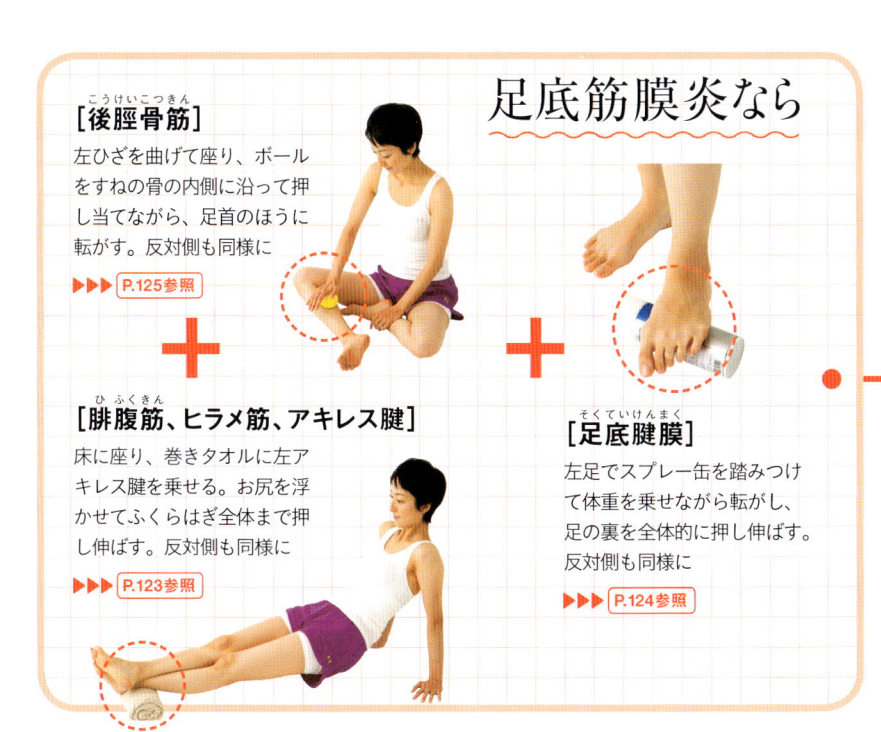

足底筋膜炎なら

[後脛骨筋《こうけいこつきん》]

左ひざを曲げて座り、ボールをすねの骨の内側に沿って押し当てながら、足首のほうに転がす。反対側も同様に

▶▶▶ P.125参照

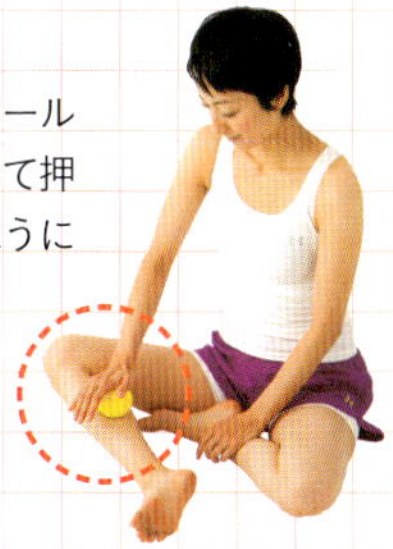

＋

[腓腹筋《ひふくきん》、ヒラメ筋、アキレス腱]

床に座り、巻きタオルに左アキレス腱を乗せる。お尻を浮かせてふくらはぎ全体まで押し伸ばす。反対側も同様に

▶▶▶ P.123参照

＋

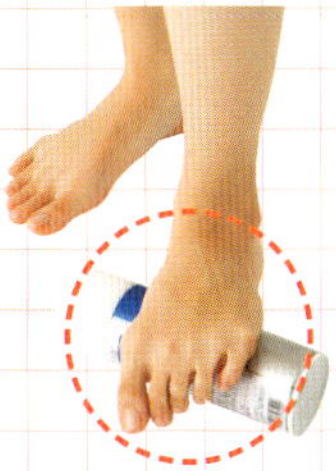

[足底腱膜《そくていけんまく》]

左足でスプレー缶を踏みつけて体重を乗せながら転がし、足の裏を全体的に押し伸ばす。反対側も同様に

▶▶▶ P.124参照

これもプラス！

[中殿筋《ちゅうでんきん》トレーニング]

お尻の深層筋を鍛えて安定したフォームに

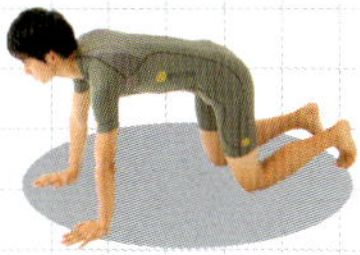

STAND BY

四つんばいになる

1 片ひざをゆっくり上げる

左ひざを、ゆっくり真横に上げていく

お腹がダラッと落ちないよう意識しながら、ひざを上げる

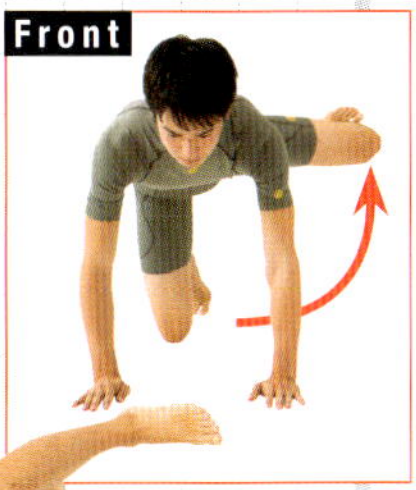

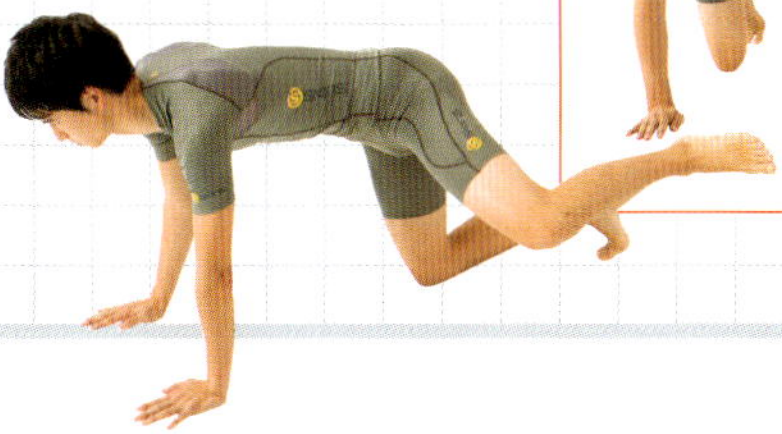

2 ゆっくり元の位置に戻す

太ももが床に水平になるまで上げたら、ゆっくり床まで下ろす。1～2を計10回おこなう。反対側も同様に

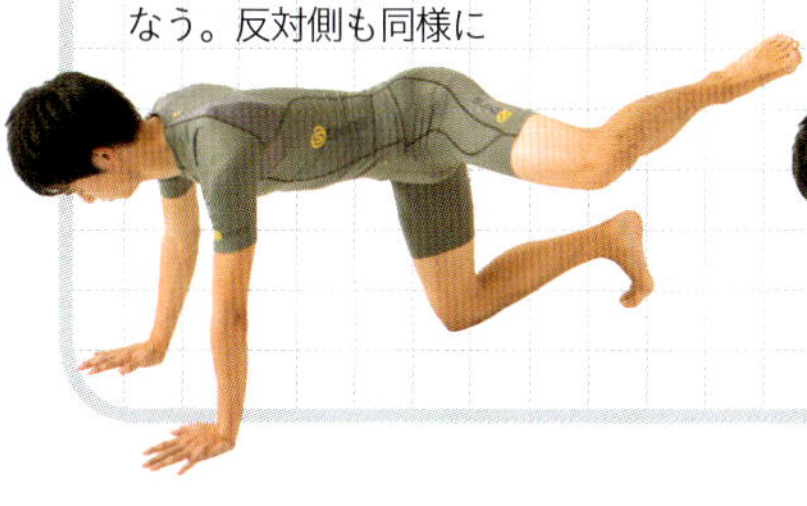

GOLF&TENNIS

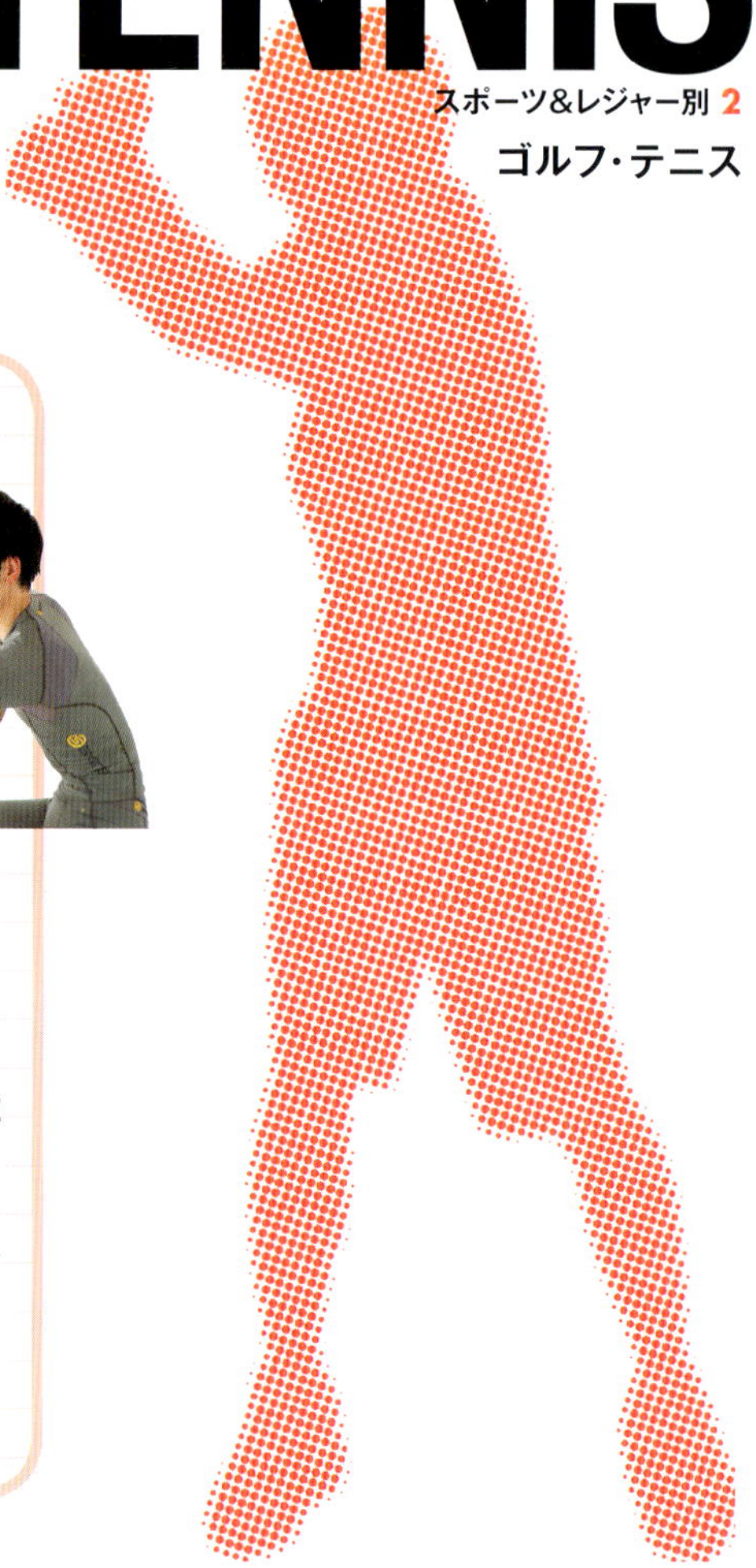

筋膜リリースプラン

[上腕三頭筋《じょうわんさんとうきん》]

手のひらを上に向けて机の前に腕を伸ばし、二の腕の下に入れたスプレー缶を転がす。もう一方の腕も同様に

▶▶▶ P.83参照

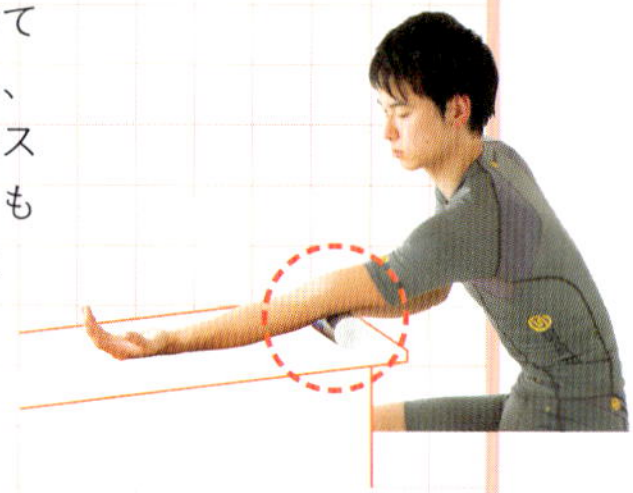

＋

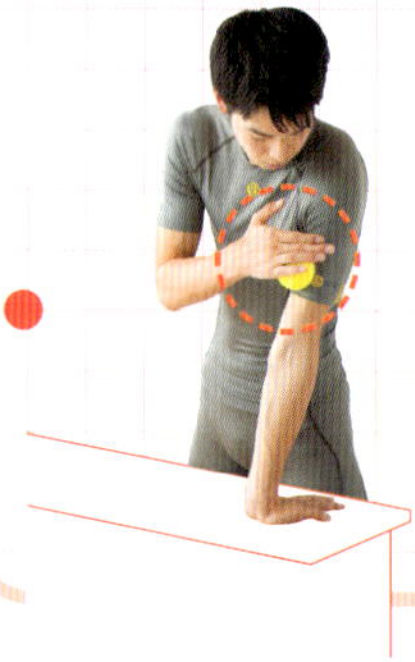

[上腕二頭筋《じょうわん に とうきん》]

手を机について二の腕前面を伸ばし、そこをテニスボールで圧迫しながら転がす。もう一方の腕も同様に

▶▶▶ P.82参照

ゴルフとテニスは「回旋のスポーツ」です。できるだけ体に無理なくボールに回転の力を伝えるには、クラブやラケットをしっかり引き上げられる柔軟性が必要。ゴルファーなら、右打ちの人は左半身、左打ちの人は右半身の、テニスプレイヤーは体の両側の引っかかりをなくす筋膜リリースをしましょう。

トラブルが多いのはひじで、ここは炎症を起こしやすい部位。テニスは内外両側を、ゴルフはおもに外側を念入りに押し伸ばします。腰痛もちなら、ラウンド前に腰背部のリリース(P92参照)もおこなうといいでしょう。

回旋の軸をつくる体幹トレーニングは、両方の競技におすすめです。腰の回旋力がスムーズに末端まで伝わり、ショットが安定します。

これもプラス!

体幹回旋トレーニング

競技で多用する回旋動作で軸がぶれなくなる

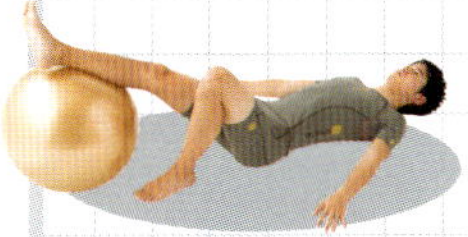

STAND BY

あお向けになり右足をバランスボールに乗せて、手で床を押さえる

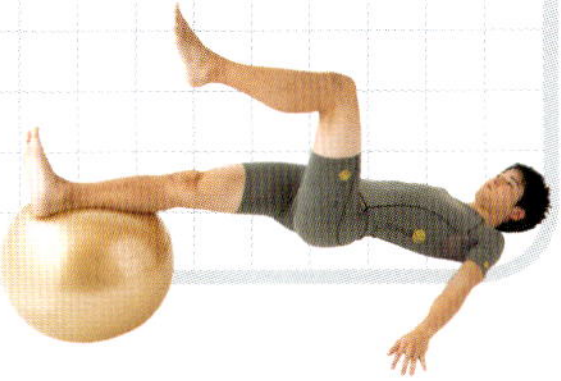

1 体幹をまっすぐにしひざを上げる

胸から脚が一直線を描くように腰を上げ、さらに左ひざを上げる。やりにくい人はイスを利用してもOK

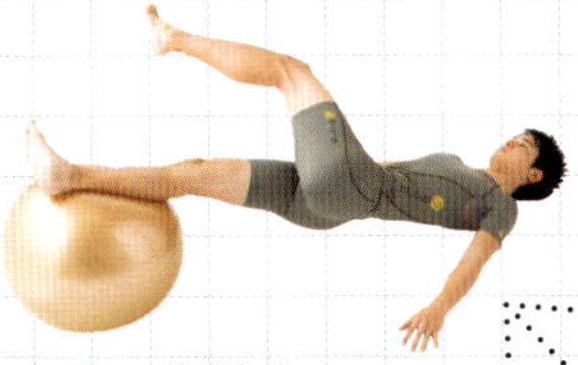

2 体幹をまっすぐに保ち体を右にひねる

息を吐きながら体を右にひねり、できるだけひざを体の右側に倒す

3 体幹をまっすぐに保ち体を左にひねる

息を吸いながらひざの位置を戻し、吐きながら体の左側に倒して左脚を開く。ここまでを10回。もう一方の脚も同様に

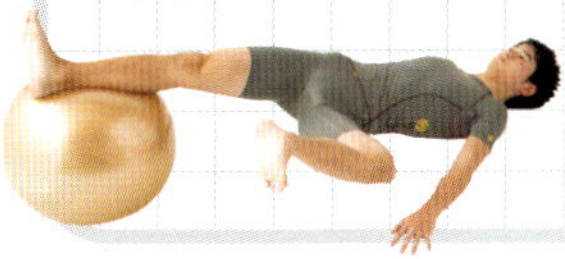

[棘《きょっ》下《か》筋《きん》]

壁と肩甲骨のあいだにテニスボールをはさんで圧迫し、腕を上下に振る。反対側も同様に

▶▶▶ P.50参照

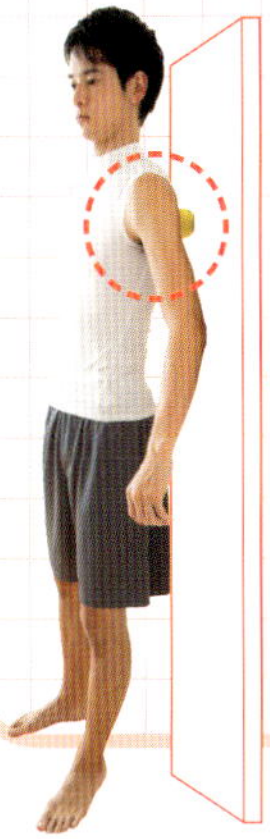

[三角筋《さんかくきん》]

肩の側面にボールを当てて壁に寄りかかり、ひざを屈伸させる。反対側も同様に

▶▶▶ P.48参照

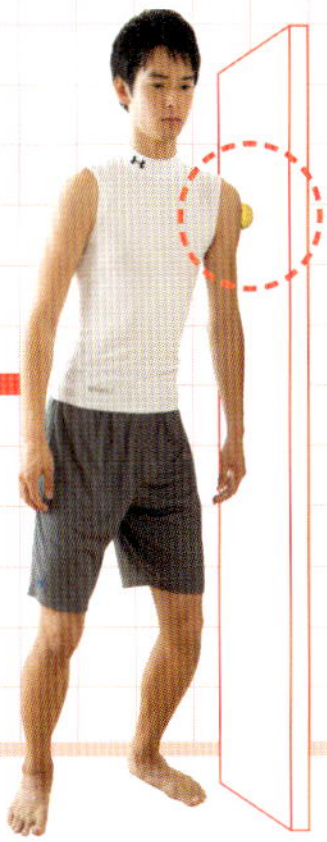

[大胸筋《だいきょうきん》]

左手を壁の斜め下につき、胸の上部にボールを押しつけて転がす。反対側も同様に

▶▶▶ P.44参照

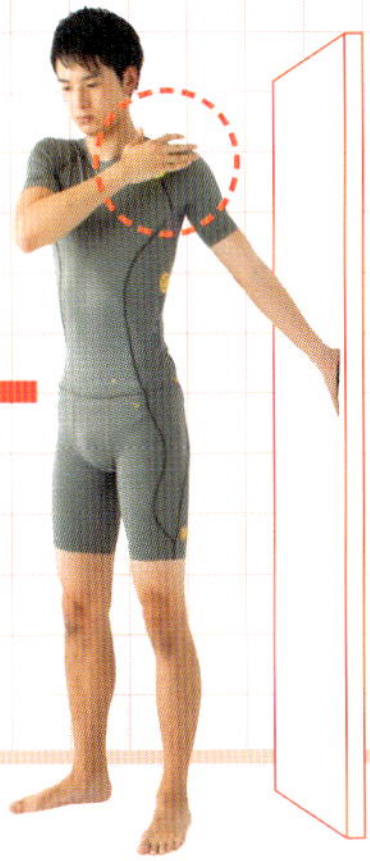

[広背筋《こうはいきん》、前鋸筋《ぜんきょきん》、大円筋《だいえんきん》]

左手を壁の斜め上につき、肋骨を右手のひらで押さえて壁に寄りかかる。反対側も同様に

▶▶▶ P.84参照

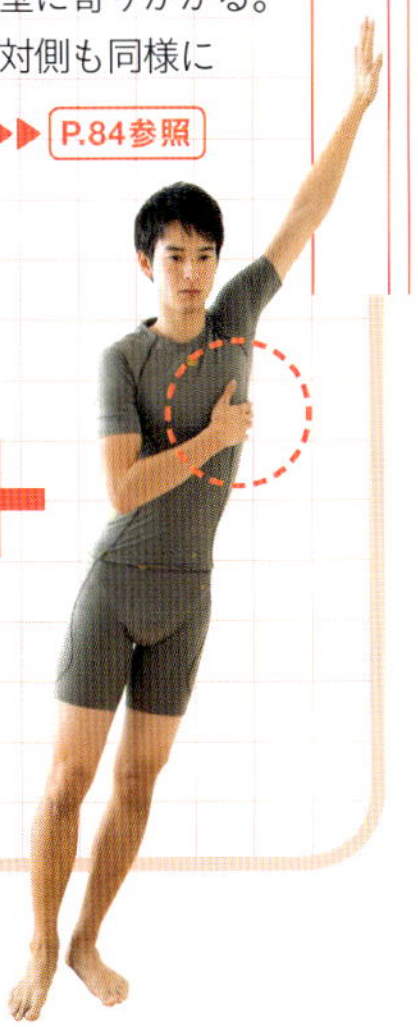

筋膜リリースプラン

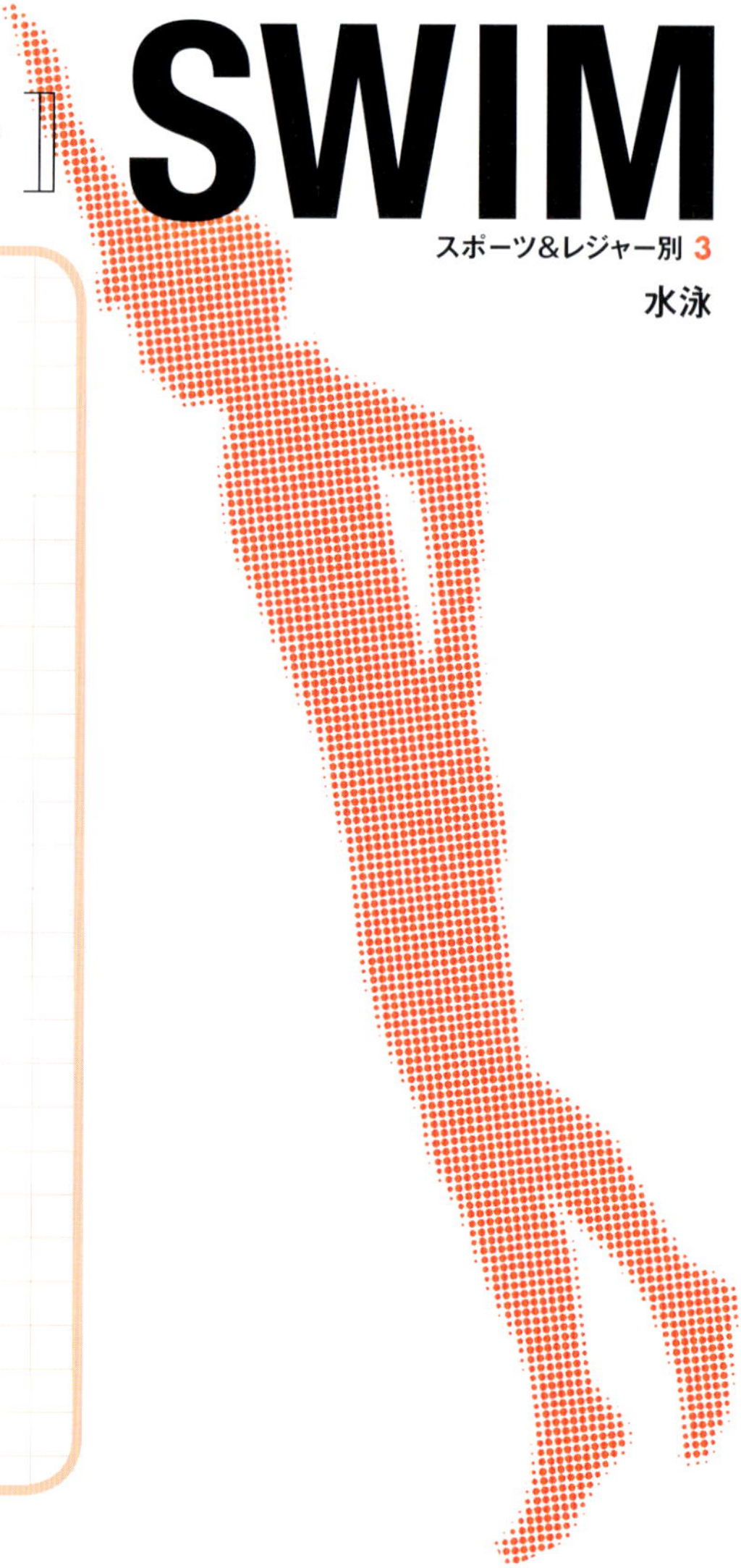

スポーツ&レジャー別 3

水泳

[大胸筋《だいきょうきん》]

左手を壁の斜め下につき、胸の上部にボールを押しつけて転がす。反対側も同様に

P.44参照

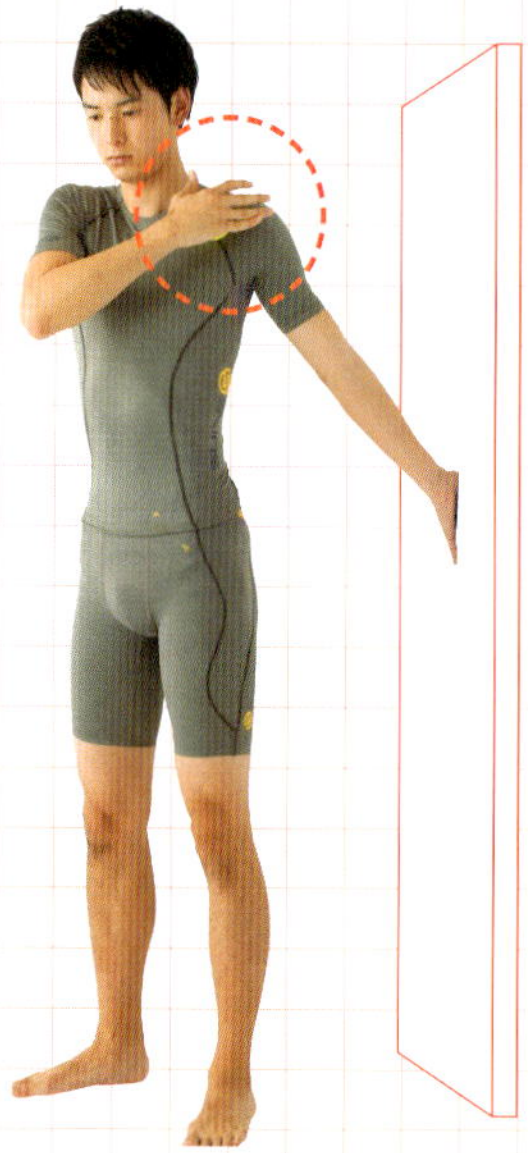

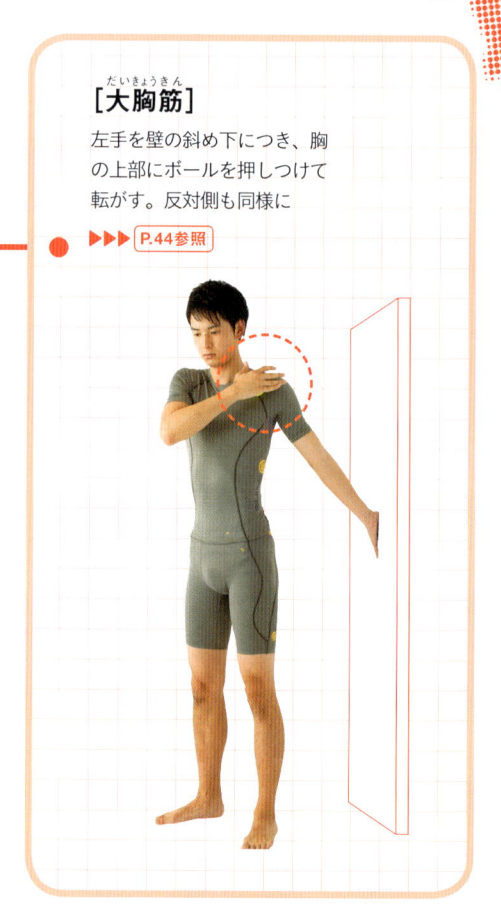

水中で動くことによる適度な負荷と水圧によるマッサージ効果、高いエネルギー消費量で人気の高い水泳。しかし、フォームが悪いとよけいな負荷がかかり、肩や上腕に障害が起きる場合があります。めざすのは「長く、ゆっくり、スマートに泳げる」効率のよいストロークです。

筋膜リリースでは、肩甲骨の動きに関わる胸、背中、わき周辺にある筋膜をほぐします。肩甲骨の動きをスムーズにすると確実に水をキャッチでき、これが力みのないフォームにつながります。

筋トレも肩甲骨にフォーカスしました。人によっては日常生活でほとんど動かさない部位なので、自覚があるなら1日1回でも実践を。四十肩・五十肩の予防にもなります。

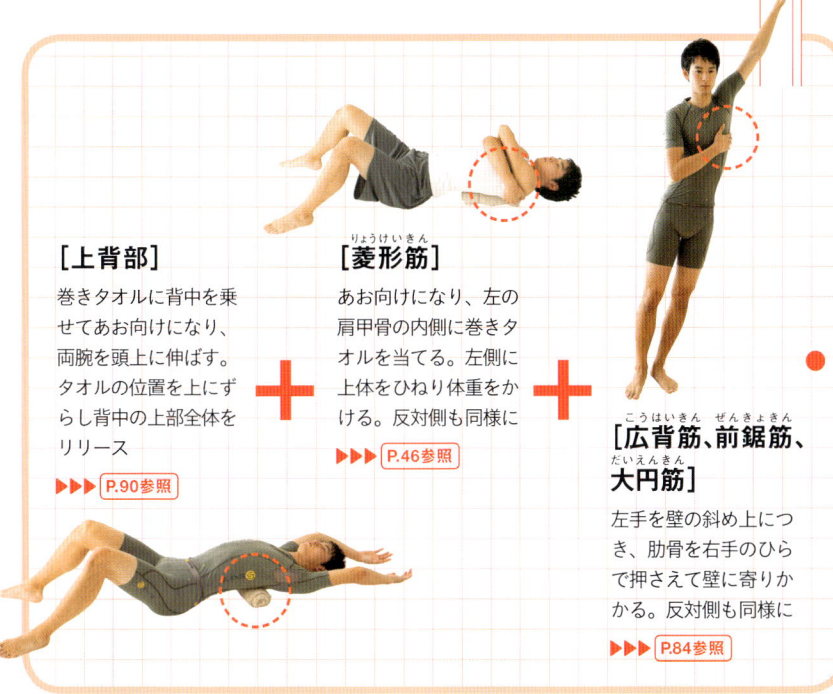

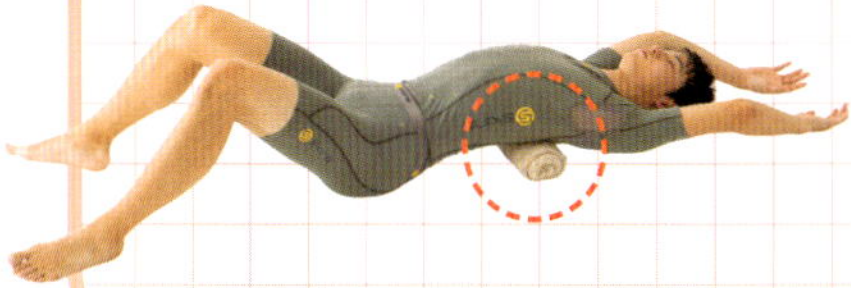

[上背部]

巻きタオルに背中を乗せてあお向けになり、両腕を頭上に伸ばす。タオルの位置を上にずらし背中の上部全体をリリース

▶▶▶ P.90参照

＋

[菱形筋《りょうけいきん》]

あお向けになり、左の肩甲骨の内側に巻きタオルを当てる。左側に上体をひねり体重をかける。反対側も同様に

▶▶▶ P.46参照

＋

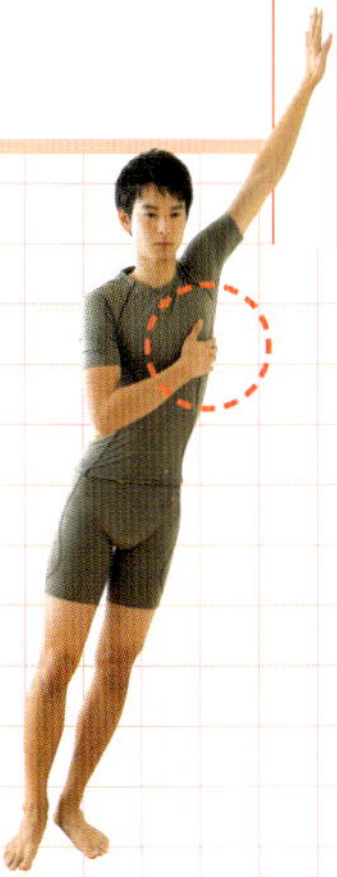

[広背筋《こうはいきん》、前鋸筋《ぜんきょきん》、大円筋《だいえんきん》]

左手を壁の斜め上につき、肋骨を右手のひらで押さえて壁に寄りかかる。反対側も同様に

▶▶▶ P.84参照

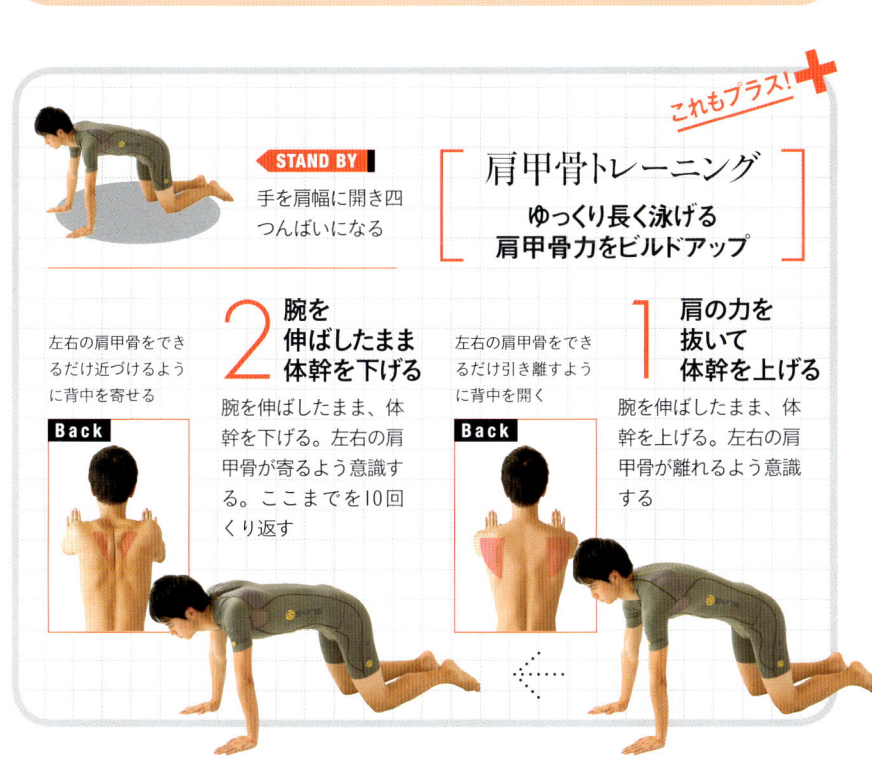

これもプラス！

肩甲骨トレーニング

ゆっくり長く泳げる肩甲骨力をビルドアップ

STAND BY

手を肩幅に開き四つんばいになる

1 肩の力を抜いて体幹を上げる

腕を伸ばしたまま、体幹を上げる。左右の肩甲骨が離れるよう意識する

左右の肩甲骨をできるだけ引き離すように背中を開く

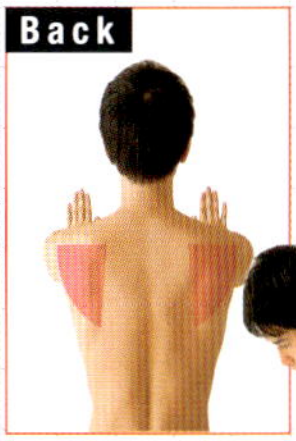

2 腕を伸ばしたまま体幹を下げる

腕を伸ばしたまま、体幹を下げる。左右の肩甲骨が寄るよう意識する。ここまでを10回くり返す

左右の肩甲骨をできるだけ近づけるように背中を寄せる

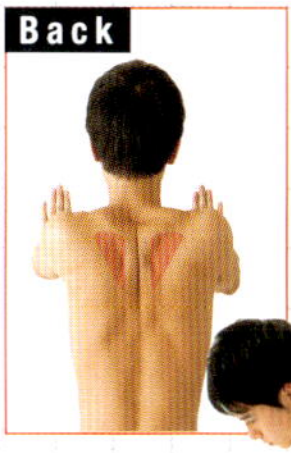

HIKE

スポーツ&レジャー別 4

登山
ハイキング

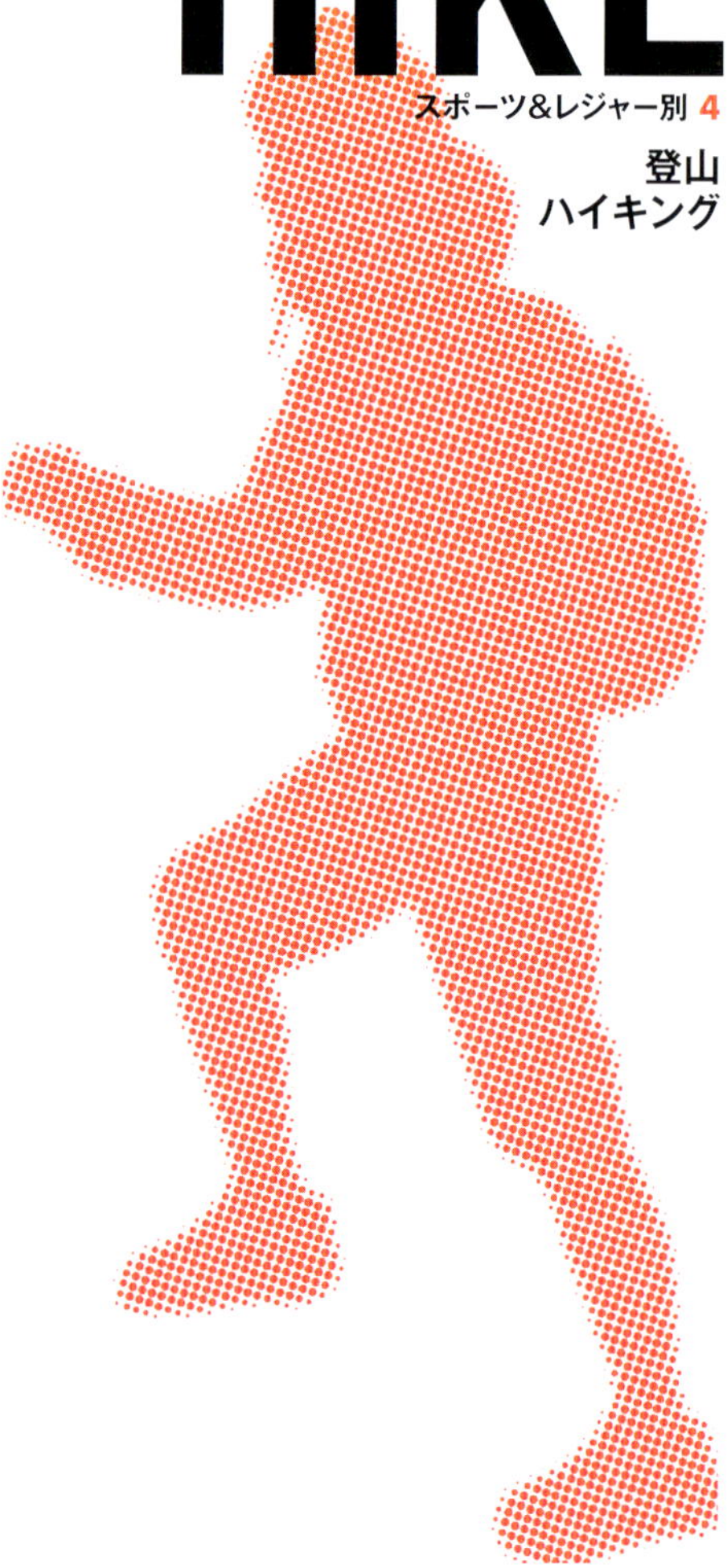

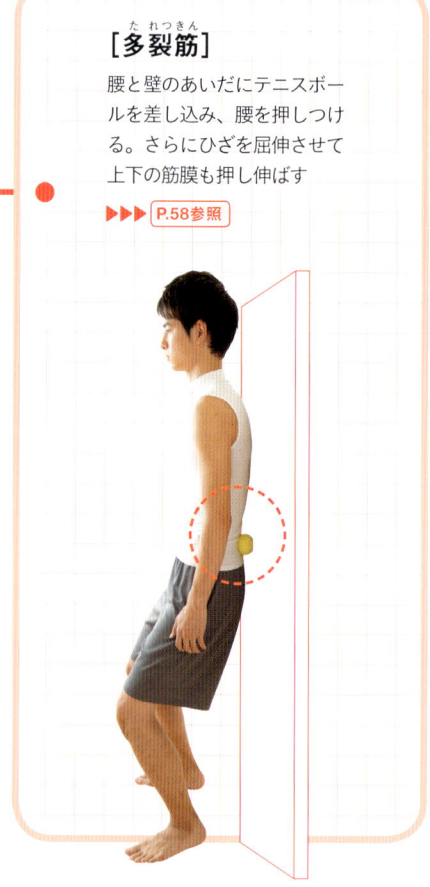

[筋膜リリースプラン]

[多裂筋《たれつきん》]

腰と壁のあいだにテニスボールを差し込み、腰を押しつける。さらにひざを屈伸させて上下の筋膜も押し伸ばす

▶▶▶ P.58参照

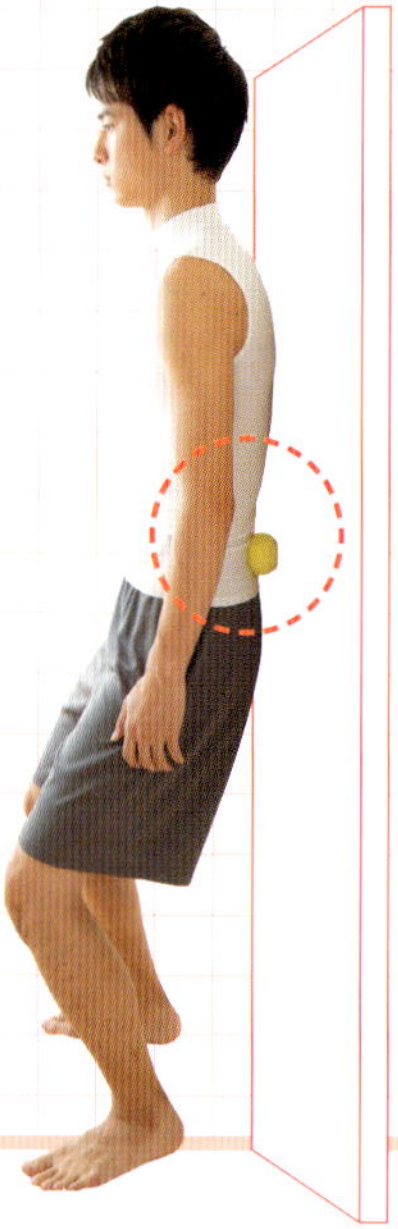

ジョギングと同じく、ブームに沸く登山やハイキング。昔に比べ、ウェアやギアも高性能でおしゃれになりました。目的地に合った準備と体力さえあれば、初めての人でも安全に楽しめるところが大きな魅力です。

　基本動作は「歩く」ですが、重いザックを背負っての長時間となると、日常生活での「歩く」よりも下半身にかかる負担はずっと大きいもの。荷物を背負ったことで腰に負担がかかります。強い負荷のかかる多裂筋、そして疲労が溜まる下半身をリリースしましょう。

　さらに神経系の反応を高めるトレーニングを紹介。デコボコ道で小石や落ち葉を踏みつけると、すべったり踏み外したりするおそれがあるので、足首を反射的にコントロールできる力を磨きます。

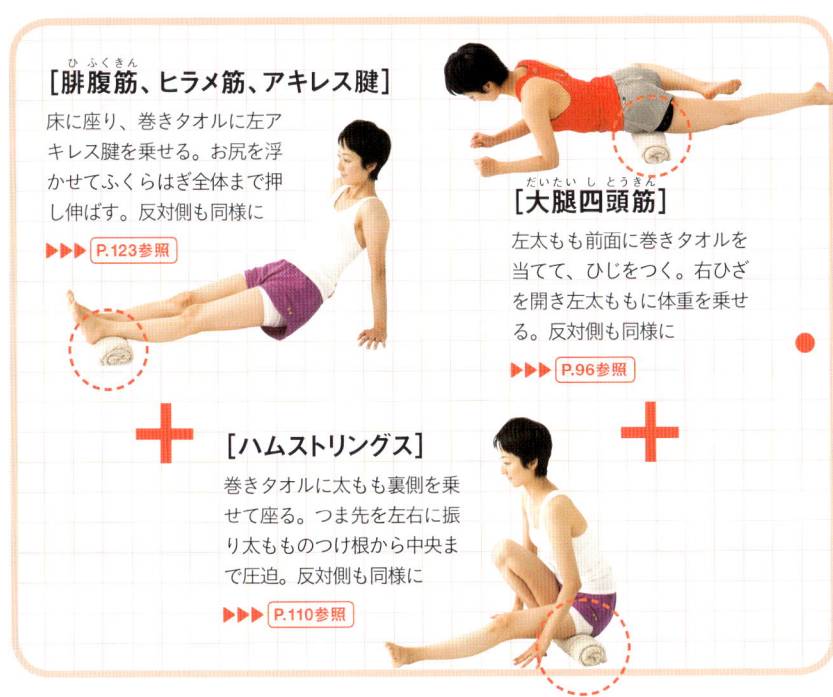

[腓腹筋《ひふくきん》、ヒラメ筋、アキレス腱]

床に座り、巻きタオルに左アキレス腱を乗せる。お尻を浮かせてふくらはぎ全体まで押し伸ばす。反対側も同様に

▶▶▶ P.123参照

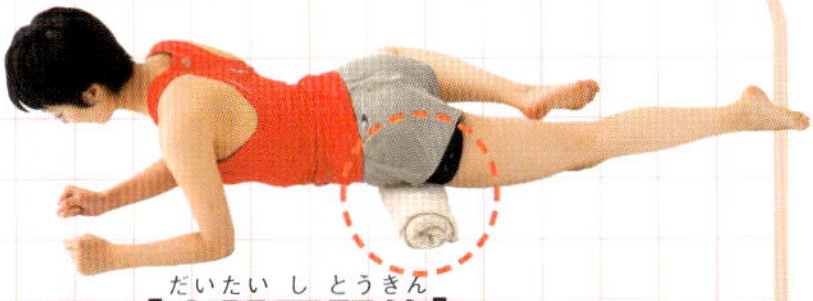

[大腿四頭筋《だいたいしとうきん》]

左太もも前面に巻きタオルを当てて、ひじをつく。右ひざを開き左太ももに体重を乗せる。反対側も同様に

▶▶▶ P.96参照

[ハムストリングス]

巻きタオルに太もも裏側を乗せて座る。つま先を左右に振り太もものつけ根から中央まで圧迫。反対側も同様に

▶▶▶ P.110参照

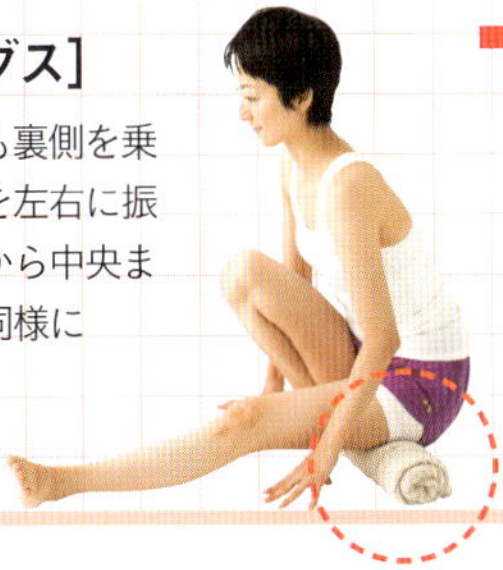

これもプラス!

[固有受容器トレーニング デコボコ道を乗りきる反応のよい足首をつくる]

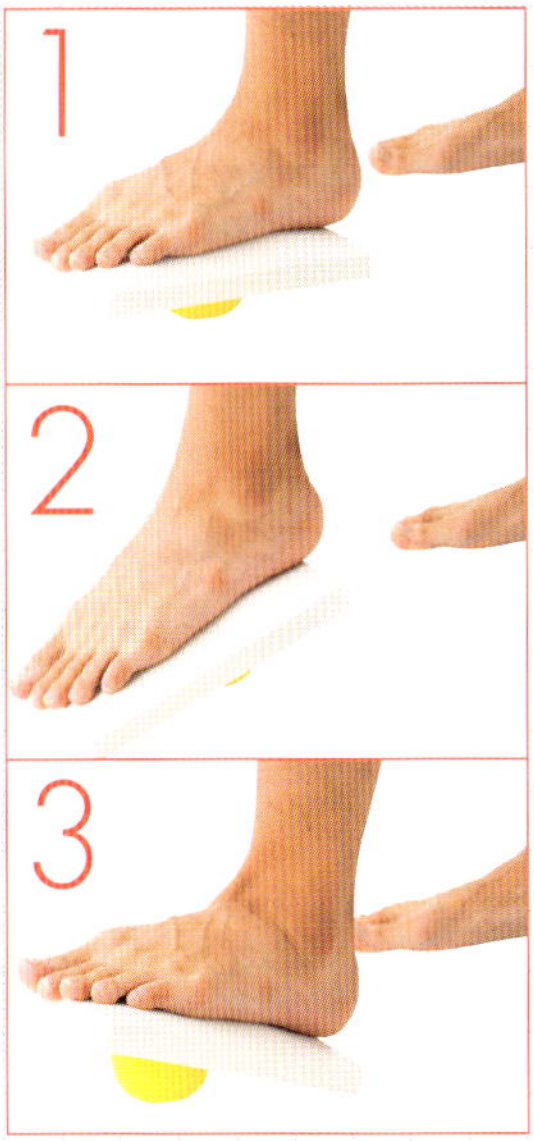

STAND BY

テニスボールの上に文庫本などを置き、左足を乗せる

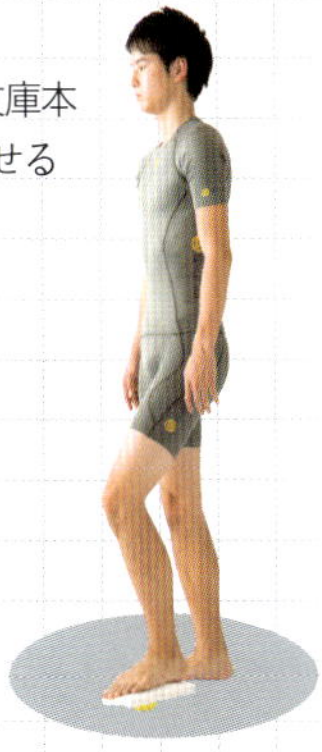

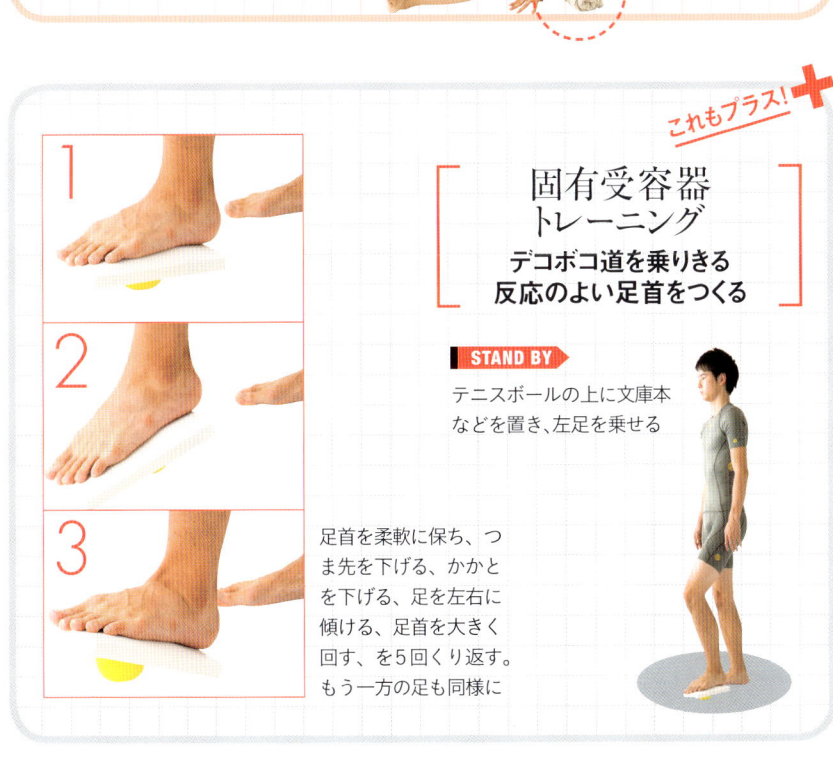

足首を柔軟に保ち、つま先を下げる、かかとを下げる、足を左右に傾ける、足首を大きく回す、を5回くり返す。もう一方の足も同様に

BIKE

スポーツ&レジャー別 5

自転車

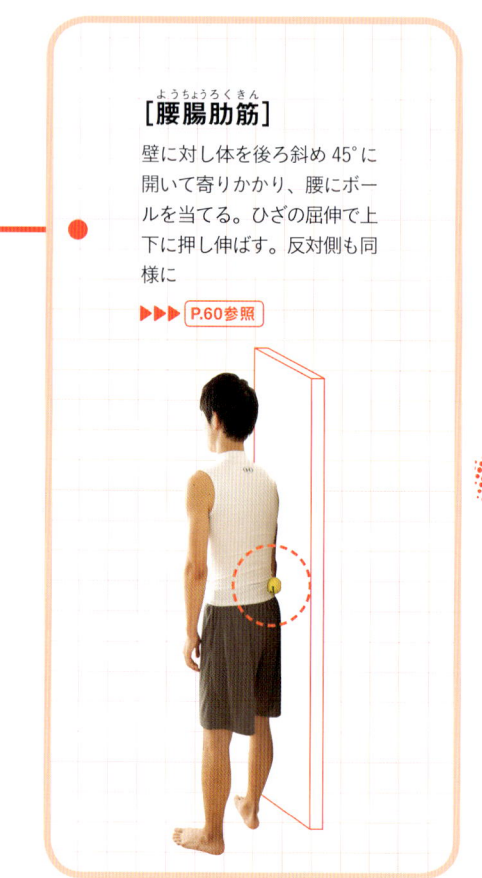

筋膜リリースプラン

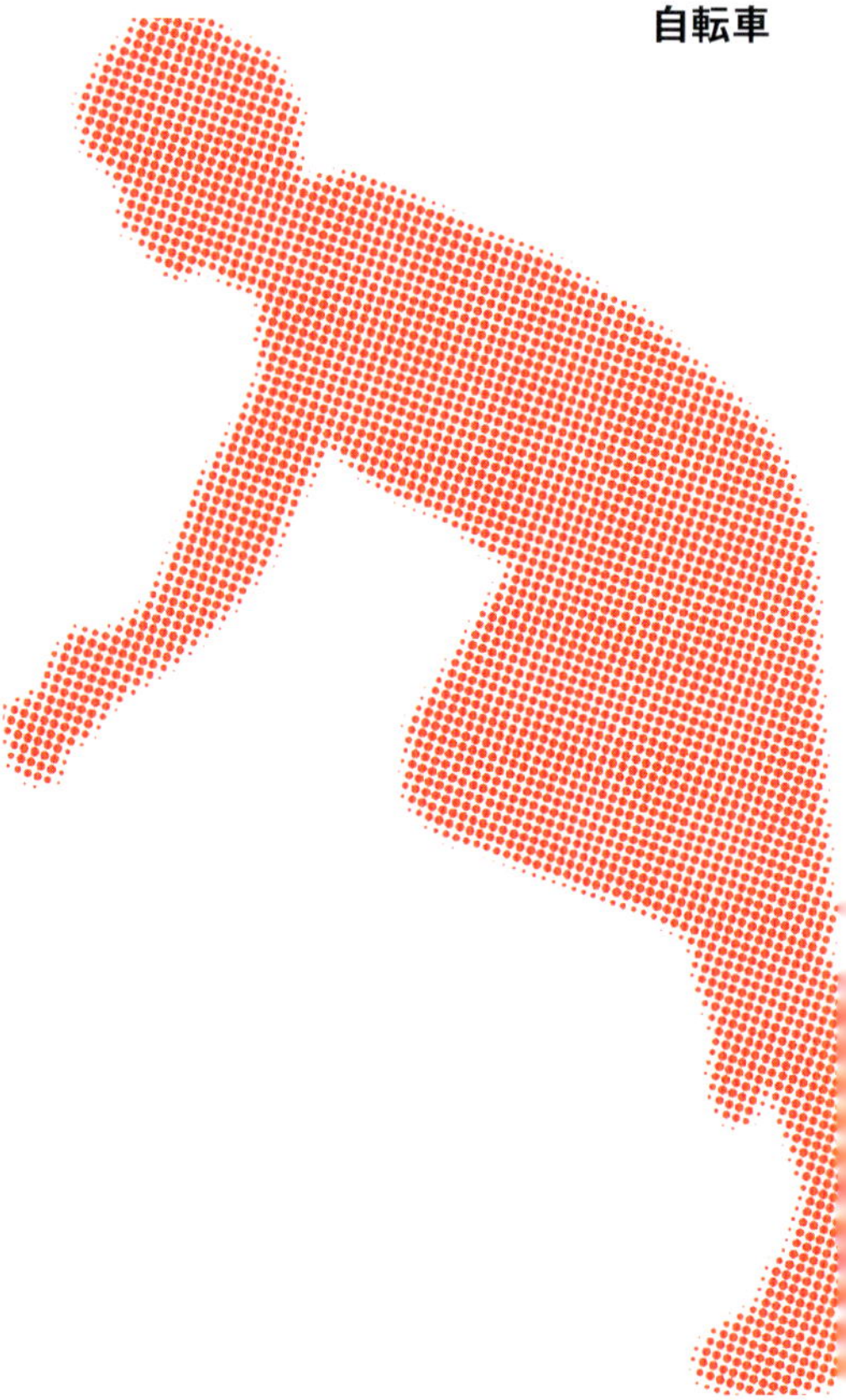

[腰腸肋筋《ようちょうろくきん》]

壁に対し体を後ろ斜め 45°に開いて寄りかかり、腰にボールを当てる。ひざの屈伸で上下に押し伸ばす。反対側も同様に

▶▶▶ P.60参照

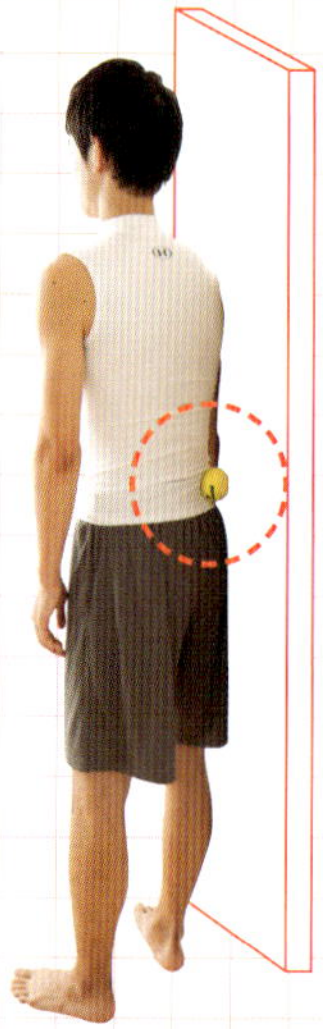

自転車は比較的、体への負担が少ないスポーツです。趣味の範囲なら、高いレベルの体力や柔軟性も要求されません。ただし長時間のライドで疲れてくると骨盤が倒れ、姿勢が崩れてきます。疲れを残さず快適に走り続けるためにも、正しい姿勢づくりに関わる筋膜をリリースしましょう。

スピードを上げると、下肢の大きな筋肉がつねにフル回転します。スピード感や走行距離を落とさないために、太ももを中心に筋膜をほぐしましょう。

トレーニングは、スムーズなペダリングをめざしたものを紹介。一方の骨盤を固定したまま、もう一方の側の脚をスムーズに動かせる力をつけていきます。

お尻の筋肉を鍛えられるので、X脚に悩む人にもおすすめです。

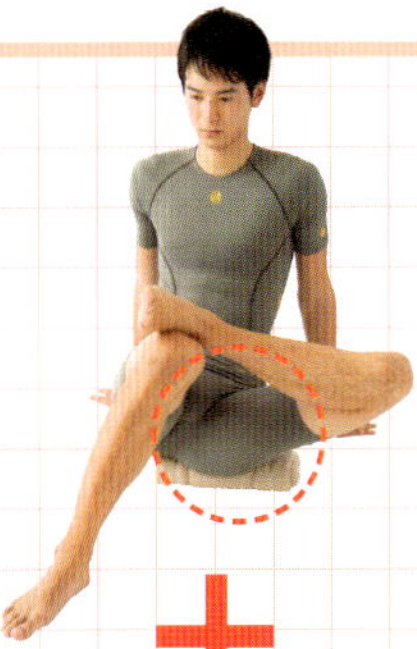

[大腿《だいたい》四《し》頭筋《とうきん》]

左太もも前面に巻きタオルを当てて、ひじをつく。右ひざを開き左太ももに体重を乗せる。反対側も同様に

▶▶▶ P.96参照

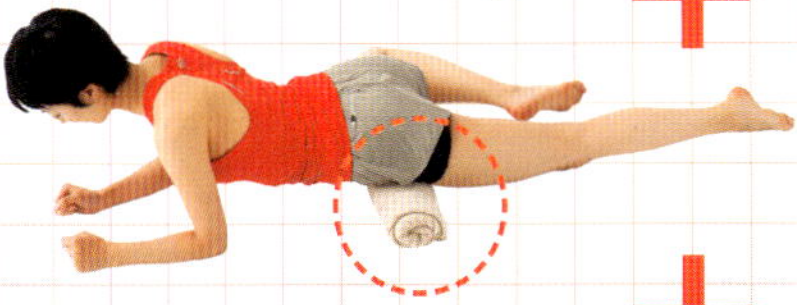

[中殿筋《ちゅうでんきん》]

横向きに置いた巻きタオルに腰かけ、左足を右ひざに乗せる。体を左側に傾ける。反対側も同様に

▶▶▶ P.98参照

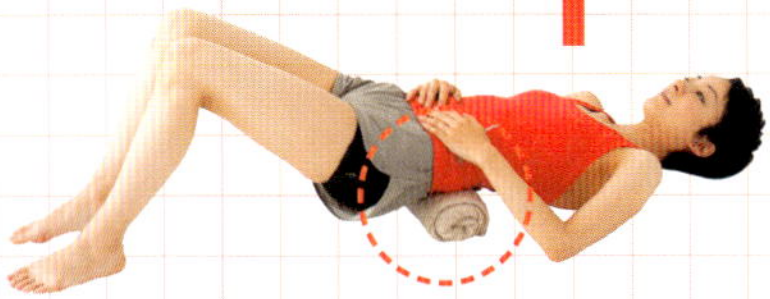

[脊柱《せきちゅう》起《き》立筋群《りつきんぐん》]

あお向けになり、お尻を少し浮かせて巻きタオルに乗り、体重をかけて押し伸ばす。さらに上まで圧迫する

▶▶▶ P.92参照

これもプラス!

股関節分離トレーニング

**股関節とお尻を強化し
長時間のライドもクリア**

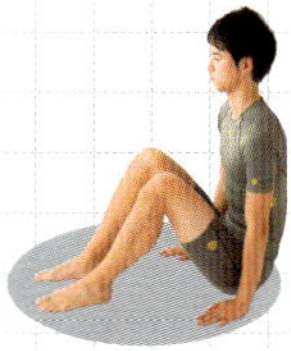

STAND BY

床に座りひざを立てる。手のひらを体の左右につく

1 ひざをしっかり抱える

あお向けになり、息を吐きながら左太ももを上体に近づけてひざを抱える

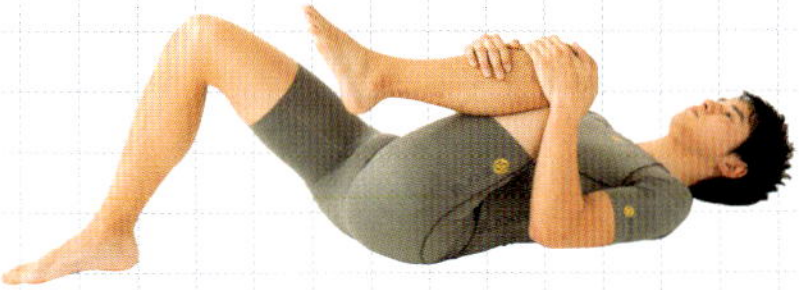

2 お尻を上げ体を反らせる

息を吸い、吐きながらひざからお腹が直線を描くように腰を上げて5秒キープ。ゆっくり下ろす。これを5回おこなう。もう一方の脚も同様に

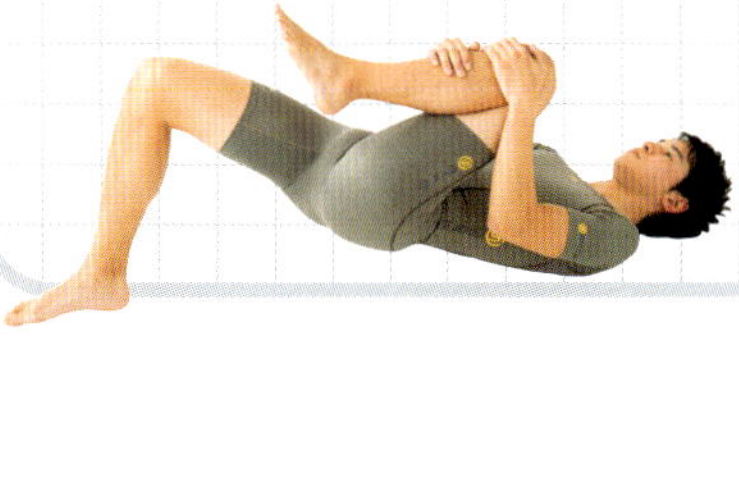

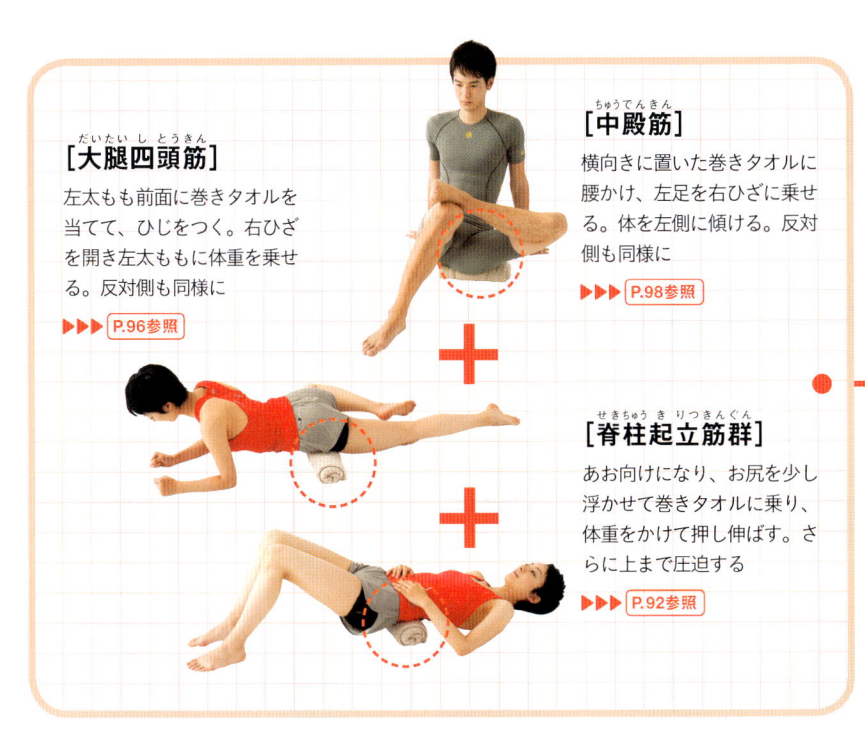

監修者
滝澤幸一（たきざわ こういち）

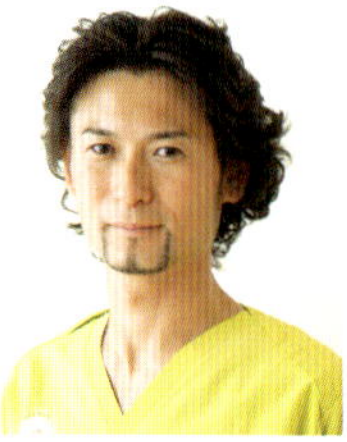

1983年、神奈川県生まれ。鍼灸師。ソル・エ・マーレ鍼灸整体治療院主宰。2002年から、整形外科、鍼灸マッサージ院、接骨院で就業するかたわら、アスレティックトレーナーとしてハンドボールU-16女子日本代表、劇団、バレリーナ、ピアニストをサポート。12年、横浜市で現在の治療院を開業。以降、スカッシュ日本代表トレーナー、日本オリンピック協会強化スタッフ、横浜栄フットボールクラブアスレティックトレーナーとして活躍しながらも、トリガーポイント、筋・筋膜リリーステクニックを駆使し、トップアスリートから体の痛みに悩む中高年層まで、幅広く指導及び治療に従事している。

ソル・エ・マーレ鍼灸整体治療院　http://myofascial-therapy.com/

つらい痛みから解放される
筋膜リリース・メソッド

監修者　滝澤幸一
発行者　高橋秀雄
編集者　小元慎吾
発行所　**高橋書店**
〒112-0013　東京都文京区音羽1-26-1
編集 TEL 03-3943-4529 / FAX 03-3943-4047
販売 TEL 03-3943-4525 / FAX 03-3943-6591
振替 00110-0-350650
http://www.takahashishoten.co.jp/

ISBN978-4-471-03238-8

[本書についての問合せ]
土日・祝日・年末年始を除く平日9：00～17：30にお願いいたします。
●**内容・不良品**／☎03-3943-4529（編集部）
●**在庫・ご注文**／☎03-3943-4525（販売部）